# ケースフォーミュレーションと精神療法の展開

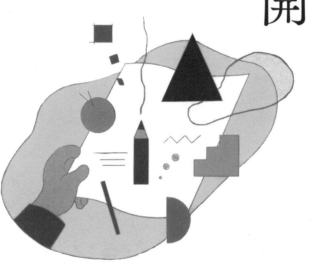

## 精神療法 増刊第6号

林直樹・下山晴彦＋「精神療法」編集部（編）

2019 Japanese Journal of Psychotherapy

金剛出版

# ケースフォーミュレーションと精神療法の展開

目次

〔序〕⋯⋯⋯⋯⋯⋯⋯⋯⋯⋯⋯⋯⋯⋯⋯⋯⋯ 林 直樹 ● 4

# I

## 総論 ⋯⋯⋯⋯⋯⋯⋯⋯⋯⋯⋯⋯⋯⋯⋯⋯⋯⋯⋯ ● 5

ケースフォーミュレーションの概念と歴史⋯⋯⋯⋯⋯⋯⋯⋯ 林 直樹 ● 6
心理療法（精神療法）におけるケース・フォーミュレーションの役割 ⋯⋯⋯ 下山晴彦 ● 14
認知療法のケースフォーミュレーション⋯⋯⋯⋯⋯⋯⋯⋯⋯ 大野 裕 ● 21
行動療法のケースフォーミュレーション⋯⋯⋯⋯⋯⋯⋯⋯ 三田村仰 ● 27
支持的精神療法のケースフォーミュレーション⋯⋯⋯⋯⋯⋯ 木村宏之 ● 35
力動フォーミュレーション⋯⋯⋯⋯⋯⋯⋯⋯⋯⋯⋯⋯⋯ 妙木浩之 ● 44
家族療法のケースフォーミュレーション⋯⋯⋯⋯⋯⋯⋯⋯ 吉川 悟 ● 52
児童精神医学におけるフォーミュレーション ⋯⋯⋯⋯⋯⋯⋯ 山下 洋 ● 60

# II

## 治療の場と
## ケースフォーミュレーション ⋯⋯⋯⋯⋯ ● 69

地域医療・介入のケースフォーミュレーション⋯⋯⋯⋯⋯⋯ 佐藤さやか ● 70
多職種チームのケースフォーミュレーション⋯⋯⋯⋯⋯⋯⋯ 岡田佳詠 ● 80
学校や職場における，ケースフォーミュレーション⋯⋯⋯⋯ 小林奈穂美 ● 91
司法精神療法のケースフォーミュレーション ⋯⋯⋯⋯⋯⋯ 鈴木敬生，田口寿子 ● 101

2019 Japanese Journal of Psychotherapy

# Contents

## III 個々の精神障害や問題行動のケースフォーミュレーション ………… • 111

気分障害：認知療法のケースフォーミュレーション ………………………………… 林　正年 • 112

気分障害：精神分析的ケースフォーミュレーション ………………………………… 加茂聡子 • 119

不安症：精神療法のケース・フォーミュレーション ………………… 堀越　勝，山口慶子 • 129

不安障害：認知療法のケースフォーミュレーション ………………………………… 井上和臣 • 142

統合失調症：認知療法のケースフォーミュレーション ……………………………… 古村　健 • 152

物質使用障害のケースフォーミュレーション ………………………… 今村扶美，松本俊彦 • 161

パーソナリティの病理：精神分析的ケースフォーミュレーション ………………… 平島奈津子 • 171

パーソナリティ障害：Young のスキーマ療法 ……………………………………… 伊藤絵美 • 181

自殺関連行動のケースフォーミュレーション ………………………………………… 今井淳司 • 191

ACTの人生の意味とケースフォミュレーション ………………………………………… 谷　晋二 • 202

ブリーフセラピーのケースフォーミュレーション＝オンゴーイング・アセスメント …… 長谷川明弘 • 211

発達障害のケースフォーミュレーション ……………………………………………… 稲田尚子 • 224

## IV 座談会 「ケースフォーミュレーションと精神療法の進展」 ……………… • 233

司会：林　直樹，下山晴彦

伊藤絵美，長谷川明弘，平林直次 ………………………………………………………… • 234

増刊第6号
## 精神療法

# 特集　ケースフォーミュレーションと精神療法の展開

林　直樹
（帝京大学医学部精神神経科学講座）

## A．精神療法における
## 　　ケースフォーミュレーションの可能性

　本増刊号で取り上げるケースフォーミュレーションとは，治療の出発点として利用される患者の個別性を重視した把握の様式，もしくはそれに基づいて行われるアセスメントのことである。それは，治療と強く関連付けられたアセスメントと表現することができる。そこでは，個々の患者の情報が，治療で用いられる仮説を作成するために一定の理論に基づいて系統的に，そして包括的に収集，整理される。

　精神療法は，多様な要因が関与して複雑な展開を見せる治療である。そこでは，一般に幾つかの理論を用いて患者の把握と治療プランの検討が行われるのであるが，同時に患者に個別の事情も十分に考慮される必要がある。精神療法のケースフォーミュレーションは，その両方の課題を達成しようとするツールだと考えることができる。

　このようなケースフォーミュレーションの普及は，わが国の精神療法の質の向上に貢献することが期待される。わが国では，そのほとんどが認知行動療法の領域で論じられているのであるが，最近，他の精神療法の領域でもその考え方を共有するアセスメントが実践されるようになりつつある。さらに現在は，チームによる医療，介入の実践が推奨されているが，ケースフォーミュレーションの考え方は，その実践においてアセスメントと治療方針を共有するために大いに力を発揮すると考えられる。このような情勢からわが国では，今後ますますケースフォーミュレーションの果たす役割が重要なものとなってゆくことが予想される。

## B．ケースフォーミュレーションの課題

　ケースフォーミュレーションが有用なツールであるにしても，それはまだ，十分に定義されておらず，今後の発展の道筋が定まっていないことが指摘される必要がある。いまのわれわれの課題は，現在行われているさまざまなアセスメントとケースフォーミュレーションとの比較検討を進めることなどの基礎的な努力を行うこと，そしてさらにわが国の治療現場の実情に即したケースフォーミュレーションの可能性について検討を重ねることではないだろうか。

## C．本増刊号の構成

　本増刊号は，第1部：幾つかの広い領域におけるケースフォーミュレーション（もしくはそれに類するアセスメント）の基本的な考え方を解説する総論，第2部：さまざまな実践の場におけるケースフォーミュレーション，第3部：個々の精神障害や問題行動に対するケースフォーミュレーションについての議論，および座談会から構成されている。これらの議論の中で，わが国において精神療法のケースフォーミュレーションがどのような役割を果たすことができるのか，そしてそこで今後取り組むべき課題は何か，が明らかにされることになるだろう。

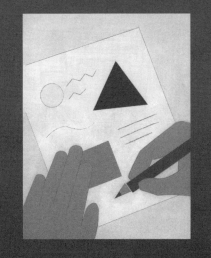

# I

## 総論

# ケースフォーミュレーションの概念と歴史

Naoki Hayashi

林　直樹*

## I　はじめに

　ケースフォーミュレーションとは，個々の患者に対する種々のアセスメントから治療の出発点として利用される情報を抽出し仮説を作成するための様式，もしくはその様式に基づいて行われるアセスメントのことである。それは，治療と強く関連付けられたアセスメントとも表現することができる。そこでは，一定の理論や理解に基づいて，収集された情報から治療のための仮説が作成されるということがポイントとなる。

　このケースフォーミュレーションは，広く精神科医療や精神保健サービスで用いられてきたが，精神療法においてもその使用の実績が重ねられているものである。精神療法は，多様な要因が関与して複雑な展開を見せる場である。そこでは，患者の広い範囲の特性やその状況のさまざまな条件を考慮すると同時に，一定の理論・理解を適用して治療を組み立てることが行われる。ケースフォーミュレーションは，精神療法におけるこのような手続きを進める際の基本的な考え方の一つである。

　本稿の目的は，ケースフォーミュレーションの歴史と現状を概観することである。ここでは，Ellis の概念（Eells, 2015）に沿ってケースフォーミュレーションを概説し，次いでその歴史と用いられ方の多様性について論じ，さらにその代表的なものを紹介するという順で議論を進めることにする。

## II　ケースフォーミュレーションの概念

### 1．Ellis の概念

　精神療法のケースフォーミュレーションの概念にはさまざまなものがある。本稿では，まず，Eells の概念（2015）を出発点として議論を進める。表1にそこにおいて達成が目指されるべき課題を示す。

　この表には，情報収集，仮説作成，仮説の患者との共有という Ellis のケースフォーミュレーションの原則が表現されている。

### 2．精神療法の理論との関係

　精神療法のケースフォーミュレーションには，理論による画一的な把握を批判して，患者の個別性を重視する動きとして発展してきたという側面がある。これまでに，精神療法を理解し，それを発展させるために夥しい数の理論が提示されてきたが，それらは，互いが大きく相違しているため，一般性に欠けるものと見なされることがあった。また，理論を過剰に当てはめれば，患者の個別の特性を捉えられなくなるとい

---

*帝京大学医学部精神神経科学講座
〒173-8606　東京都板橋区加賀2-11-1

表1　精神療法のケースフォーミュレーションにおける課題（Eells, 2015）

1．情報を系統的，包括的に収集すること
2．その情報から治療で用いられる（治療で検証されることになる）仮説を立てること
3．その仮説を患者と共有し，どのように治療を進めるかを検討すること

表2　「見立て」（土居，1977）とケースフォーミュレーションの比較

| | 土居健郎（1977）による「見立て」 | ケースフォーミュレーション |
|---|---|---|
| 評価の領域 | 治療者の理論に従って収集された情報から「ストーリを読む」ことが行われる。 | 最低限の理論を適用しながら，系統的な，そして漏れの少ない包括的な評価が行われる。 |
| 「見立て」もしくは仮説の立て方 | 「ストーリを読む」作業は，治療者の持つ理論もしくはセンスによって進められる。「見立て」は，「ストーリ」に基づいて作成される。 | 得られた情報が整理され，そこから仮説が作られる。 |
| 患者との理解の共有 | 「見立て」は説明として患者に伝えられる。それが受け入れられないときは，それが抵抗とみなされて対応される。 | 仮説は患者に示され，患者とともに検討が進められる。仮説が行き詰まると，元の情報に立ち返って再検討が行われる。 |

う難点も指摘されていた。長くケースフォーミュレーションを研究してきた Eells（2015）は，精神療法において治療者は，「患者の対人関係，および自己，他者，世界についての認識を，臨床的観察に基づいて，推測を最小限にして，特定の理論に偏ることなしに把握しなくてはならない」と主張している。精神分析的精神療法のケースフォーミュレーションの一書を著わしたMcWilliams（1999）も，理論優位の考え方を排して，情報を広く収集することが患者の把握に必須であると述べている。このように精神療法のケースフォーミュレーションでは，理論の適用を控えつつ，個別的情報を包括的に把握する努力を進めることによって，これら二つの把握法を両立させることが目指されている。

これまでに築かれてきたさまざまな精神療法の理論には，学派によって相違があり，議論がうまく噛み合わないことが問題とされていた（Prochaska & Norcross, 2014）。これは，精神療法の理論の普遍性および一般化可能性が不十分だということなのだが，そもそも普遍性は，学問としての前提的条件であるのだから，精神療法にとってそれを高めることがその存在に関わる重要な課題であることは明らかである。しかし，従来の理論的な対立や立場の隔たりによ

ってそれが十分進められなかったという事情がある。

Eells（2015）は，ケースフォーミュレーションにこの精神療法の問題の解決に貢献する可能性があると指摘している。その理由は，それによって十分な情報が揃えられ，そこから作成される仮説の背景となる理論が明示されるなら，さまざまな立場や学派の間の議論が可能となるからである。

## 3．見立てとの関係

従来から精神療法では，治療で用いられる患者の把握が見立てと呼ばれることがあった。ケースフォーミュレーションから導かれる仮説は，精神療法の中でその見立てに相当するものといえる。ここでは，ケースフォーミュレーションの特徴を明らかにするため，見立ての代表として土居（1977）の「見立て」と「ストーリを読む」の考え方を取り上げて比較をしてみよう。両者の比較を表2に示す。

「見立て」は，情報から読み取られた「ストーリ」から治療者のセンス・才覚に基づいて作成される。それは，土居（1977）の記述を見る限り，患者に説明され，それに則って治療が進められるもののようだ。患者が「見立て」を受

け入れない場合には，それが患者の抵抗だとして対応されることになる。他方，ケースフォーミュレーションでは，その仮説の作成過程が明示され，それが患者との検討に供される。それゆえ，その仮説は，患者や他の理論に開かれているものと言える。ここには，患者との理解の共有を促進しようとする姿勢，そして理論間の壁を越えて共有可能な理解を追求しようとする姿勢がある。

ここでは，例として土居の「見立て」を取り上げたのであるが，他の学派の「見立て」にも同様の性質がある。たいていの精神療法の教科書では，このような自学派の理論に基づく範例的な見立てを提示して，それを読者に学習してもらうというスタイルの記述が行われている。

## Ⅲ　ケースフォーミュレーションの歴史

### 1．当初の位置づけとその後の変化

当初，ケースフォーミュレーションの語は，ごく当たり前のその言葉通りのものとして使われていたようである。Wolpe と Turkat（1985）は，ケースフォーミュレーションとは経験の蓄積・理論を個人に適用することだとシンプルに記述している。それが収載されている Turkat 編集の書籍において，それは一般精神科臨床における症例を多方面から理解する一般的な見方として扱われている。同書では，6症例が挙げられてその診断や評価が論じられているのだが，それらはいずれも診断や評価が容易でなく，さまざまな治療・介入を必要とするケースである[注1]。意見が割れやすいケースや多方向からの評価・対応を必要とするケースでは，ケースフォーミュレーション的な見方に頼らざるを得ないということであろう。このような見方は，その後にも精神科医療の中に有力な視点が次々に加えられることによって，必要性が増大していった。Sperry らの著作（Sperry et al., 1992）

には，行動論的モデルや生物・心理・社会的モデル（Engel J）などを概念的準拠枠とする一定の理論に裏付けられたケースフォーミュレーションが提示されており，それが実践される中で洗練されていくという発展の過程を確認することができる。

精神療法では，その理論的な分裂・対立の状況が精神医学の領域よりもずっと深刻である。現在でも，学派や立場を越えた議論が難しい状況に大きな改善の兆しはない。これには，いささか不穏当な響きがある言葉，「群盲像を撫でる」という表現がぴったりである。このような状況では，理論の関与を最小限にして，得られた情報から，新たに仮説を立てようという Ellis の概念に拠るケースフォーミュレーションに期待が寄せられるのは当然であろう。

認知行動療法〈Cognitive Behavioral Therapy（CBT）〉は，精神療法の領域にケースフォーミュレーションを普及させる先兵の役割を果たしてきた。CBT では，定められた手順に従って治療が進められるので，その手順に沿ってアセスメントを組み直す過程においてケースフォーミュレーションが役立つのである（Bruch & Bond, 1998）[注2]。ケースフォーミュレーションと CBT とは，互いが互いを普及させるという関係にあったといえる。現在でも欧米のケースフォーミュレーションをテーマとする書籍の大多数は，CBT のものである。

### 2．わが国における歴史

ケースフォーミュレーションの考え方をわが国において普及，定着させる上で重要な役割を果たしたのは，下山の業績である。彼は，2000 年頃から，アセスメントによって得られた情報から治療的仮説を形作るための方法とし

---

注1）6症例の診断の内訳は，パーソナリティ障害3例，アルコール使用障害，脳器質性障害，心因性疼痛障害各1例である。

注2）現在，CBT では，ケースフォーミュレーションの代わりに概念化（conceptualization）という用語が使われることが多くなっている。これは，治療手順としてケースフォーミュレーションと大きく重なるのであるが，CBT の概念・仮説を患者に適用するという側面が強く，広く情報を集めて仮説を新たに立てるという側面が欠けている。

表3　ケースフォーミュレーションの用いられ方の対立点

| |
|---|
| もっぱら症例検討会で使われるもの[注1] vs. 日常治療でルーティンとして使われるもの[注2] |
| 文書化するべきもの　vs.　治療者の頭の中で組み立てるもの[注2] |
| 即座に使えるもの　vs.　包括的なもの（広く情報を収集ことが必要なもの）[注3] |
| 単純なもの　vs.　複雑なもの |
| 主観的なもの（治療者の主観に基づくもの）　vs.　客観的なもの（客観的な情報によるもの） |
| 観察に基づくもの　vs.　推測（もしくは理論的な過程）に基づくもの |
| 個別的なもの　vs.　一般的なもの |

注1）McKimmon ら（2005）の見解である。
注2）Perry ら（1987）の指摘に基づく記述である。
注3）この行以下は，Eells（2015）の書籍に基づく記述である。

表4　ケースフォーミュレーションの種類・領域

| |
|---|
| 精神力動的フォーミュレーション |
| 認知行動療法的フォーミュレーション |
| システム論的フォーミュレーション |
| 統合精神療法的フォーミュレーション |

てフォーミュレーションを積極的に推奨し（下山，2008），さらに Bruch らのケースフォーミュレーションの著作（Bruch & Bond, 1998）の翻訳を手掛けている。

わが国でもケースフォーミュレーションは，CBT の領域で多く実践されている。医学中央雑誌のデータベースの検索[注3]では，ケースフォーミュレーションまたはケース・フォーミュレーションの語を含む文献は，48件であったが，そのうちで認知療法または行動療法の語も含むものは42件と大多数を占めていた。これは，認知行動療法の文脈の中でその語が使われているものが圧倒的に多いということである。しかし，近年は，CBT 以外の領域でも，その考え方を共有するアセスメントが徐々に実践されるようになりつつある。

## Ⅳ　ケースフォーミュレーションの多様性

ケースフォーミュレーションは，精神療法の多くの場面でさまざまに用いられている。表3

注3）2019年2月28日の検索である。

に従来から指摘されているその用いられ方の対立点を示す。この表は，その使用法の多様性を物語るものといえる。

次の表4には，Johnstone & Dallas（2014）によって示されている精神療法，臨床心理におけるケースフォーミュレーションの種類を示す。

ここでは，それぞれに依拠する概念的枠組みの下で，患者の情報収集と整理が行われ，その概念に沿った治療計画が作成されていることが確認されるだろう。このような多様性について，Johnstone & Dallas（2014）および Sperry ら（1992）は共に，ケースフォーミュレーションにはさまざまな考え方や立場があるものなのだと言明している。

## Ⅴ　さまざまなケースフォーミュレーション[注4]

ケースフォーミュレーションの様式は，すでに多く発表され，さまざまな場面で用いられている。それらは，それぞれの臨床場面において，精神療法の一定の理論に基づいて，重要な情報を収集し，治療方針を定めるための様式として利用されている。ここではその幾つかを紹介することにしたい。

注4）ここに紹介するケースフォーミュレーションは，図らずも外国のものだけになってしまった。しかし，本増刊号の今井の論文で紹介されている伊藤の認知療法のケースフォーミュレーション（伊藤，2005）は，視覚的に理解しやすい様式であることなど優れた点が多くある特筆に値するものだと考える。

— 9 —

表 5　Eells らの精神療法の Case Formulation Content Coding Method（CFCCM）の項目

1．精神症状と問題行動

2．問題発生のきっかけとなったストレッサーや出来事

3．問題発生の素地となった出来事やストレッサー

4．先行する問題と関連し，その問題の発生と持続に影響を与えていると考えられるメカニズム

    4-1　心理学的に推測されるメカニズム

        a．自分自身の問題になる側面，b．他者との関係において問題になる側面，c．非機能的な考えまたは信念，d．問題となる性格傾向，e．感情制御（不全），f．防衛機制，g．対処スタイル，h．技能・学習の困難，i．社会的サポートの不足，j．身体疾患または事故による心理的ストレス

    4-2　生物学的に推測されるメカニズム

        a．遺伝的影響，b．出産後に生じた生物学的影響

    4-3　社会文化的に推測されるメカニズム

    4-4　アルコールなどの物質使用・依存

## 1．Eells らの精神療法の Case Formulation Content Coding Method（CFCCM）

　Eells ら（1998）は一般の精神科臨床における精神療法のケースフォーミュレーションを発表している。その構成を表5に示す。

　このケースフォーミュレーションは，病歴聴取におけるポイントのまとめという機能を果たすものといえる。この評価には，良好な信頼性があることが確認されている（Eells, Kendjelic & Lucas, 1998）。

## 2．Winston らの支持的精神療法のタイプのケースフォーミュレーション

　Winston らの支持的心理療法（2012）におけるケースフォーミュレーションは，収集された基本的な情報に基づいて，さまざまな考え方の中から一つを選択して，その上に構築されるものである。彼らのケースフォーミュレーションでは，表6に示す4つのタイプが提示されている。さらに表7にそれが依拠する基本情報の項目を示す。

　ここでのケースフォーミュレーションとは，表6の4つタイプの簡潔な把握を指す語として用いられている。実際の治療では，これらの4タイプを治療の局面や治療者の考え方によって選択して使ってよいとされる。

## 3．Luborsky の中核葛藤関係テーマ（CCRT）評価

　Luborsky（1984）の中核葛藤関係テーマ〈Core Conflictual Relationship Theme（CCRT）〉は，患者からいくつかの対人関係のエピソードを聴取してそのパターンから治療関係を把握しようとするものである。その様式を図1に示す。

　この CCRT による把握から，治療関係の理解が進められ，さらにそれへの洞察を促すことによって治療の進展が図られる。Eells（1997）は，CCRT を精神療法のケースフォーミュレーションの一つの模範と考えている。

## 4．McWilliams の精神分析的ケースフォーミュレーション

　McWilliams のケースフォーミュレーション（1999）は，患者の内面把握に重点を置いていること，そして，その評価が治療・介入と特に強く結びついている点に特徴がある。それを構成する項目を表8に示す。

　このケースフォーミュレーションは，アセスメントの様式を示すものでなく，それぞれの領域における評価や介入のポイントをまとめると

表6　Winston ら（2012）の支持的精神療法の4つのタイプのケースフォーミュレーション

| | 要　点 |
|---|---|
| 構造論的ケースフォーミュレーション（CF） | パーソナリティに焦点をあてて，弱みと強み，全体的な病態水準を評価する。その構成要素は，自我機能（現実との関係，対象関係，感情，衝動コントロール，知覚・思考・運動などの自律機能，一貫した全体を形成し維持する統合機能）と超自我機能（良心，道徳，理想）。 |
| 発生論的 CF | 早期の発達と生活歴もしくは発症前のライフイベントを評価する。 |
| 力動的 CF | 現在の葛藤に注目して，持続的な葛藤や中核的な葛藤に関係づける。意識・無意識の緊張について検討する。 |
| 認知行動的 CF | 中核的信念やスキーマに基づく自動思考に着目し，思考・行動・気分を変えるためにそれをどのように扱うかを考える。 |

表7　Winston ら（2012）の支持的精神療法のケースフォーミュレーションの基礎となる情報

・患者の抱えている問題（精神症状や問題行動，自分自身の悩み，仕事や学業についての課題，物質乱用などの問題行動）
・対人関係
・心的構造についての把握
・生活史上のトラウマ，別離や喪失，転居
・医学的問題や精神疾患（患者自身と一親等の血族のもの）
・過去の精神科治療歴および治療関係の問題
・家族の信条や学歴
・性的発達と経験
・自己同一性の問題
・経済的状況

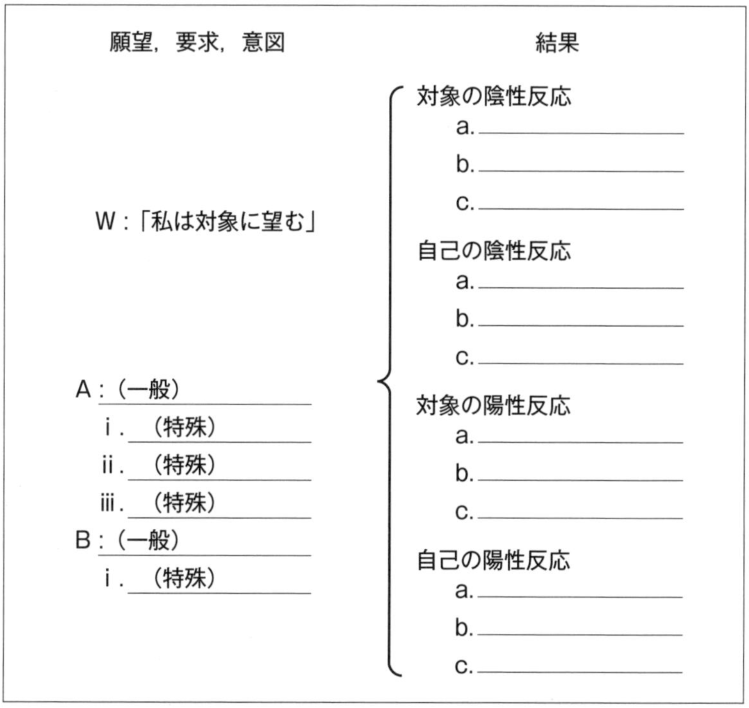

図1　Luborsky の中核葛藤関係テーマ（CCRT）評価の構成（Luborsky, 1984）

精神療法　増刊第 6 号 2019

表 8　McWilliams のケースフォーミュレーションを構成する項目

変えられない特質（第 3 章）：
　①気質，遺伝的・先天的・身体医学的要因
　②頭部外傷・中枢神経系疾患・障害などによる不可逆的影響
　③生育環境の特徴
発達的問題（第 4 章）：
　⓪いくつかの発達モデル
　①パーソナリティ構造，不安・抑うつの発達的側面
　②発達・人生におけるストレス・精神病理，愛着スタイル
防衛のアセスメント（第 5 章）：
　性格的防衛と防衛反応
感情のアセスメント（第 6 章）：
　①転移・逆転移における感情
　②感情体験の性質の評価（感情と行動を区別できるか？　感情を言葉で表現できるか？　感情をどのように防衛
　　的に使っているか？　恥と罪悪感とどちらが支配的か？）
同一化のアセスメント（第 7 章）：
　①治療関係に表れる同一化
　②同一化・体内化（incorporation）・取り入れとその間主観的影響（後半で逆同一化，民族・宗教・人種・文化
　　への同一化が取り上げられる）
対人関係パターン（第 8 章）：
　①転移に現れるテーマ（および転移に現れていない対人関係のパターン）
　②治療状況外における対人関係のテーマ
自尊心（自己愛），自己イメージ（第 9 章）：
　①自己（自己愛）の問題の諸相
　②さまざまな心理療法における意味，治療可能性との関係
疾患・問題の原因についての考え方（第 10 章）：
　①無意識・欲動モデル，認知モデルなどの病因論的仮説
　②患者の人生についての意見，個人史の描写
　③繰り返される行動パターンや転移反応
　④病因となる信念を理解することの治療関係における意義

注）この表では，文献の目次に基づいてその構成が示されているが，本文の記述に合わせて項目を適宜まとめたり，
表現を変えたりした箇所がある。

いうことに主眼がおかれている。

## Ⅵ　結語：今後の発展と問題点

　筆者は，ケースフォーミュレーションの普及は，わが国の精神療法の質の向上に寄与すると考えている。さらに現在発展しつつあるさまざまな精神療法的アプローチにおいて，ケースフォーミュレーションは，それを実践するための力となるだろう。例えば，多職種チームによる医療，介入では，ケースフォーミュレーションが情報を効率的にチーム内で共有し治療方針を定めるために大いに役立つはずである。

　他方，ケースフォーミュレーションにおいて用心すべき点に目を向ける必要がある。まず，そこでは，広い範囲の情報を集めなくてはなら

ないので，その負担が増大する可能性を挙げておかなければならない。今後もケースフォーミュレーションを簡にして要を得たものとするための努力を続けることが必要である。また，領域によってその応用が難しいことがままあるということも課題である。例えば，家族療法では，理論間の相違が特に大きく，それぞれの学派の捉え方から出発せざるを得ないことが多いだろう。また，集団精神療法では，対象となる集団の個別性，多様性が大きいために，しばしば定式化が困難である。この状況に対しては，それぞれの治療において，作られた仮説が依拠する理論を明らかにし，その理論の普遍性や一般化可能性を高めることによって，ケースフォーミュレーション導入の努力を続けることが必要だろう。

さらに基本的な問題としてケースフォーミュレーションがまだ十分によく定義されていこと（Johnstone & Dallas, 2014）を挙げる向きがあるかもしれない。しかし，本稿の「Ⅲ　ケースフォーミュレーションの歴史」で示したように，それは本来一般用語であったものが，精神科医療や精神療法の状況に応じてその概念が整えられてきたという経緯がある。筆者は，今後も状況に応じてケースフォーミュレーションに別の機能が付け加えられてもよいのではないかと考えている。

われわれの課題は，現在のさまざまなアセスメントとケースフォーミュレーションの検討を進め，わが国の精神療法の実情に即したケースフォーミュレーション（もしくはそれに類するアセスメント）を開発・実践を進めることであるというのが筆者の結論である。

## 文　献

Bruch M & Bond FW（1998）Beyond Diagnosis：Case formulation approaches in CBT. John Wiley & Sons.（下山晴彦訳（2006）認知行動療法ケースフォーミュレーション入門. 金剛出版）

土居健郎（1977）方法としての面接. 医学書院.

Eells TD（1997）Psychotherapy case formulation：History and current status. In DT Eells（Ed.）Handbook of Psychotherapy Case Formulation. pp.1-25. Guilford Press.

Eells TD（2015）Psychotherapy Case Formulation. American Psychological Association.

Eells TD, Kendjelic EM & Lucas CP（1998）What's in a case formulation？ Development and use of a content coding manual. The Journal of Psychotherapy Practice and Research,7(2)；144-153.

伊藤絵美（2005）認知療法・認知行動療法カウンセリング　初級ワークショップ. 星和書店.

Johnstone L & Dallas R（2014）Introduction to formulation. In L Johnstone & R Dallas（Eds.）Formulation in Psychology and Psychotherapy：Making sense of people's problems, Second edition. Routledge.

Luborsky L（1984）Principles of Psychoanalytic Psychotherapy：A manual for supportive-expressive treatment. Basic Books.（竹友安彦監訳（1990）精神分析的精神療法の原則. 岩崎学術出版社）

MacKinnon RA, Michels R & Buckley PJ（2005）The psychiatric interview in clinical practice, 2nd ed. American Psychiatric Publishing.

McWilliams N（1999）Psychoanalytic Case Formulation. Guilford Press.（成田善弘監訳（2006）ケースの見方・考え方―精神分析的ケースフォーミュレーション. 創元社）

Perry S, Cooper AM & Michels R（1987）The psychodynamic formulation：its purpose, structure, and clinical application. American Journal of Psychiatry, 144(5)；543-550. doi:10.1176/ajp.144.5.543

Prochaska JO & Norcross JC（2014）Systems of Psychotherapy：A transtheoretical analysis, Eighth Ed. Cengage Learning.（津田彰・山崎久美子監訳（2010）心理療法の諸システム 第6版. 金子書房）

下山晴彦（2008）臨床心理アセスメント入門. 金剛出版.

Sperry L, Gudeman JE, Blackwell B & Faulkner LR（1992）Psychiatric case formulations. Amwrican Psychiatric Press.

Winston A, Rosenthal RN & Pinsker H（2012）Learning Supporrive Psychotherapy：An illustrated guide. American Psychiatric Association.（大野裕・堀越勝・中野有美監訳（2015）支持的精神療法入門. 医学書院）

Wolpe J & Turkat ID（1985）Behavioral formulation of clinical cases. In ID Turkat（Ed.）Behavioral Case Formulation. pp.5-36. Plenum.

# 心理療法（精神療法）における
# ケース・フォーミュレーションの役割

下山　晴彦*

Haruhiko Shimoyama

## I　ケース・フォーミュレーションの定義

　心理療法の実践においては，まずアセスメントを行い，そこで得られた情報に基づいて介入方針を立て，問題の改善に向けて介入をしていく。その際，アセスメントで得られる情報は，たとえそれが正確で網羅的なものであっても，ただ羅列されていただけでは，介入方針を立てるのには役立たない。情報は，有機的に集約されることで，初めて実践上の意味を持つ。問題に関連する多様な情報を系統的に収集するとともに，それらを統合して問題の成り立ち明確化して個々の事例に適した介入法を組み立てていく作業が必要となる。そのために必要となるのがケース・フォーミュレーションである。

　本章では，Eells（1997）を参考にして，ケース・フォーミュレーションを「事例の問題に関する心理的，対人的，行動的問題の原因，促進要因，およびそれを維持させている力に関する仮説であり，問題に関する複雑で矛盾した情報をまとめ上げる助けになるもの」と定義する。つまり，ケース・フォーミュレーションは，アセスメントによって得られた情報に基づき形成した"問題の成り立ち"に関する仮説であり，介入方針を定めるための作業仮説となる。

　ここで重要となるのは，ケース・フォーミュレーションは，問題の成り立ちに関する複雑な要因情報をまとめ上げるための"作業仮説"であるという点である。その点で情報処理のための仕組みと位置付けることができる。近年，ケース・フォーミュレーションは認知行動療法との関連で論じられることが多い。しかし，心理療法は，どのような情報に注目するのかの違いはあれ，いずれもアセスメント情報に基づいて介入方針を決める構造は共通している。したがって，上記定義は，認知行動療法に限らず心理療法一般に適用できるものといえる。そこで，本小論では，この定義に基づき，心理療法におけるケース・フォーミュレーションの役割を検討することにする。

## II　アセスメントと介入をつなぐ
## 　　ケース・フォーミュレーションの役割

### 1．アセスメントにおける
### 　　ケース・フォーミュレーションの役割

　アセスメントは，「心理的支援を必要とする事例（個人または事態）について，その人格，状況，規定因に関する情報を系統的に収集し，分析し，その結果を総合して事例への介入方針を決定するための作業仮説を生成する過程」と定義でき，そのプロセスは①受付段階，②準備段階，③情報の収集段階，④情報の分析段階，

---

*東京大学臨床心理学コース
　〒113-0033　東京都文京区本郷7-3-1

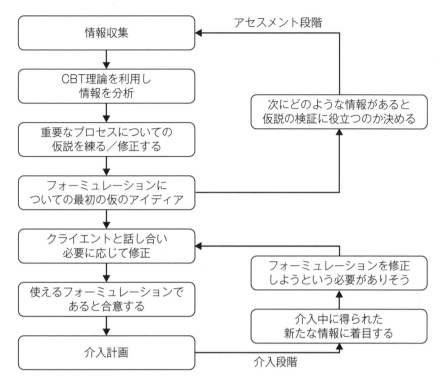

図1　アセスメントとケース・フォーミュレーションの循環的発展プロセス
(Westbrook et al., 2011 より引用)

⑤結果報告の段階から構成される（下山，2008）。

上記の④情報の分析段階では，収集された情報を的確に整理・統合して問題の成り立ちを明確化し，心理支援の方針作成のための作業仮説を形成する。この形成された作業仮説がケース・フォーミュレーションとなる。したがって，ケース・フォーミュレーションには，アセスメントにおいて収集された情報を的確に整理・統合して問題の成り立ちを明確化し，心理支援の方針作成のための作業仮説としての役割がある。

## 2．情報をまとめて介入方針を作成する作業仮説の役割

アセスメントにおいては，異常心理学や精神病理学，発達心理学などの知識とともに，適用する心理療法の理論やモデルを参照枠として問題に関する情報収集と情報分析を進める。この問題に関する情報を分析する過程において，作業仮説として複雑で矛盾した情報をまとめ上げる助けになるのがケース・フォーミュレーションの役割である。しかし，ここで疑問に感じる人もいるかもしれない。というのは，問題に関する情報を分析し，統合した結果がケース・フォーミュレーションであるのではないかとの指摘もできるからである。この疑問を考える上で役立つのが，認知行動療法のケース・フォーミュレーションの役割を解説した図1である（Westbrook et al., 2011）。

図1からわかるのは，ケース・フォーミュレーションには，アセスメント情報の分析の結果として生成される問題の成り立ちに関する仮説という面と，問題に関しての情報を収集し，分析する際の助けとなる作業仮説という2面の役

割があるということである。そのような2面性があるのは，アセスメントとケース・フォーミュレーションとの関係は，単にアセスメントで得られた情報を分析してケース・フォーミュレーションを形成するという一方向的なプロセスではなく，図1に示すように循環的に発展するプロセスとなるからである。図1は認知行動療法のケース・フォーミュレーションの例であるが，このようにクライアントと協働関係を形成し，問題に関連するデータを収集したうえで，心理療法理論モデルを参照として問題に関する仮説を生成し，次にそれを作業仮説として問題状況をより深く理解するための情報を収集していく循環的プロセスは，いずれの心理療法でも行われている作業である。さらにこのような循環的プロセスを経て，より問題の実態に即したケース・フォーミュレーションを洗練させ，問題を改善するための介入方針を定めていく。このような循環プロセスは，どの心理療法にも当てはまるものである。

　したがって，ケース・フォーミュレーションは，"アセスメント"と"介入"を循環的につなぐ役割をもつものである。それは，作業仮説として，問題に関する複雑で矛盾した情報をまとめ，介入方針を定める循環的プロセスの中心的役割を担っていると表現することもできる。

## Ⅲ　問題に関する複雑な要因を総合する役割

### 1．主訴を維持させている問題の成り立ちを把握する努力目標の役割

　アセスメントで情報収集をする最初の機会は，受理（あるいは初回）面接となる。クライアントは，主訴をもって受理面接にやってくる。主訴は，クライアント本人が困っている事柄である。しかし，それが必ずしも解決すべき問題ではない。人は，通常，困り事があれば解決しようとする。しかし，解決できずに継続するのは，その困り事を維持させてしまっている問題状況があるからである。したがって，主訴は，本来の問題がクライアントの困り事（主観的現象）

として現れたものとみることができる。

　そのように考えるならば，主訴は問題を理解する入り口ではあるが，問題の本質ではないということになる。主訴の背景にあって，その困り事を維持させてしまっている問題を明らかにすることがアセスメントの目標となる。この問題に関する仮説がケース・フォーミュレーションとなる。問題は，多くの場合，さまざまな要因が重なり合って構成されている。主訴が心理的事柄やメンタルヘルス問題であっても，心理的要因だけでなく，生理的要因や社会的要因が関わる複雑な事態になっている。そのため，アセスメントは，主訴に関連する出来事の情報を収集し，関連要因を明らかにしていくための専門的な技能と努力が必要となる。

　セラピストは，それらの要因に関する情報を収集し，それらの関連性を分析し，問題の成り立ちに関する仮説であるケース・フォーミュレーションを生成する。これは，問題の本質的理解を深める専門的な過程である。この点においてケース・フォーミュレーションは，セラピストが主訴を手掛りとして，その困り事を維持させている問題状況を明らかにする専門的作業の目標となる役割をもつ。なぜならば，クライアントの主訴を漫然と聞き，その範囲内で対処することでよしとするセラピストが少なからずいるからである。ケース・フォーミュレーション生成という目標があることで，問題の本質を把握するという，セラピストの専門性が問われることになる。

### 2．理論モデルに基づくレディメイドから，現実に即したオーダーメイドの問題理解を促す役割

　ケース・フォーミュレーションは，さまざまな要因が関わる複雑な状況から主訴を維持させている問題状況とその成り立ちを明らかにする難しい専門的作業である。そこでセラピストは，ケース・フォーミュレーションの生成にあたって臨床心理学や精神医学，あるいは心理療法の

理論モデルを参照枠として問題を見立てて（推論して），関連する情報を収集し，分析してケース・フォーミュレーションを生成することを試みる。

　ここで注意しなければならないのは，問題に関連する情報からケース・フォーミュレーションを生成するのではなく，理論モデルをそのまま当てはめて問題を理解してしまう危険性である。問題が複雑であればあるほど，さまざまな要因が，時に矛盾し，時に融合し，互いに重なり合って抜き差しならない事態となっている。そのため，ケース・フォーミュレーションを生成するのは至難の技となる。そこで，理論モデルで割り切って問題を理解し，それに基づいて介入方針を立てるということが生じる。そこでは，ある一定の理論に基づいて情報を収集し，分析し，介入方針を立てるということで一貫性を保つことができる。それで，セラピストは安心するということが出てくるかもしれない。

　しかし，それでは，問題の現実からケース・フォーミュレーションを生成するのではなく，理論に沿ったケース・フォーミュレーションを問題の現実に当てはめたことになる。認知行動療法では，このような理論的理解を避けるために，実証研究に基づき，個々の障害や問題に即したケース・フォーミュレーションのテンプレートが提案されている。ただし，そのようなテンプレートを参照してケース・フォーミュレーションを形成する作業においても，そのテンプレートに沿った理解をしてしまう可能性は残る。

　現実に即した問題理解と介入方針の策定にあたっては，常にレディメイドの問題理解ではなく，問題の現実に即したオーダーメイドのケース・フォーミュレーションをしていくことが求められる。この点においてケース・フォーミュレーションには，<u>問題の現実に即したオーダーメイドの問題理解を促すという役割</u>がある。

## ３．アセスメントの結果報告（クライアントに伝える場合は心理教育）の資料を提供する役割

　ケース・フォーミュレーションを作成した場合，次にそれをどのように活用するのかということがテーマになる。もちろん，介入方針を作成するのに役立てることは言うまでもない。しかし，それだけでなく，アセスメントの最終段階である報告の資料として用いるとうことがある。したがって，ケース・フォーミュレーションには，<u>アセスメントの結果を報告する際に，その内容を提供する</u>という役割がある。

　ここで重要となるのが，誰に報告をするのかということである。リファーする場合の情報提供書の内容として，あるいはリファーされてきた場合にはそれへの返書として，作成されたケース・フォーミュレーションを報告することがある。さらに，クライアントご自身に報告をする場合もある。特に認知行動療法では，クライアントに伝えることは，心理教育として積極的に行う（下山，2017）。その点でケース・フォーミュレーションは，心理教育の資料を提供する役割もある。

## ４．問題の外在化，モニタリング，協働関係，インフォームド・コンセントを促す役割

　心理教育の作業を通してクライアントの問題理解が深まるとともに，問題に対処していく準備が整うことになる。クライアントは，問題を外在化して考えられるようになるとともに，自己モニタリングの意識が強まる。これによって，問題に対処していく準備が整うことになる。さらに，仮説であるケース・フォーミュレーションについて，仮説としてクライアントに伝え，その妥当性について意見を出してもらう。そのやり取りを通してケース・フォーミュレーションの内容を修正し，より現実に即したものにしていく。そのやり取りがセラピストとクライアントの間の協働関係，そして介入方針についてのインフォームド・コンセント（説明と合意）

の形成につながる。したがって，ケース・フォーミュレーションを心理教育に活用することで，問題を外在化してモニタリングを可能にし，協働関係を形成し，問題対処に向けての動機づけを介入方針についてのインフォームド・コンセントを進める役割をもたせることが可能となる。

　ただし，心理力動療法では，ケース・フォーミュレーションをクライアントと積極的に共有することをほとんどない。むしろ，その一部を言葉で伝えて，クライアントの反応を観察したり，その反応を解釈したりすることでケース・フォーミュレーションが問題の状況に合っているのかについて検討する（Lewelyn & Aafjes-Van D, 2017）

## Ⅳ　診断を超えて生活機能に基づく問題理解と問題改善の支援を促す役割

### 1．診断を超えて臨床的見解を形成するための資料提供の役割

　上述したようにアセスメントにおいては，複雑な問題状況を理論モデルで割り切ってしまう危険性がある。精神医学的診断は，そのような理論モデルの一つといえる。そこで，ケース・フォーミュレーションと診断の違いを確認していくことにする。DSM や ICD といった一般的診断分類基準に従って患者の病気を客観的（操作的）に判断し，分類する。それに対してケース・フォーミュレーションは，病気を含む患者の問題が成立し，維持されている状況に関する仮説となる。診断では症状の客観的評価に基づき，病気の確定が目指される。それに対してケース・フォーミュレーションは，病気という一般的分類ではなく，問題の個別状況に即して問題の成り立ちを探り，介入方針を定めるための仮説となるこ。患者の主観的見解を含めた多面的要因が絡み合いながら時間経過とともに変更されることが前提となる。

　さらに診断との違いとして，ケース・フォーミュレーションはクライアントと協働して作成するということがある。診断は，原則として医師が患者を問診し，診断分類や診断マニュアルにしたがって判断をする。それに対してケース・フォーミュレーションは，ある程度ケース・フォーミュレーションのアイデアができてきたらセラピストは，クライアントに対してそれを仮説として提示し，説明をして意見を出してもらい，修正し，より現実に即したものにしていく。

　医学的診断体系では，医学（あるいは病理）モデルに従って（想定される）生物学的病因→疾病診断→医学的治療という枠組みが前提となる。クライアントの問題を疾病の症状とみなし，薬物治療を始めとする生物学的な介入が行われる。問題の成立についても，症状を問題とみなし，その成立は疾病が原因になって起きたという医学（病理）モデルを前提とした問題理解がなされる。

　しかし，メンタルヘルスの問題にあっては，生物学的要因だけではなく，心理的要因や社会的要因が複雑に絡み合って成立している。心理的要因としては，クライアントの主観的な意見も重要となる。この点で診断を超え，生物的要因，心理的要因，社会的要因に関連する情報を総合して問題の成り立ちについての臨床的見解を形成する必要がある。ケース・フォーミュレーションは，診断を超えて総合的な臨床的見解を形成する資料を提供する役割がある。ちなみに認知行動療法のケース・フォーミュレーションを解説した Bruch & Bond（1998）のタイトルは，Beyond Diagnosis : Case formulation approach in CBT となっている。

### 2．生活機能モデルに基づく問題の理解と支援を促す役割

　WHO が 1980 年に提案した障害概念では，器質損傷（impairment），能力低下（disability），社会的不利（handicaps）の枠組みが採用されていた。この障害概念では，器質損傷が最初の前提となっており，障害はその影響を強く受けているものとして理解される。この枠組は，生

物的要因を第一とする点で医学モデルに基づく
ものである。ここでは，器質損傷→能力低下→
社会的不利という方向性が前提となっており，
器質損傷の一次性が強調され，障害が固定的な
ものであるとの印象を受けやすい。

それに対してWHOが2001年に出した『国
際生活機能分類―国際障害分類改訂版―』では，
生活機能の観点に基づく新たな障害概念が提案
された。そこでは，生活機能と障害を「心身機
能・身体構造」，「活動」，「（社会）参加」，「健
康状態（疾病／変調）」，「背景因子（環境因子
と個人因子）」から構成されるものとし，生活
機能の次元において健康と障害を連続線上に位
置づけて理解する視点が重視されるようになっ
た。生活機能に注目した場合，「心身機能・身
体構造」の障害があったとしても，個人や社会
のあり方に関してさまざまな工夫や介入をする
ことで，生活機能の障害の内容や程度は大いに
改善され，障害は固定的な限界ではなくなる。

生物的要因だけでなく，心理的要因や社会的
要因を組み入れて問題を理解するケース・フォ
ーミュレーションを形成することは，生活機能
の改善を図る方向で介入方針を立てることにつ
ながる。その点でケース・フォーミュレーショ
ンは，生活機能モデルに基づいて介入方針を策
定するための資料を提供する役割がある。

## Ⅴ　終わりに：矛盾する要素をつなぐ役割

メンタルヘルスの活動には，相互に矛盾する
要素が含まれる。例えば，客観性が重要となる
アセスメントと共感性が必要となる介入は，互
いに矛盾する要素を含む。問題を抱えて苦しむ
クライエント（主観性・生活性）と専門職とし
て問題に冷静に関わるセラピスト（客観性・専
門性），あるいは具体性が重要となる個別事例
と一般性が必要となる理論モデルも互いに矛盾
する。このような要素を含んでいるがゆえにメ
ンタルヘルスの活動は，分かりにくく，また統
一見解が出にくい。しかし，逆にこのような矛
盾する要素があるからこそ，そこにダイナミク

スが生じる。ケース・フォーミュレーションに
は，このような多様な要素をつなぎ，心理療法
をよりダイナミックで，かつ統一したものにす
る役割がある。以下，そのようなケース・フォ
ーミュレーションの役割を整理する。

### 1．介入計画をたてる―アセスメントと介入の間をつなぐ

ケース・フォーミュレーションでは，問題と
なっている個別の事例に関する"臨床的見解"
を形成することが目的となる。そこでは，アセ
スメントで得た情報を集約する要素（問題のフ
ォーミュレーション）と，それに基づいて介入
方針を立てる要素（介入方針の策定）の両要素
をつないで，具体的介入計画を立てる作業を行
う。問題行動は何が原因となって起きてきたの
か，問題行動を維持している要因は何かを適切
に説明できる仮説を形成し，今後起こりうる行
動について予測し，それに沿って問題の解決に
向けての介入計画が立てる。このようにしてケ
ース・フォーミュレーションは，アセスメント
と介入をつなぐ役割を果たすことになる。

### 2．仮説を検証する―実践と研究の間をつなぐ

臨床的見解を形成するためには，関連情報を
集め，それに適した仮説を立て，それを検証す
る。心理療法を受けることは，クライエントに
とって長期にわたる影響を含めた重要な決定や
介入がなされることである。そこで，単に仮説
を生成するだけでなく，臨床過程の中でその仮
説の妥当性を検討することが必要となる。さら
に，その仮説の妥当性は，介入効果によっても
評価される。このようにケース・フォーミュレ
ーションには，仮説の検証を媒介として実践と
研究をつなぐ役割がある。

### 3．合意を形成する―クライエントとセラピストの間をつなぐ

ケース・フォーミュレーションは，クライエ
ントとの間で建設的な関係を築くために役立つ。

なぜなら，介入の前提として，クライエントと
セラピストとの間で介入の方針についての合意
がなされることが必要となるからである。セラ
ピストは，ケース・フォーミュレーションを説
明し，それに基づいて推奨される介入方針を伝
えて，合意を目指して話し合う。これは，セラ
ピストとクライエントの協働作業となる。この
作業自体が立場の異なるクライエントとセラピ
ストをつなぐことになる。

### 4．問題のパターンを明確化する─事例（個別性）と理論（一般性）の間をつなぐ

ケース・フォーミュレーションは，具体的な
事例の問題状況に明らかにし，問題の成り立ち
についての臨床的見解を形成する。そこで明ら
かになった問題のパターンが適切なものであれ
ば，その見解は，他の類似事例にも適用できる
一般性の高いモデルや理論となる可能性が出て
くる。したがって，個別の事例の臨床的見解を
積み重ねることで，他事例にも共通に適用でき
る一般性をもつ理論を形成できる。さらに，モ
デルや理論が見出されたならば，それを問題の
具体的状況に適用して，ケース・フォーミュレ
ーションを生成する参照枠となる。このように
ケース・フォーミュレーションは，個別性を尊
重しつつ，一般的理論を形成し，さらにその理
論を個別事例に適用していく点で事例と理論の
間，個別性と一般性の間をつなぐ役割を果たす。

### 文　献

Bruch M & Bond FW（1998）Beyond Diagnosis：Case formulation approach in CBT. John Wiley & Sons.（下山晴彦監訳（2006）認知行動療法のケース・フォーミュレーション入門．金剛出版）

Eells TD（ed.）（1997）Handbook of Psychotherapy Case Formulation. The Guilford Press.

下山晴彦（2008）臨床心理アセスメント入門．金剛出版.

下山晴彦監修（2017）臨床心理フロンティアシリーズ　認知行動療法入門．講談社.

Susan L & Katie Aafjes-Van D（2017）Clinical Psychology：A very short introduction. Oxford University Press.（下山晴彦訳（2019）臨床心理学入門．東京大学出版会）

Westbrook D, Kennerley H & Kirk J（2011）An Introduction to Cognitive Behaviour Therapy：Skill and application. Sage Publications.（下山晴彦監訳（2012）認知行動療法臨床ガイド．金剛出版）

# 認知療法のケースフォーミュレーション

Yutaka Ono

大野　裕*

## はじめに

　治療関係が精神療法（心理療法）の効果を高めることはよく知られている。例えば，Lambert（1992）は，それまでの精神療法の効果に関する研究の成果をまとめて報告していて，患者やクライエントの強みや自己治癒力，社会的なサポート，偶然やラッキーな出来事などの「患者の強みと治療外の良い出来事」，共感，温かさ，需要，共感的な励ましの「関係要素」，「治療への期待・プラセボ効果」といった，どの精神療法にも共通する「非特異的要素」が面接の効果を高めるために重要な働きをしていると主張している。

　この Lambert らの報告については，明確な裏づけになるエビデンスが示されていないことが問題点として指摘されているが，程度の差はあるにしても，治療関係が医療の成果に大きく影響することは，認知療法（認知行動療法）でも同じである。このように患者をひとりの人として理解して安定した治療関係を築き，そのなかで患者の力を活かしていくためにはケースフォーミュレーションが不可欠である。そこで本稿では，認知行動療法のケースフォーミュレーションについて概説することにしたい。

---

*大野研究所
〒102-0072　東京都千代田区飯田橋 3-3-4 第 5 田中ビル 3F

## I　ケースフォーミュレーションの治療的意義

　ケースフォーミュレーションは，精神的に苦しんでいる人を一人の人間として受け止め，理解しようとする作業で，日本語では「みたて」と表現されるものである。臨床家は，患者（クライエント）を前にすると，症状と診断に心を奪われてしまう傾向がある。患者の苦しみを取り除くためには，その苦しみを理解する子は大事だが，その一方で，症状は患者のごく一部でしかない。患者は，社会のなかで懸命に生きているひとりの人間であり，そのひとりの人を手助けするためには，強みも弱みもある一人の人間として理解し，その人の強みを活かしながら問題に対処する必要がある。

　悩んでいる人が抱えている悩みや症状，その症状の誘因や維持要因，その背景にある生まれ育ちなどを丁寧に見て手助けしなくてはならないのはもちろんであるが，それと同時に，その人が持っている人間としての強みや長所，レジリエンスにも目を向けることが大切である。それは，患者を生きづらくさせている心理的課題を解決していくためには，その人の力を利用するのが一番効果的だからである。相談者を一人の人間として受け止め，相談者の力を信頼しながら治療をすすめていく臨床家の姿勢は，患者が自信を取り戻すきっかけになる。それはまた，

臨床家に対する患者の信頼感を高め，治療同盟を強化し，ひいては患者の人間関係を改善することにもなる。

## Ⅱ　プロクルステスのベッドにならないように

Kuyken らは，症例の概念化についてまとめた著書（kuyken et al., 2011）の第一章で，ギリシャ神話のなかのプロクルステスのベッドという話を紹介している。プロクルステスは，山のなかで宿屋を経営していた悪人で，宿泊客をベッドに寝かせて，ベッドから脚がはみ出せば脚を切り落としてベッドにあわせ，ベッドの端まで脚が届かなければ脚を引きちぎってベッドにあわせて命を奪ったという。しかも，背の低い人には長いベッドを，背の高い人には短いベッドをあてがって，絶対に身長がベッドの長さに合わないようにしたという。

この逸話を Kuyken らが紹介したのは，私たち臨床家が，ともすれば自分の理論や経験に縛られて，それに精神症状に苦しむ人をあわせようとすることが少なくないからである。私たち臨床家は，意識せずにプロクルステスになってしまって，ストレス症状に苦しむ人の人となりに目を向けないまま，精神症状や精神疾患としての診断名にこだわったり，精神症状に苦しむ人の不安を顧みないで特定の治療を勧めたりする可能性がある。

しかし，症状は精神症状に苦しむ人の存在の一部でしかない。精神症状に苦しむ人は，社会のなかで懸命に生きている人の症状だけに目を向けて診断したり，治療法を一方的に押しつけたりしても，その人の助けにはならない。すでにストレス症状に苦しむ人の心を傷つけてしまうことさえある。プロクルステスのベッドの喩えは，「治療や支援はそれを提供する者のためにあるのではなく，支援を受ける人のためにある」というごく当たり前のことを伝えている。このことは認知療法を実践する場合も同じで，意識しないままに認知療法の考え方を患者に押しつけ，考え方を変えさせようとしていること

があるので注意が必要である。

ストレス症状や精神症状は，発症の背景や契機，症状の持続等は，環境との相互作用を抜きにして語ることはできない。したがって，治療や支援は，家庭を含む社会のなかに生きる個人の苦しみを理解することから始まる。いわゆる症状だけでなく，その人の社会的なあり方や人間としての生き方を理解するケースフォーミュレーションないしは"みたて"が重要になる。

アメリカ精神医学会が作成し，世界的に使われている『精神疾患の診断・統計マニュアル DSM-5』（American Psychiatric Association, 2013）もその導入部で，ケースフォーミュレーション重要性を以下のように指摘している。

「さまざまな精神症状に苦しむ人において症例定式化を行うために必要となるのは，詳細な臨床経過に関する情報と精神疾患の進行に影響したと考えられる社会的，心理的，生物学的な因子に関する簡潔な要約である。したがって，診断基準に挙げられている症状群とを単純に照らし合わせるだけでは，精神疾患の診断として十分ではない。……（中略）……症例定式化の最終目標は，利用可能な経過上の診断に関わる情報を使って，精神症状に苦しむ人の文化的，社会的文脈に基づいた包括的な治療計画を構築することにある。」

DSM-5 の作成委員会がこのように書いたのは，精神疾患が単一の要因による疾患ではなく，複数の要因が関与した症状群だからである。精神疾患は，特定の原因がわかっている身体疾患のように，その病巣を取り除くだけの治療ができない。したがって，その患者が持っている長所，レジリエンス，そして人間関係などの人間としての強みを使って治療するという視点が不可欠になる。そこで臨床家は，患者が持っている力と手を結んで，その力を活かす心の環境を整えるようにする。

精神症状に苦しむ人の力を信頼する臨床家のこうした姿勢は，患者が自信を取り戻すきっかけになり，そのように自分を信頼して見守る臨

床家に対する信頼感を高め，それが治療関係を
より確固としたものにすることに役に立つ。

認知療法ではこのように，患者を一人の人と
して理解するケースフォーミュレーションを，
アプローチの基礎として重要視している。とき
にケースフォーミュレーションと，認知・思
考・感情・行動の関係に目を向ける認知行動モ
デルが混同されることがあるが，それは正しく
ない。ケースフォーミュレーションは，認知行
動モデルを含み，さらに広い視点から悩みを抱
えている人を理解するプロセスであり，面接や
相談を開始した初期の段階でまとめて患者と共
有し，面接が進んで情報が増えて相談者への理
解が深まるにつれて改訂していくようにするも
のである。

## Ⅲ 認知療法における
## ケースフォーミュレーションの実際

次に，拙著（大野，2014，2017）のなかで紹
介した症例の概念化のポイントを紹介すること
にしたい。その概要を図1に示したが，これは
厚生労働省の研修事業のなかで仲間と協力して
作成したものである。

### 1．主訴の聴き取りと症状診断

高ストレス者と面談するときには，苦しい気
持ちに共感しながら症状を聴き取り，診療録に
精神症状に苦しむ人の言葉で書きこむようにす
る。精神症状に苦しむ人の言葉にはさまざまな
思いが詰まっている。精神症状に苦しむ人が自
分の症状を自分の言葉で伝え，それをそのまま
に保健・医療スタッフが受け取ることは，安定
した治療関係を築き上げていくためにも重要で
ある。また，前述したように，診断名は患者理
解のひとつの側面でしかなく，あまり診断名に
とらわれすぎないようにすることが大事である。

### 2．発症と経過の評価

ストレス症状がいつどのような状況で発症し
たかということと同時に，症状がどのように変

化してきているかを聞き取る。その際には，発
症の契機や誘因に加えて，症状を持続させてい
る活性化要因についても検討するようにする。

発症の誘因には，人間関係の破綻や別離，夫
婦間の葛藤，仕事の失敗，失業，重篤な一般身
体疾患の発症など，複数の誘因が存在している
のが一般的である。しかし，誘因が認められな
いこともあるので，その場合には誘因がはっき
りしないと明記するようにする。

また，同じストレッサーでも，人によって感
じ方は異なってくる。したがって，治療方針を
立てるためには，精神症状に苦しむ人が，どの
ような理由で，どのような経過をとって発症す
るまでにいたったかを丁寧かつ慎重に検討する
必要がある。

活性化要因は，配偶者との口論や仕事のプレ
ッシャー，不安症状を再発させる誘因への暴露
といった出来事など，症状を悪化させたり日常
生活での支障を引き起こしたりしていると考え
られる要因である。

### 3．生育歴・家族歴の評価

これまでの発達過程での体験やその特徴，そ
れによって生じた影響について評価する。その
際も，ただ漫然と経過を聴くのではなく，発達
上の出来事がどのように精神疾患の発症や性格
形成に関与しているかを考えながら，それを理
解するのに役立つ出来事や，特徴的な人間関係
を中心に聴いていくようにする。過去の精神疾
患の有無についても確認し，既往がある場合に
は発症の要因や治療，経過について丁寧に尋ね
るようにする。

生育歴について聴くのは，発達過程で発症の
要因が形成された可能性を想定しているだけで
なく，そうした出来事や人間関係からストレス
症状に苦しむ人の特注や解決すべき課題が見え
てくる可能性があるからである。もし，症状の
形成に関連するような出来事がない場合には，
そのことを書いておくようにする。

家族についても，精神疾患の既往はもちろん

| 患者名： Aさん | | 日付： |
| --- | --- | --- |

概念化に必要な最小限の情報を記載します。

---

**診断／症状**：問題となる症状とDSMに基づいた診断を記入します。評価尺度の点数の記述も役立ちます。

---

**形成期の影響（生育歴）**：生育歴の概略と患者の特性に影響を与えている背景・状況・出来事（家庭環境，大きなライフイベントなど），を中心に記述します。患者さんの，人となりを理解することが目的ですので，詳細な記載は必要ありません。

---

**状況的な問題（現病歴）**：
①発症の契機：いつ，どういうきっかけで今回の症状が始まったか
②その後の経過：経過に関係する状況的な問題
③現在の問題と問題を持続させている要因
④今回の受診の契機と，認知療法・認知行動療法を受けることになった経緯

---

**生物学的，遺伝学的，および医学的要因**
既往歴（精神的，身体的），併存疾患，家族歴

---

**長所／強み**：治療・回復に活かせそうな，患者さんの長所や強みを記載します。支援体制（頼りになる人など）も含みます。

---

**治療の目標（問題リスト，現在の困り事リスト）**：
患者さんの視点で，問題になっている／困っている事柄，改善・解決できるとよい事柄を記述します。大きな目標（例：復職，その後の展望）と，それを実現するための小さな目標（例：生活リズムを整える）の両方を記載します。治療上の方略は，最後の「治療計画」の欄に記載します。

---

| 出来事1 | 出来事2 | 出来事3 |
| --- | --- | --- |
| | | |
| 自動思考 | 病歴聴取の中で語られた，ストレスフルな出来事とそれに対する患者の反応（思考・情動・行動）をいくつか記載します。認知行動モデルを考えるときは，出来事が「時間のスライス」になっているかを意識しましょう。 | 自動思考 |
| 情動 | | 情動 |
| 行動 | | 行動 |

---

**スキーマ（中核信念および条件信念）**
「形成期の影響」や「最近の出来事への認知・情動・行動パターン」（前項）などを踏まえて，スキーマの仮説を立てます。

---

**作業仮説（認知行動モデルに則った作業仮説）**
症状の背景要因と強みなど患者を全人的に理解し，認知行動療法モデルに則って解決の方向性を提示します。簡潔でわかりやすい申し送りのイメージで記入します。

---

**治療計画**：
患者の抱える問題・治療目標，治療関係を踏まえて，認知行動療法的アプローチに加えて，薬物療法や環境調整などを含めた，包括的な治療方針を記入します。

図1　認知行動療法事例定式化ワークシート

のこと，個々の家族の性格傾向や家族内の人間関係について尋ねるようにする。家族内の人間関係から，患者（クライエント）の人間関係の特徴が明らかになったり，患者（クライエント）の精神面への影響が明らかになったりすることも少なくない。

ただ，生育歴や家族歴を聞く場合には，それをそのまま現実と思い込まないようにする必要がある。私たちが過去を思い出すとき，自分なりの思い込みの影響を受けていることは少なくない。「記憶は嘘をつく」とよく言われるが，私たちの記憶はきわめてあやふやである。したがって，患者（クライエント）が過去や他の人について話すとき，それはその人の思いも入った過去や人間関係であることを忘れないようにしなくてはならない。

### 4．長所／強みの評価

患者（クライエント）の長所や強みについても評価をし，それを治療や支援に生かしていく必要がある。一般に，臨床家も患者（クライエント）も，問題を見つけ出すのは上手だが，適切に対処できているところに目を埋めるのは苦手なことが多い。そうすると問題点や悩みにばかり目が向いてしまい，悩んでいる人が持っている力を生かせなくなる。

しかし，私たちは誰も問題だけでなく良い面も持っている。したがって，肉体的に健康で運動が好きだ，仕事をする能力が高い，まじめで根気強い，人間関係に秀でている，まわりからの支えがある，経済的に恵まれている，などさまざまな面から強みを評価することが重要になる。

ストレス症状に対して効果が期待できる支援法や治療法はすでにたくさん存在しているが，完璧なものはなく，いま私たちが持っている可能性のある手立てを総動員するしかない。そうした状況の中では，患者（クライエント）のレジリエンスなどの快復力はとても有力な治療の力になる。

このように精神症状に苦しむ人のプラスの面にも目を向ける治療者の姿勢はまた，患者（クライエント）のロールモデルにもなる。患者（クライエント）もまた，自分の問題やマイナス面ばかりに目を向ける傾向があるからである。そうした視野狭窄から抜け出して，自分の良い面と改善すべき面に冷静に目を向けることができるようになることは，症状の改善につながる大きな第一歩になりえる。

### 5．治療目標の設定

治療をしていくためには，どういうところに向かうか，相談者と一緒に目標を立てるようにする。例えばそれは，抑うつ気分を改善すること，職場や家庭での活動レベルを快復すること，自分の気持ちを上司に伝えるなどコミュニケーションスキルをそだてること，自己評価を高めること，などである。

治療目標は，全般的目標（大目標）と具体的目標（小目標）にわけて考えるようにした方が，治療の計画を立てやすくなる。全般的目標というのは大まかな達成目標で，具体的目標というのは，実現可能で目に見える変化があり測定が可能である具体的で小さな目標である。

その際に，①その目標は重要であるかどうか（将来につながるものであるか），②自分でコントロールできる変化であるかどうか（昇進や配置転換，相手が暴力をなくすなど，他人が決めるものではない），③具体的で現実的か（"不安を二度と感じない"などという達成困難な目標ではない）という3つのポイントを押さえながら行っていくようにすると良い。

### 6．出来事，自動思考，情動，行動

いわゆる認知行動モデルを書き込む欄で，病歴聴取の中で語られた，ストレスフルな出来事とそれに対する患者の反応（思考・情動・行動）を記載する。出来事の欄は現実に起きた具体例を書き込むようにする。そのときに，始まりと終わりのある「時間のスライス」になっていることを意識するとよい。いくつかの異なっ

た具体的場面での患者の反応を書き出してみると，患者の特徴的な考え方や行動パターン，心理的課題が明らかになってくる。

## 7．スキーマ

「形成期の影響」や最近の「最近の出来事への認知・情動・行動パターン」などを踏まえて，スキーマの仮説を立てる。自分自身，周囲との関係，将来に対する思い込みを検討すると良い。

## 8．作業仮説の検討

具体的な支援計画を立てる前に，生育歴などにもとづいて精神症状に苦しむ人の人となりを理解し，治療的アプローチに向けての基本的な作業仮説を検討する。例えばそれは，「新しい環境になってまだ2カ月，未経験の仕事でうまくいかなくても当然なのに，責任感が強く，周囲の期待に応えたいという気持ちが強いために，経験の少ない仕事であるにもかかわらず，自分ひとりで解決しないといけないと考えている。そのため周囲と相談の機会を持てず孤立感が強まり，処理できない仕事がたまって自信をなくし抑うつ的になって，ますます孤立してきているというパターンが見えている」といった内容になる。

## 9．治療計画の策定

①問題リスト（精神的／身体的症状，および対人関係，仕事，医学的，財政，住居，法的，余暇，などの問題），②ストレス症状に苦しむ人の発達歴，③ストレス症状に苦しむ人と一緒に作成した支援目標，④保健・医療スタッフの作業仮説，④支援関係，といった情報をもとに，支援計画を具体的に作成する。それには，精神療法，薬物療法，環境調整，などの精神医学的治療が含まれる。そのとき，同時に，治療の阻害要因についても検討する。

## おわりに

認知療法の用いられるケースフォーミュレーションの基本的な考え方について紹介した個々で紹介した内容は，認知療法・認知行動療法の国際組織 Academy of Cognitive Therapy が制定したガイドラインに準拠しているので，詳しくはそのホームページ（http://academyofct. org）や拙著（大野，2017）の専用サイトの研修動画を参照していただきたい。

## 文　献

American Psychiatric Association（2013）Diagnostic and statistical manual of mental disorders（5th ed.）APP.（高橋三郎・大野裕監訳，染矢俊幸・神庭重信・尾崎紀夫・三村將・村井俊哉訳（2014）DSM-5 精神疾患の診断・統計マニュアル．医学書院）

Kuyken W, Padesky CA & Dudley R（2011）Collaborative Case Conceptualization：Working effectively with clients in cognitive-behavioral therapy. Guilford Press.（大野裕監訳（2012）認知行動療法におけるレジリエンスと症例の概念化．星和書店）

Lambert M（1992）Psychotherapy outcome research：Implications for integrative and eclectic therapists. In Goldfried M & Norcross J（Eds.）Handbook of Psychotherapy Integration, pp.94-129．Basic Books.

大野裕（2014）精神医療・診断の手引き—DSM-Ⅲはなぜ作られ，DSM-5 はなぜ批判されたか．金剛出版.

大野裕・田中克俊（2017）保健，医療，福祉，教育にいかす簡易型 CBT 実践マニュアル．ストレスマネジメントネットワーク.

Wright JH et al.（2006）Learning cognitive-behavior therapy, An illustrated guide. American Psychiatric Publishing.（大野裕訳（2007）認知行動療法トレーニングブック．医学書院）

# 行動療法のケースフォーミュレーション
▶ 文脈的アプローチからの私案

Takashi Mitamura

三田村　仰*

　行動療法とは「クライエントがその人にとっての有意義な生活を送れるよう，学習の原理を活用して，クライエントをエンパワーするもの」（三田村，2017, p.28）である。行動療法とは極めて柔軟な介入法であり，考えうる行動療法のケースフォーミュレーション（以下，CF）も一つではない。また，どういった CF が真に価値ある CF であるかはクライエントやセラピストが置かれた状況によって異なると言える。本稿では，行動療法における CF について，その歴史の概観および現代の行動療法の特徴を紹介した上で，行動療法においてありうる CF のモデルとして，a. 伝統的な機能的アセスメント，b. 介入のためのプラグマティックな CF，c. 表裏と場のアプローチ，d. 協働的な CF のプロセスの 4 つを紹介する。なお，本稿で紹介するCF のモデルは筆者の私案を含むものであることを断っておく。

## I　行動療法における CF の歴史

　行動療法の CF についてまとめた Bruck & Bond（1998）は，1950 年代から 70 年代にかけて英国ロンドン大学で起こった興味深いストーリーを紹介している。行動療法の実践は，その初期においては，非常に厳格でしばしば窮屈

なものであった。最初期の行動療法家のひとり Monte B. Shapiro は実験に基づく厳密なアセスメントと実践を推奨していた。しかし，それはあくまでも理想に過ぎず，現場の実践家にとっては非現実的であった。そうした中，Hans J. Eysenck の初期の弟子であった Victor Meyer は行動療法の実践家として，過度に標準化や構造化された CF を嫌い，クライエントとの関係を重視しながらのより柔軟で現場にあった方法を模索した。その後，Meyer の同僚であった米国出身の心理士 Turkat（1985, 1990）が，Meyer が探求した学習の原理を個々のクライエントに合わせて適応する方法を「ケースフォーミュレーション（CF）」と命名し，これを世に広めたのである。このストーリーからは行動療法家がその最初期の段階から，科学者−実践家として，実証科学と実践との最適なバランスを模索していたことがうかがえる。

　また，これと並行した米国で始まった行動療法の CF の流れとして，Sturmey（2008）は応用行動分析の観点から機能的アセスメントを主軸に据えた CF について展望している。機能的アセスメントとは，行動分析学において鍵となる手法で，ある行動が生じ，維持される理由を環境のなかに探し当てる手続きである。こうした機能的アセスメントに関する研究と実践としては，問題とされている行動にコミュニケーシ

*立命館大学総合心理学部／三田村カウンセリング・オフィス
　〒 567-8570　大阪府茨木市岩倉町 2-150

ョンの機能が備わっていることを示唆した実践研究を始め（Carr & Durand, 1985），行動が持つ文脈の中での意味を明らかにするさまざまな実践と研究がなされてきた。

## Ⅱ　二つの行動療法

CF の流れとして英国での発展と米国での発展について示したように，行動療法には，Eysenck と Joseph Wolpe[注1] を代表とする英国を中心に発展した系譜と Burrhus F. Skinner による行動分析学に由来する米国発祥の系譜がある。いずれもが実験によって繰り返し確認された学習の原理を活用する科学的な心理療法であり，双方は互いの技法を取り込んで実践されることもあるため一見して同じ行動療法に見える。しかし，実際のところ，これらは異なった哲学的背景もしくは世界観を持つものであり，この根本的な差異は時に大きな違いをもたらすことになる。1970 年代には行動療法は認知療法と合流し，認知行動療法と呼ばれることが一般的になった。認知行動療法といういわゆる「第 2 世代」の行動療法の台頭により，それまでの行動療法は一世代前の古い心理療法とみなされるようになっていった。そして，1990 年代になるとマインドフルネスをキーワードとした新たな行動療法（「第 3 世代の行動療法」と呼ばれる）が大きく発展した。この新たな行動療法のムーブメントの立役者こそが米国由来の行動療法，行動分析学である。行動分析学はそれまで応用行動分析を標榜し，自閉症児や閉鎖病棟の精神障害への介入で活躍してきた。それが 1990 年代に入り，うつや不安に代表されるような主訴に対しての面接室でのトークセラピーに本格的に応用されるようになった。現在これは「臨床行動分析」と呼ばれ（三田村，2017）本稿で焦点を当てるのもこの臨床行動分析である。

臨床行動分析は，人間を対象とした行動分析学の基礎研究の成果に基づくもので，機能的文脈主義と呼ばれる哲学的背景を持っている。一般に「行動療法」と聞くと，エクスポージャーやトークン・エコノミーといった技法の集まりがイメージされるかもしれない。しかし，機能的文脈主義からみた行動療法は，むしろそういった従来の行動療法のイメージにとどまらない。Hayes（1987）はこの古くも新しい行動療法について，何らかの技法の集まりではなく，むしろ，「さまざまな技法が繰り出されうる場（context）」（p.342）であるとしている[注2]。つまり，行動分析学もしくは臨床行動分析という行動療法における実践は，特定の形にとらわれるようなものではなく，極めて自由で創造的なものである。

## Ⅲ　機能的文脈主義

臨床行動分析の背景にある機能的分脈主義はさまざまある文脈主義の一つである。文脈主義はプラグマティズムとも呼ばれ，そこにはナラティブ・アプローチ，ブリーフセラピーなどの立場も含まれる。文脈主義では「真理」という正解が世界の中にあらかじめ存在しているという前提を持たず，「何らかの目的に対して有用であること」を「真理」と呼ぶ。また，人の心や行動を捉える際には，それらを静的な物体のように捉えるのではなく，主体と世界との相互作用として捉える特徴を持っている（三田村，2017）。

こうした文脈主義の特徴は英国由来の行動療法とは対称的で，一方の英国の行動療法は「要素的実在主義（別名，機械主義）」という異なった哲学的背景を持っている。要素的実在主義では，あらかじめ世界に実在する真理を発見することを目的としており，世界を要素が複雑に絡み合った実体であると捉える。その意味で，要素的実在主義に基づくならば CF はあらかじ

---

注1）Wolpe 自身は南アフリカ出身の精神科医であったが，Eysenck を中心とした英国の行動療法の発展に特に大きな影響を与えた。

注2）ちなみに，ブリーフセラピーの立場から若島（2004）は柔軟に技法を使い分けるセラピストのあり方を，どんな形の物でも柔軟に包み込める「風呂敷」に喩えており，Hayes（1987）による「場」という比喩と発想の類似性が指摘できる。

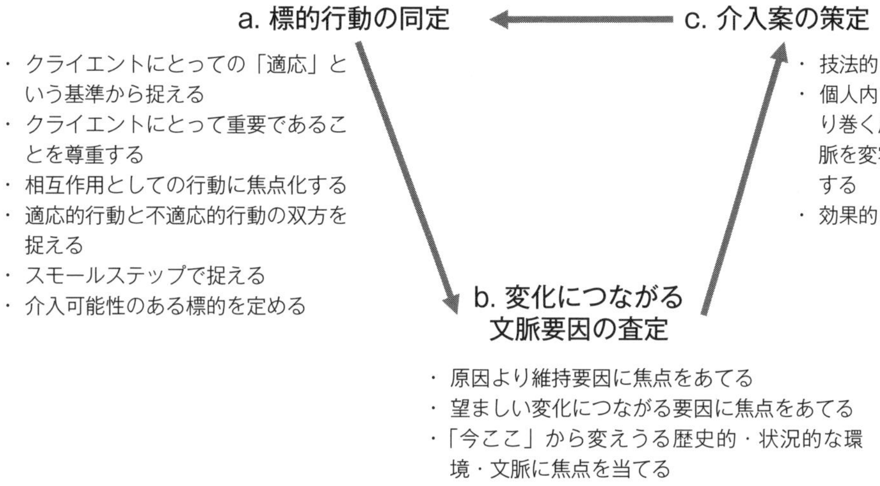

## a. 標的行動の同定

- クライエントにとっての「適応」という基準から捉える
- クライエントにとって重要であることを尊重する
- 相互作用としての行動に焦点化する
- 適応的行動と不適応的行動の双方を捉える
- スモールステップで捉える
- 介入可能性のある標的を定める

## c. 介入案の策定

- 技法的には折衷的で良い
- 個人内ではなく個人を取り巻く歴史的・状況的文脈を変容する発想を採用する
- 効果的な方法を用いる

## b. 変化につながる文脈要因の査定

- 原因より維持要因に焦点をあてる
- 望ましい変化につながる要因に焦点をあてる
- 「今ここ」から変えうる歴史的・状況的な環境・文脈に焦点を当てる

図1　介入のためのプラグマティックなケースフォーミュレーション

め存在する「正しい答え」を探し出そうとするような姿勢をとることになる。一方で，文脈主義から行う CF は，ある目的に沿って有用であることが全てであり，またクライエントにおける他者や社会との相互作用もしくはクライエントの中で生じる相互作用に焦点を当てることになる。

　文脈主義は記述的文脈主義と機能的文脈主義の二つに分類され，前者の立場は「歴史家」に，後者の立場は「エンジニア」に喩えられる。歴史家としての記述的文脈主義者は，個々のクライエントが自身の中でのある一貫したストーリーを紡ぐことを目標として，クライエイトの語りに対する証人としての役割を演じるかもしれない。一方，エンジニアとしての機能的文脈主義者は，人間の振る舞いについての「予測かつ影響」を大目標として，過不足ないだけの知識をもって，繰り返されるクライエントの行動に対し適切な影響を与えられるよう CF を行うことになる。別な表現をすると行動工学としての機能的文脈主義は，行動の原因を徹底して操作可能な環境側に求めるのである。

## Ⅳ　介入のためのプラグマティックな CF

　行動療法家の目的を適切な介入によってクラ

イエントの行動に変化を与えることだと考えた場合，行動療法の CF の基本形は，a 標的行動の同定，b 変化につながる文脈要因の査定，c 介入案の策定という3要素から構成され，図1のように捉えることができる。この CF の目的は，問題の本質の解明ではなく，「支援者に何がしうるか？」という問いに答えることにある。通常，アセスメントや CF の始まりはクライエントによる主訴の提示からスタートする。そこで，セラピストはまず**a 目の前のクライエントにおけるどの行動を標的行動とすべきかをアセスメントする**。次に，**b その標的行動の変化につながる文脈要因（個人を取り囲む要因）を査定する**。そして，**c 標的行動を維持しているその文脈要因に対し働きかけるための適切な介入策について検討・実行する**。このモデルの重要な特徴の一つは，介入案の策定が標的とする課題を規定するというフィードバック・ループ（c → a）の存在にあり，これは「介入しうることから，問題を定義する」ことを意味している。この発想は，物事には本質が実在するという世界観からすると，本末転倒に見えるかもしれない。しかし，文脈主義の立場からすれば，「役に立つこと」こそが真理なのであり，介入し得ないような標的を掲げることはそれ自

| A: 先行事象 | B: 標的行動 | C: 結果事象 |
|---|---|---|
| きっかけ<br>歴史，経緯 | 適応的な行動／<br>不適応的な行動 | 刺激の出現／<br>消失 |

図2　三項随伴性ダイアグラム

体で役に立たない（真理でない）行為なのである。したがって，現実にできる範囲のことから標的行動を定義することは極めて実践的に妥当だと言えよう。

## V　伝統的な機能的アセスメント

　介入のためのプラグマティックなCF（図1）を具体的に進める方法の一つは機能的アセスメントを行うことである。機能的アセスメントでは，まず標的行動を定め，その前後の状況を観察もしくはそれに関して情報収拾することで，当該の標的行動の持つ環境の中での機能を明らかにする。シンプルに見た場合，標的行動は，介入によって増強へ導かれるべき**適応的な行動**と減弱へ導かれるべき**不適応的な行動**との2パターン考えられる。セラピストはアセスメントを通して，これら2パターンの標的行動を同定する。なお，行動療法で言う「行動」とは主体と世界との相互作用（コミュニケーション）を意味しており，そこには思考や感情といったものも含まれる（三田村，2017）。

　図2は機能的アセスメントの際に用いられる三項随伴性ダイアグラムである。介入のためのプラグマティックなCF（図1）の**b 標的行動の維持文脈の査定**について，図2を用いて見てみよう。学習の原理に基づけば，クライエントを含む私たちの行動は，行動の結果生じた環境変化に応じて，繰り返されるか否かが決まる。つまり，行動の結果事象（図2中の「C：結果事象」）こそがその行動を維持する／もしくは維持しない要因であると言うことができる。また，行動を維持する／もしくは維持しない要因には，行動が起こる前の状況（図2中の「A：先行事象」）も影響しており，これには，きっかけとなる刺激（弁別刺激）の有無やそれまで

の経緯や歴史（学習の歴史，動因操作）の存在といったものが含まれる。三項随伴性ダイアグラムにおいては，基本的に「A：先行事象」と「C：結果事象」に何らかの操作可能な環境要因が記載されることになる。つまり，仮にクライエントの思考や感情が先行事象や結果事象として行動に影響しているとしても，それらの思考や感情に影響を与える環境要因（制御変数）を特定する（記述する）必要があるのである。機能的文脈主義の観点からは，想定される行動の維持要因は，最終的には必ず変容可能な環境要因にまでたどり着かなくてはならない（Hayes & Brownstein, 1986）。喩えるならそうした操作可能な環境要因は「ハンドル」のような存在であり，ハンドルがなければセラピストはそれに影響を与えることができない。機能的アセスメントとは介入可能なハンドルを系統的に探し出す作業だとも言えるだろう。

　ちなみに，臨床行動分析においては，代表的な適応的行動として価値ある行動，不適応的行動として体験の回避が概念化されている（Törnek, 2009）。前者の**価値ある行動**とはその人によって意義が感じられる行動パターンであり，後者の**体験の回避**は不快な体験を避けようとする非適応的な行動パターンである。図2の三項随伴性のダイアグラムは，具体的にクライエントの環境を整えていく上で極めて有用であるが，実は，これら価値ある行動と体験の回避といった人間に特徴的な行動を分析しようとした際には限界もある。人間が通常行うような複雑な思考や感情に関連する行動を捉えるには，関係フレーム理論（Relational Frame Theory：Hayes, Barnes-Holmes, Roche, 2001）と呼ばれる行動分析学における高度な概念を必要とするが，三項随伴性というシンプルなダイアグラムでこの

高度な概念を組み込もうとすると却って実践に不向きな複雑なモデルができあがってしまう。そこで，実践的に意識しやすいシンプルかつより大枠的な CF のモデルを考案することが必要となってくる。

## Ⅵ　表裏と場のアプローチ

実証に基づく原理とそれに基づいたアセスメントを行動療法が得意とするのに対し，同じく文脈主義を背景とするブリーフセラピーはよりシンプルで実践的な枠組みを有している。また，我が国ではブリーフセラピーを巧みに取り込むことで実践を円滑に進めている行動療法家も多く存在する（津川・大野，2014）。ブリーフセラピーとは，短期型のセラピーの総称で，「問題への偽解決」という悪循環の切断を特徴とする Mental Research Institute（以下，MRI）の戦略的アプローチ，問題よりも解決を直接的に目指す解決志向ブリーフセラピー（Solution Focused Approach；以下，BSFBT；Berg & Miller, 1992；de Shazer, 1985），社会構成主義から生まれる実践であるナラティヴ・アプローチ（国重，2013）などが含まれる。中でも，戦略的アプローチと解決志向アプローチについてはこれらの統合案が複数提案されており（Beyebach, 2009；Saggese & Foley, 2000；Quick, 2008），若島（2002）は二重記述モデル（ダブル・ディスクリプション・モデル）というシンプルなモデルを提唱している。二重記述モデルに基づけば，セラピストはクライエントにおいて比較的良いときがあれば「例外（的に生じた良い事象）」に注目し，良循環の拡張を図る表のアプローチを用いる。一方，比較的良い状況がないときは「問題−対処行動」に注目し，悪循環の切断を図る裏のアプローチを用いる。前者が解決志向アプローチ，後者が戦略的アプローチに該当する。

一方，行動療法の観点から三田村（2017）は，セラピーの技法を便宜的にエクスポージャー系，行動活性化系，セルフモニタリング系の3系統に分けている。その上で，体験の回避の減弱に対しエクスポージャー系，価値ある行動の増強に対し行動活性化系の技法が有用であるとしており，この見方は二重記述モデルと整合性があると考えられる。そこで，若島（2002）を参考にしつつ，三田村の示した3つの技法の系統を図3のように整理した。この CF のモデルを便宜的に「表裏と場のアプローチ」と呼ぶことにする。このモデルでは，標的行動として，a1 通常生じる悪循環，b1 混乱した／整理しようとする語り，c1 例外的に生じる好循環の3パターンを想定し，それぞれへの介入策として a2 悪循環の切断，b2 気づきの促し，c2 好循環の拡張を対応づけている。標的行動から介入策に向かうルート A（a1 → a2）が若島（2002）における裏のアプローチ，ルート C（c1 → c2）が表のアプローチにそれぞれ対応している。ちなみに，臨床行動分析の代表格であるアクセプタンス＆コミットメント・セラピー（ACT）は MRI の戦略的アプローチの影響を受けている（Hayes, Melancon & Ascher, 1989）。また，例外的に認められる適切な行動を見つけ，スモールステップで拡大を促す応用行動分析の方略は解決志向アプローチと非常に似通っており，この対応づけは至って自然なものであろう。

表裏と場のアプローチにおいて新たに追加されたのは，セルフモニタリングに関わるルート B（b1 → b2）である。ブリーフセラピーと行動療法との特徴的な違いの一つは，認知療法を含む認知・行動的アプローチでは基本的にクライエント自身が自らのセラピストになることが目標とされており，セラピーではクライエント自身のスキルの向上が目指される点にある。また，学習の原理から考えて，クライエントは面接の場で得た学習を日常の場へと繋げる際に言語による橋渡しが必要である（Törnek, 2009）。その際，重要になってくるのがセルフモニタリングである。セルフモニタリング系の技法とは，状況の整理，理解，行動の選択に関わる技法の系統で，表裏のアプローチをクライエント自身

精神療法　増刊第6号　2019

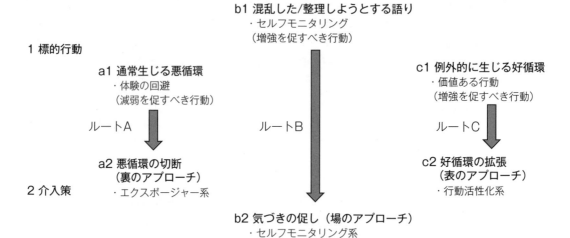

図3　表裏と場のアプローチ

が意識的に実施する際に重要な意味を持つ。ここでは便宜的にこれを**場のアプローチ**と呼ぶことにする。場のアプローチには，動機づけ面接，マインドフルネス瞑想の実践，クライエント自身による機能的アセスメントなどのクライエントによる状況の記述もしくは語りを促す手続きが含まれる。

セラピストは，この表裏と場のアプローチを用いてCFを行なうことで，その時々のクライエントの3パターンの標的行動に合わせてその時点で最適と考えられる技法の系統に当たりをつけることができる。たとえば，クライエントの強い関心がa1にある場合にはa2の系統の技法を，クライエントの語りの中にc1が見え隠れする場合にはc2の系統の技法を，そして，クライエントの語りに混乱が認められたり，もしくは何とか事態を整理しようという様子b1が認められた場合にはb2の系統の技法を使うことで実践が円滑に進むと想定される。ちなみに，それぞれの系統の技法は厳密に分けられるものではなく，むしろ連動し合うものであり，特に，a2やc2と合わせてb2を用いることで，クライエント自身が自らのセラピストになることを支援できるだろう。

## Ⅶ　協同的なCFのプロセス

介入のためのプラグマティックなCF，伝統的な機能的アセスメント，そして，表裏と場のアプローチのそれぞれは介入に強調点を置いたCFのモデルであった。いかに介入するかという具体的手段が導かれることは実践的に極めて重要であるが，クライエントの志向性を含めたより広い文脈を捉え，さらには複数の支援者達が協同する上で，一回り大きいCFを行うことも大切である。ここでは本稿で紹介する最後のモデルとして，「協同的なCFのプロセス」を提案する。

このプロセスでは，まず，①**クライエントにおけるその主訴を訴える行動の機能を考える**。インテークにおいてクライエントが来所理由としてあげる主訴の内容を操作的診断基準を活用しつつ吟味すると同時に，なぜ，今，クライエントがここでそれを訴えるに至ったのか，そして，それを訴えること自体にどのような機能があるのかをアセスメントする（Tsai et al., 2009）。場合によっては，クライエントはここに来所すること自体で何らかの利益を得るのかもしれない（例：家族からの同情の獲得，会社での業務の低減）。次に，②**クライエントの置**

かれた**文脈を理解する**。ここでいう文脈とはクライエントの経験してきた歴史，そして，クライエントを取り巻く現在の状況が含まれる。クライエントの生育歴をどこまで聴取する必要があるかは状況により異なるが，少なくともどういった経緯で問題が起こり，それにクライエントがどう対処し，その結果どうであったかを聞いておくことは有用であろう。また，現時点での生活の状況，特に経済的状況，家族・友人関係，仕事・学校についてわかると，クライエントの生活をセラピストも思い描けるようになるため，クライエントの訴える問題の意味もクライエントの視点から理解しやすくなる。

クライエントの抱える問題とそれを取り巻く状況が見えてきたならば，③**クライエントが向かいたい方向性を理解する**ことが重要である。セラピスト側が望ましいと考えることをクライエントに押し付けることなく，クライエントがどうなりたいかをセラピスト側も理解し，双方で共有することはセラピー関係を強める上で重要であり，介入の効果にも良い影響をもたらす（Laska, Gurman & Wampold, 2014）。そこで，セラピストは，④**クライエントと協働可能なストーリーをすり合わせる**。Tanaka-Matsumi（2011）は，実証的な心理療法をいかに文化に適合させた形で実践していくかについて論じるなかで，クライエントが抱える問題についてのクライエント自身が抱く「説明モデル」（Kleinman, 1980）をセラピスト側が理解した上で，双方において受け入れ可能な説明モデルを築くことの重要性を指摘している。これはクライエントとセラピストが，その苦悩に関わる双方における文化的意味を共有する作業を通して成される（Frunk & Frunk, 1991）。

CF の次の段階では，⑤**介入し，クライエントの反応をモニターする**。セラピーについてのフィードバックをクライエントから得ることは，セラピー同盟を強化し，介入効果を高めることが明らかになっている（Laska et al., 2014）。また，介入効果をモニターする際には，クライエントの質的な変化を頼りにすることも可能であるが，行動指標や標準化された質問紙などの反復測定によって変化をモニターし続けることは非常に有用である。それにより，その時点での効果が認められない場合にはクライエントと共にどのように CF を修正すべきかを検討することが可能となる。

## まとめ

現在，行動療法は体験的心理療法，力動的心理療法，ブリーフセラピー，ナラティブ・アプローチなどの他の心理療法を組み込む形で発展しており，行動療法における CF の在り方は実に多様である。そうした中にあって，行動療法における CF の要としては，実証的なデータを活用すること，そして，プラグマティックな観点から現実的でクライエントの文化にも適合した CF を行うことが挙げられる。また，行動療法を含め心理学的介入法は日々新たな学派やブランドを生み出しているが，エビデンスに基づく実践の実現に向けては，そうした特定の学派やブランドを超えた，効果的な手続きの探索も期待される（Laska et al., 2014；三田村，2017；Tanaka-Matsumi, 2011）。

## 文　献

Berg IK & Miller SD（1992）Working with the Problem Drinker：A Solution-Focused Approach. W.W. Norton & Company.

Beyebach M（2009）Integrative brief solution-focused family therapy：A provisional roadmap. Journal of Systemic Therapies, 28（3）；18-35.

Bruck M & Bond FW（1998）Beyond Diagnosis：Case Formulation Approaches in CBT. John Wiley & Sons.（下山晴彦監訳（2006）認知行動療法ケースフォーミュレーション入門. 金剛出版）

Carr EG & Durand VM（1985）Reducing behavior problems through functional communication training. Journal of Applied Behavior Analysis, 18（2）；111-126.

de Shazer S（1985）Keys to Solution in Brief Therapy. W.W. Norton & Company.

Frank JD & Frank JB (1991) Persuasion and Healing : A comparative study of psychotherapy (3rd sdition). Johns Hopkins University Press.

Follette WC, Naugle AE & Linnerooth PJ (2000) A functional alternative to traditional assessment. In : Dougher MJ (Ed.) Clinical Behavior Analysis. pp.99-125, Context Press.

Hayes SC (1987) A contextual approach to therapeutic change. In : Jacobson NS (Ed.) Psychotherapists in Clinical Practice : Cognitive and Behavioral Perspectives. pp.327-387, Guilford Press.

Hayes SC, Barnes-Holmes D & Roche B (2001) Relational Frame Theory : A post-skinnerian account of human language and cognition. Klumer Academic/Plenum Publishers.

Hayes SC & Brownstein AJ (1986) Mentalism, behavior-behavior relations, and a behavior-analytic view of the purposes of science. Behavior Analyst, 9 (2) ; 175-190.

Hayes SC, Melancon SM & Ascher LM (1989) Comprehensive distancing, paradox, and the treatment of emotional avoidance. In : Ascher LM (Ed.) Therapeutic Paradox. pp.184-218, Guilford Press.

Hayes SC, Nelson RO & Jarrett RB (1987) The treatment utility of assessment : A functional approach to evaluating assessment quality. American Psychologist, 42 (11) ; 963-974.

国重浩一 (2013) ナラティヴ・セラピーの会話術 ―ディスコースとエイジェンシーという視点. 金子書房.

Kleinman AM (1980) Patients and Healers in the Context of Culture. University of California Press.

Laska KM, Gurman AS & Wampold BE (2014) Expanding the lens of evidence-based practice in psychotherapy : A common factors perspective. Psychotherapy (Chicago Ⅲ), 51 (4) ; 467-481.

三田村仰 (2017) はじめてまなぶ行動療法. 金剛出版.

Quick EK (2008) Doing What Works in Brief Therapy, Second Edition : A Strategic Solution Focused Approach. Academic Press.

Saggese ML & Foley FW (2000) From problems or solutions to problems and solutions : Integrating the MRI and solution-focused models of brief therapy. Journal of Systemic Therapies, 19 (1) ; 59-73.

Sturmey P (2008) Behavioral Case Formulation and Intervention : A Functional Analytic Approach. John Wiley & Sons.

Tanaka-Matsumi J (2011) Culture and psychotherapy : Searching for an empirically supported relationship. In : Keith K (Ed.) Cross-Cultural Psychology : Contemporary Themes and Perspectives. pp.274-292, Wiley/Blackwell.

Törneke N (2009) Learning RFT : An Introduction to Relational Frame Theory and Its Clinical Application. (山本淳一監修／武藤崇・熊野宏昭監訳 (2013) 関係フレーム理論 (RFT) をまなぶ―言語行動理論・ACT 入門. 星和書店)

Tsai M, Kohlenberg RJ, Kanter JW, Kohlenberg B, Follette WC & Callaghan GM (2009) A Guide to Functional Analytic Psychotherapy : Awareness, Courage, Love, and Behaviorism. Springer.

津川秀夫・大野裕史編著 (2014) 認知行動療法とブリーフセラピーの接点. 日本評論社.

若島孔文 (2002) パニック障害. (長谷川啓三・若島孔文編) 事例で学ぶ 家族療法・短期療法・物語療法. pp.28-44, 金子書房.

若島孔文 (2004)「脱学習」のブリーフセラピーとは. (若島孔文編著) 構成主義に基づく心理療法の理論と実践. pp.1-7, 金子書房.

# 支持的精神療法のケースフォーミュレーション

Hiroyuki Kimura

木村　宏之*

## I　はじめに

　支持的精神療法は，最も多くの臨床家に用いられている精神療法であり，日々の臨床活動において「患者を支持する」という視点はきわめて重要である。驚くべきことに，このように広く用いられているにもかかわらず，支持的精神療法は，理論に基づかない経験的・直感的な精神療法として知られている。つまり，支持的精神療法のイメージが茫漠としており，したがって，ケースフォーミュレーションを明確に意識する臨床家はきわめて少ないだろう。一方で，精神療法の基盤でもあり，多くの臨床家は意識せずに患者の評価をしていると思われる。

　本稿では，はじめに支持的精神療法が生まれ発展してきた歴史について述べ，次にケースフォーミュレーションの実際について概説する。私たち臨床家は，支持的精神療法について知った上で患者を評価し，適切に患者に適応する必要がある。

## II　支持的精神療法の歴史

　19世紀初頭，唯一の精神療法は精神分析であったため，それ以外の精神療法的接近は「暗示」として価値の低いものとされた。精神分析

は患者が心に浮かんだことを治療者に自由に語り，治療者は患者を理解するために解釈を用いたので，Freud（1919）は，精神分析を「純金」とするなら，患者への直接的な支持は「銅」として，支持的態度を戒めた。一方で，精神分析の治療初期の早急な解釈を控えて治療者患者関係の構築に重点を置くことを推奨しており（1913），これが支持的精神療法の理論的根拠になったとされる（Winston, 2004）。1954年，Gill（1954）は，精神分析からその他の精神療法を分けることを提唱した。さらに，精神分析以外の精神療法を2つに分け，精神分析に近い表出的な精神療法と精神分析から遠い支持的な精神療法とに分割した。その後，支持的精神療法は，諸　家（Werman, 1978；Rockland, 1989；Rockland, 1993；Pinsker, 1997）により確立し，展開していった。当時の支持的精神療法は，現在の日常臨床で用いられる支持的精神療法とは異なっている。主に精神分析との理論的な相違に焦点が当たるため，その治療法は構造化した力動的精神療法に類似していた。Rockland は同じオフィスで精神分析と支持療法の両方の構造化したセッションを持っていたようである（Hellinga, 2001）。実際の精神分析的な臨床において，「支持」と「洞察」を区別することは困難であるし，その後，精神分析と支持的精神療法は，支持か洞察かという二律背反ではなく，

---

*名古屋大学大学院医学系研究科　精神医学分野
　〒466-8550　愛知県名古屋市昭和区鶴舞町65

支持から洞察に至るまでのスペクトラムという考え方になっていった（Gabbard, 1994；Dewald, 1964）。このような流れの中，1970年代以降，精神分析的治療の対象が神経症のみならず境界例や精神病へ広がることにより，精神療法における「支持的な技法」が重視された。同じ頃，精神療法の基本的技能（傾聴や共感等）を特徴にする支持的精神療法は，精神療法の共通基盤Common Factorとして着目された（Gabbard, 2005）。その後，いくつかの共通基盤Common Factor概念（Karasu, 1986；Lambert & Barkey, 2002）が提示されたが，現実的には，他の特異的な精神療法において特異的部分と共通基盤Common Factorを分けることが難しかった。

さて，このような精神分析から枝分かれをした流れとは別の流れが支持的精神療法にはある。「構造化された精神療法の適応がない」とされた多くの患者に対し，現実の臨床ではなんらかの援助が必要になった。それは，精神科薬物療法の補助的な精神療法だったり，種々の身体疾患患者に併存する精神症状に対する精神療法だったりするなど，簡易型の支持的精神療法がある。例えば，高齢者うつ病（Arean et al., 2010；Kiosses et al., 2010），周産期うつ病（Cooper et al., 2003；Sharp et al., 2010；Wickberg & Hwang, 1996），冠動脈バイパス術後のうつ病（Murray et al., 2003），プライマリーケアのうつ病（Bower et al., 2000；Scott & Freeman, 1992），軽症うつ病（Maina et al., 2005），HIV感染のうつ病（Markowitz et al., 1998），気分変調性障害患者（Markowitz et al., 1998），アルコール依存患者のうつ病（Markowitz et al., 2008），糖尿病患者のうつ病（Simson et al., 2008）における支持的精神療法の有効性が示されている。私たちが支持的精神療法として思い浮かべるのは，こちらの簡易型の支持的精神療法だろう。しかし，当初，簡単なトレーニングでできるお手軽な支持的精神療法は，地位の低いものだったようで，「精神療法のシンデレラ」（Sullivan, 1971）と揶揄されていた。Rockland（Hellinga, 2001）によると，若手精神科医は上級医から「肩をポンと叩いてやって，薬を出して『元気出せよ！すぐに良くなるさ』って言えばいいのさ」と指導されたと言う。しかし，この柔軟なアプローチの経験は，さまざまな領域で臨床技能として蓄積・修練され，徐々に精神療法として効果が認められた。このような背景を持つため，簡易型の支持的精神療法が理論的背景に乏しく，経験的・直感的な治療法とされることもある意味必然と言えよう。近年，このような簡易型の支持的精神療法は，「患者の問題は話し合えば理解できるという信念に基づき，共感によって患者の経験や情緒を軽減し，特別な技法を用いない，構造化されない精神療法」と定義（Cuijpers et al., 2012）され，その効果は，最近の大規模メタ解析において実証されている（Cuijpers et al., 2012；Barth et al., 2013）。

いずれにしても，支持的精神療法は精神療法の基盤を担う治療法である。アメリカでは，精神科研修医に対して「Yモデル」という研修システムが導入されている。つまり，精神療法の基礎（Yの下部）である支持的精神療法を学んでから専門性のより高い認知行動療法と力動的精神療法に発展的に習得（Yの2つに分かれる上部）するシステムである。このように支持的精神療法を学んだ上で，認知行動療法や力動的精神療法を学んでいく方法は，日本の精神科専門医制度の専門技能の研修でも取り入れられている。日本精神神経学会専門医制度の研修手帳では「患者の心理を把握するとともに，治療者と患者の間に起る心理的相互関係を理解し，適切な治療を行い，家族との協力関係を構築して家族の潜在能力を大事にできる」とした上で，患者との関係性を構築して支持的精神療法を施行でき，認知行動療法について説明でき，力動的精神療法を上級者の指導のもとに経験する，などと記載されている。

## Ⅲ　フォーミュレーションの実際
### （木村，2015）

前述してきたように支持的精神療法は，精神療法の基盤となる治療法であり，ほぼすべての臨床設定の患者に対して適応になる。臨床設定に則って専門家が非専門家に援助するという治療関係が前提になっているため，治療設定のルールが遵守できない，あるいは，専門家に援助を求めない（あるいは拒む）患者で治療効果をあげることは難しいだろう。せん妄，器質性精神疾患，薬物中毒，認知症の後期には支持的精神療法の効果が得られないため適応にならないという意見もあるが，支持的精神療法の柔軟性をもってすれば，ある程度の援助は可能かもしれない。むしろ，治療者に虚偽の内容を語ったり最低限の治療ルールを守らなかったり治療動機がなかったりという精神療法そのものが成立しない患者には，適応にならないと考える。例えば，虚偽性障害，反社会性パーソナリティ障害等である。支持的精神療法のケースフォーミュレーションは，患者が適切に専門家に援助を求められるかどうかを軸に，以下の評価項目にそって検討される。

### 1．事前情報

ほとんどの場合，治療者は初めて患者に会う前に患者の情報に出会う。具体的には，年齢，性別，健康保険，といった情報がカルテを作成するときにわかるだろうし，簡単な問診を行う施設もあるだろう。さらに予診，情報提供書などがあれば，診断も含めた詳細な情報に触れることになる。患者の情報が適切に届けられ，予約したり受付したりできていることは，患者が援助を受ける準備ができていると考えて良いだろう。治療者は，患者に初めて会う前の情報により，できるだけ患者についてイメージする。

### 2．面接前の状態

初回面接の前に，患者が家族と待っている様子の観察が大切になる。初回面接において，緊張した状況で観察される患者の家族関係は，外向きに修飾されてしまう。そのため，初診前の待合室において，もっとも日常に近い家族関係の観察が可能になる。これまでカルテ基本情報や紹介状の情報から想像した精神科診断と，待合室で待っている患者の様子から想像する精神科診断をすりあわせつつ，患者に会う前に仮の精神科診断と患者のイメージを持つ。

### 3．第一印象

初回面接における第一印象の重要性は，従来から重視されてきた。笠原（1980）は，精神症状の客観的な観察・評価に重点を置き「病人の入室時，診療のために大変大事な一瞬である。この時だけはいかに忙しくても眼はドアに据えるべきであろう。（中略）病人の方に感情移入すれば，一番プレッシャーがかかっている時である。それだけに外から見えやすいサインを彼らが一番多く出す」と述べている。土居（1977）は，出会った時点からの治療者・患者関係を重視して「精神科面接の場合は最初から面接者・被面接者の関係が問題になる。であるから面接者は最初からこの関係に注意し，この関係が相手の状態にどのような影響を与えるかよく注意していなければならない」と述べている。偉大な先人の指摘は，力点が置かれていることが異なっているにすぎない。初めて会う患者を観察・評価することと平行して，出会った瞬間から始まっている治療者・患者関係に留意する必要がある。

出会った瞬間に第一印象のイメージを造りあげることは困難かもしれない。しかし，これまで述べてきたように，治療者の中に患者に出会う前にある程度のイメージがあると，第一印象とを対比させることができ，それほど難しくない。

### 4．器質性精神症状

器質的な要因については，常に念頭に置くべ

きである。例えば「脳腫瘍であると誤診してしまったが，不安障害であった」と「不安障害であると誤診してしまったが，脳腫瘍であった」は，いずれも誤診であり避けたい事態である。しかしながら，両者には患者が被る被害に大きな違いがある。特に内科や外科から「器質的疾患は除外されたが症状が残存する」「身体医学では説明がつかない」という情報提供のもとに患者が紹介される時，患者や家族も器質疾患ではないと信じており，治療者の視点から器質性精神障害の視点が抜け落ちやすい。治療者は，前述してきたように患者に対するイメージを持ちつつも，器質性精神障害の鑑別を念頭に置き「なんか変だ」という小さな直感を大切にしなければならない。もちろん精神疾患として診断し，治療経過の中で身体疾患が生じることもあるため，器質性精神障害の可能性は常に持ち続けることが大切になる。また，内科や外科からの紹介患者の場合，身体疾患の治療アドヒアランスが１つの指標になる。

## 5．緊張の緩和

入室する時，患者の不安はとても高まっている。初めての治療者と診察室という閉鎖された空間に入るわけで，これは自然な反応であろう。治療者は，初診時の患者本来の不安をなるべく正確に評価するために，構造的に生じる不安を軽減するようにつとめる必要がある。例えば，迎え入れた治療者は患者に対して「こちらへ座ってください」「荷物は横のかごに入れていいですよ」などと親切に伝える。これは，患者に座る場所を伝えたり，荷物の置き場を教えたりすることだけを目的にするのではない。患者に対する治療者の雰囲気や自然な振る舞いの中に，治療者がどういう人間なのかを患者に理解してもらい，「どんな人間なのかわからない」という患者の不安を軽減することが大切である。そしてこれは支持的精神療法に必要な治療者患者関係を構築する萌芽になる。

## 6．患者・家族の行動観察

入室に際しては，場の緊張を緩和させるとともに患者と家族の行動を観察する。入室の様相は，患者と家族の力動が表現されていることが多い。入室した患者と家族についてどう考えていくか。誰が始めに入室するのか，誰がどの位置に座るのか，治療者からの距離はどの程度か，について観察する。呼び入れる時，家族が同伴して一緒に入室しようとする場合がある。患者に「あなたの希望はありますか？　一人でも良いし家族が一緒でも良いです」と聞く。患者が同席を希望すればそのまま同席してもらうし，患者が一人を希望すれば，家族には外で待っていてもらう。肝心な事は，入室するかしないかよりも，治療者の提案を受けたときの患者と家族の反応である。そして，患者が一人での診察を希望した場合，患者が拒まなければ，最後に家族にも入室してもらって今後の治療方針について説明する。

初回面接における家族の扱いについてはさまざまに述べられており，先人の方法について表１にまとめてみた。いずれも家族に配慮しつつ，患者を最も尊重するというスタンスであるように思う。このような治療者の尊重によって，患者は援助を受ける治療関係を始めることが容易になる。

## 7．自己紹介

治療者が行う最初の行為は，自己紹介であろう。いろんな方法があるので，自分にしっくり来る自己紹介を見つけていけると良い。個人的には，リラックスしながら自分の名前を伝え，軽く頭を下げながら「よろしくお願いしますね」と伝える。患者は，他者に心理的な問題を語ることに少なからず抵抗感を持つ。心理内界が露呈してしまう恐れと言っても良いだろう。治療者は，患者に迎合しすぎる必要はないが，「あなたのことは受け入れる準備はあります」という心構えでいたい。

表1　初回面接における家族の扱い

| | 家族の扱い方 |
|---|---|
| 土居健郎（1977） | 家族は得てして，患者を交えず，自分だけ先に面接者と会って，なぜ患者を連れてきたかその理由を話したがるものである。（中略）私はしかしこのように患者のいわば鼻先で家族とだけ先に会うことには反対である。その理由は，さなきだに恐れている患者がこれによって一層恐怖を募らせる危険があるからである。 |
| 笠原嘉（1980） | 家人と病人の関係にそれほど配慮の必要のないケースも少なくないのだが，しかし一応，「家人に会ってよいかどうかを病人に念を押した上で，家人への説明に入る」ことを原則にした方がよいと思う。（中略）連鎖的出来事が家庭内の混乱をより複雑にして，彼らを疲労困憊させていることもよくある。とにかく家人もまた，誤解をおそれずにいえば，この時点では半病人の心理に近い。 |
| 成田善弘（2003） | 私は患者の氏名を呼んで呼び入れ，その時に入室してきた人は初回は受け入れることにしている。（中略）家人と覚しき人が「入ってもいいですか」と訊ねることがあるが，そういう場合は患者に「どうします？」ときいて，患者が自分だけで入りたいとはっきりと意思表示すれば，「それじゃまず患者さんだけで」と告げて患者だけに入室してもらう。患者がいっしょでよいといえば同伴者にも入室してもらう。 |
| 神田橋條治（1984） | 最近，こんどは付き添いの人も気の毒だと思うようになり，申し出があれば付き添いの人に先に会うことも厭わなくなった。（中略）家人がそんな動きをする家族では楽しくない部分がある大きさを超えており，そのため，もう初対面の前から医者−患者関係は底のほうで悪化しているものであることが分かるようになり，早めに底の方が見えるのも良いなあと思うようになっている。 |

## 8.「治療者が知っている情報」と「患者・家族の理解」

挨拶の後，治療者が知っている情報と患者・家族の理解とのすりあわせを行う。治療者が知っている情報は，他施設の情報提供書であることもあるし，患者に相談を受けた専門家から直接電話で頼まれることもある。いずれにしても，初診時に治療者が知っている情報を患者・家族に正直に開示し「あなたについてこういう情報を得ているが合っていますか」などと聞く。このすりあわせは，治療者と患者の最初の共同作業になる。中には，患者に伝わっている病名と紹介状にある病名が異なっていて，患者が異議を唱えることもある。例えば，患者は自分の病気をうつ病と理解していて紹介状に境界性パーソナリティ障害と記載してある場合，「あなたはうつ病として治療されてきたようですが，情報提供書には境界性パーソナリティ障害と書いてあります。情報の混乱があるようですから，これらを踏まえて考えましょう」などと患者に伝え，すりあわせる必要がある。「患者を怒らせて混乱させるくらいなら，患者にうつ病と伝えながら，パーソナリティ障害の対応をすれば良いではないか」という意見もあるかもしれない。しかし，そのような小さな配慮は，治療者と患者の理解にずれを生じさせ，治療経過とともに大きな溝に発展してしまいかねない。そして，それは，患者が治療者を信頼して援助を求めるという治療関係の破綻を意味する。医療の場合，治療者と患者が同じ診断を共有しない治療は存在しない。悪性腫瘍の診断を患者に隠して手術をする外科医や化学療法をする内科医がいないことを考えれば，容易に理解できると思う。

## 9．主訴の検討

前述のように，支持的精神療法は，患者が治療者に援助を求め，適切に受け取ることができるかどうかによって治療効果を左右する。したがって，主訴の検討はとても重要である。個人的には，初診の患者に対して「困っていることは何ですか？」と聞くようにしている。このように質問するにはいくつかの理由がある。第一には，緊張の高まった患者が，最も話しやすい内容だからである。不安が高まって緊張が高い時，言葉が出てこなかったり，何を話していい

のかわからなくなったりすることがあるため，話しやすいことを話してもらう。第二に，「困っていることは何ですか？」という問いへの答えを明確にすることで，患者が自分の困っている問題について適切に援助を求められるかを評価できるからである。

1）患者は困っているか困っていないか

患者が困っている場合，治療者と患者は「困ったことを解消する」という共通の目標が持てて，協力しやすくなる。いわゆる患者が治療者に援助を求める状況である。一方で，患者が困っておらず代わりに家族が困っているような場合，まずは患者自身の問題として自覚してもらう過程が必要になる。困っている程度によって治療の困難さが予測できるとも言える。例えば，家庭内の暴力の場合，困っているのは家族であることが多い。暴力をコントロールしてその意味を考えていく場合，まずは患者自身が暴力をふるわざるを得ない状況にあることを自覚してもらう必要がある。

2）患者と家族が同じことを困っているかどうか

患者と家族が同じことを困っている場合，家族の援助も得られやすく，治療者と患者に加え，家族も「困ったことを解消する」という共通の目標が持てる。患者と家族が違うことを困っている場合，患者が困っていることを優先しつつ，家族が困ったことにも配慮する姿勢が大切になる。患者が困っていることを優先しすぎると，治療に対して家族の不満が高まってしまい援助が得られにくい。一方で，家族が困っていることを優先しすぎると，患者は疎外感を持ってしまうため注意したい。

3）一つか複数か（明確か不明確か）

困っていることはなるべく少なく明確である方が望ましい。もちろん解決するべき問題が少ないということであるが，それ以上に患者が自分の問題を限局する能力を持つと言える。例えば，境界性パーソナリティ障害患者は，不安を限局する能力に乏しいため，多彩な精神症状や身体症状を主訴に受診する。

## 10．現病歴について

現病歴は，前述の主訴が始まってから治療者の目の前に現れるまでを理解する。ただし，精神科受診歴や治療歴がある場合などは，前回の病歴が，今回，形を変えて表出されていることが多く，その場合は，前回の病歴も現病歴に包含する。

1）発症から今回の受診まで

近年，多くの精神疾患の発症には気質と環境の双方が関与していることが明確になってきている。したがって，精神疾患が発症する時は，患者にとってある種の困った状況にあったという仮説を持つことは重要であろう。治療者は，患者がどのような環境にあったのかを検討し，症状形成に影響を及ぼした環境要因を推測する。患者は，発症した後，困っている症状についてさまざまな対処を試みる。その際，家族，教師，職場の同僚などに相談しているだろうか。その後，症状に対処できなくなった患者は，心理相談室や医療機関に援助を求め，治療者の前に現れる。治療者は，目の前の患者が生まれてから面接室の椅子に座るまで，どのように困り，対処し，結果としてどのような援助を受けてきたのかを縦断的に評価する。

2）「前治療者の評価」と「患者に提供できる治療」

発症後に試みられる対処方法の一つに，医療機関の受診がある。どのような医療機関を経て，どのような治療を提供されてきたのか，提供された治療をどう評価しているのか，などについて聴取する。その上で患者が治療に何を期待しているのか，期待された治療を治療者が提供できるのかを検討する。その際，患者が前治療者を非難している時は，注意した方がよいだろう。たしかに前治療者から患者にとって不遇な治療を受けた場合もあるが，前治療者の援助を受け入れられなかった患者は，今回の治療者患者関係でも受け入れられないことが多いからである。

3）家族歴

家族歴は，現病歴とは異なるスペースにジェノグラム（家族図／世代図）などを記載するこ

とが多い。そのため，初診時に現病歴とは別に聴取されることを散見する。患者からすると，まずは現病歴，次に家族歴，そして既往歴など，情報を順番に聴取され，まるで取り調べのようになってしまう。したがって，家族歴は，カルテの初診情報を順番に埋める形で聴取することはせず，できるだけ患者の語る流れを遮らないように聴取することが望ましい。具体的には，主訴の内容を十分に聴き，いつ頃から始まって，どのように苦労し対処してきたかについて問うていくと，そのうちに家族関係の断片がでてくる。そこで「家族についてもう少し教えてもらえませんか？」「ちょっと家族についても伺ってよいですか？」などと介入し，家族関係について明確にする。治療者は「患者がどのような家族の中で成長し，現在に至っているか」について浮かび上がってくるように聴取する。

　大切なことは，治療者が理解した家族像の中に，今一度，目の前の患者を置いてみることである。理解した家族の中にしっくり来る場合はよいが，違和感を感じる場合はそのずれについて注意したい。例えば「家族の中で常に虐げられたから，人の目が気になっておびえて生きてきた。おそらくPTSD（Post traumatic stress disorder：心的外傷後ストレス障害）だと思う」と語る患者が，初診の診察場面では人目を気にせずに傍若無人な振る舞いをして治療者が辟易する時，「患者のおびえて生きてきた経験」と「患者の辟易させる態度」のずれについて，治療者は，いずれ話題にする必要が生じるからである。

4）生育歴
　生育歴は患者の養育環境や社会機能を知る上で重要な事項である。患者が出生した状況から精神症状が出現するまでの患者の人生を回想できるように聴取する。神経発達障害に関連する発達歴は，患者本人から十分に聴取しにくいため，可能なら母親に協力を依頼する。生育歴は，前述の家族歴と関連させ，両親や同胞の人物像や各々と患者の関係性について理解しつつ，児童期，思春期，青年期以降の患者について聴取していく。さらに，社会機能を把握するため，職歴は，選択理由，勤務年数，退職理由を把握する。患者の人生で困難が生じた時，人に助けを求められているだろうか，あるいは，ひきこもって拒絶的になってしまっているだろうか。このような視点は，治療者の援助を受け入れられるかどうかの指標になる。もちろん，初回面接ですべてを聴取する必要はないが，患者が養育環境や職歴が現在の精神症状とまったく無関係と考えている場合，治療が始まってから聴取することが難しい。そのため，情報を聴取することに違和感が生じない治療初期に聴取することが望ましい。

5）診断および治療内容を説明
　一通り聴取がすんだところで，患者や家族に今後の方針を告げる。診断については，操作診断について伝え，疾患の特徴，臨床経過，今後の治療について説明する。心理的背景の理解については，初回面接時には仮説の域を出ないため，個人的には「母親との関係に問題がありそうですね」など，ごく簡潔なコメントにとどめる。一通りの説明の後，簡単な質問を受け，次回の予約をとる。

## おわりに

　本稿では，支持的精神療法のケースフォーミュレーションについて述べた。支持的精神療法の適応は，患者が治療者に援助を求められるかどうかを中心に評価が行われる。一方で，支持的精神療法は精神療法の基盤でもあり，多くの患者に適応することができる。治療者は，目的なく患者の話を傾聴するのではなく，まずは患者を評価した上で問題を共有することが望ましい。そうなれば，患者にとって有用な精神療法を提供することになるだろう。

## 文　献

Areán PA, Raue P, Mackin RS, Kanellopoulos D, McCulloch C & Alexopoulos GS（2010）Problem-solving therapy and supportive therapy in older adults with major depression and executive dysfunction. The American Journal of Psychiatry, 167（11）; 1391-1398.

Barth J, Munder T, Gerger H, Nüesch E, Trelle S, Znoj H, Jüni P & Cuijpers P（2013）Comparative efficacy of seven psychotherapeutic interventions for patients with depression : A network meta-analysis. PLOS Medicine, 10（5）; e1001454.

Bower P, Byford S, Sibbald B, Ward E, King M, Lloyd M & Gabbay M（2000）Randomised controlled trial of non-directive counselling, cognitive-behaviour therapy, and usual general practitioner care for patients with depression. Ⅱ : Cost effectiveness. BMJ, 321 ; 1389-1392.

Cooper PJ, Murray L, Wilson A & Romaniuk H（2003）Controlled trial of the short- and long-term effect of psychological treatment of post-partum depression. Ⅰ. Impact on maternal mood. The British Journal of Psychiatry, 182 ; 412-419.

Cuijpers P, Driessen E, Hollon SD, van Oppen P, Barth J & Andersson G（2012）The efficacy of non-directive supportive therapy for adult depression : A meta-analysis. Clinical Psychology Review, 32（4）; 280-291.

Dewald PA（Ed.）（1964）The strategy of the therapeutic process. In : Psychotherapy, A Dynamic Approach. Basic Books.

土居健郎（1992）新訂　方法としての面接―臨床家のために．医学書院．

Freud S（1913）On beginning the Treatment（Future Recomendations on the Technique of Psycho-Analisis, I) SE. Ⅻ. The Hogarth Press（小此木啓吾訳（1983）分析治療の開始について．フロイト著作集9．pp.87-107, 人文書院）

Freud S（1919）Lines of Adbance in Psycho-Analytic Therapy, SE. ⅩⅦ. pp.127-135, The Hogarth Press.（小此木啓吾訳（1983）精神分析療法の道．フロイト著作集9．pp.127-135, 人文書院）Gabbard GO（1994）Psychodynamic Psychiatry in Clinical Practice ; The DSM-IV Edition. American Psychiatric Press.（権成鉉訳（1997）精神力動的精神医学―その臨床実践（DSM-IV 版）理論編．岩崎学術出版社）Gabbard GO, Beck J & Holmes J（2005）Oxford Textbook of Psychotherapy. Oxford University Press.

Gill MM（1954）Psychoanalysis and exploratory psychotherapy. The Journal of American Psychoanalytic Association, 2（4）; 771-797.

Hellinga G, van Luyn B & Dalewijk H（Eds.）（2001）Personalities : Master Clinicians Confront the Treatment of Borderline Personality Disorders. Jason Aronson Inc..

Karasu TB（1986）The specificity versus nonspecificity dilemma : Toward identifying therapeutic change agents. The American Journal of Psychiatry, 143（6）; 687-695.

神田橋條治（1984）精神科診断面接のコツ．岩崎学術出版社．

笠原嘉（1980）予診・初診・初期治療　精神科選書1．診療新社．

木村宏之（2015）面接技術の習得法―患者にとって良質な面接とは？．金剛出版．

Kiosses DN, Arean PA, Teri L & Alexopoulos GS（2010）Home-delivered problem adaptation therapy（PATH）for depressed, cognitively impaired, disabled elders : A preliminary study. The American Journal of Geriatr Psychiatry, 18（11）; 988-998.

Maina G, Forner F & Bogetto F（2005）Randomized controlled trial comparing brief dynamic and supportive therapy with waiting list condition in minor depressive disorders. Psychotherapy and Psychosomatics, 74（1）; 43-50.

Markowitz JC, Kocsis JH, Christos P, Bleiberg K & Carlin A（2008）Pilot study of interpersonal psychotherapy versus supportive psychotherapy for dysthymic patients with secondary alcohol abuse or dependence. The Journal of Nervous and Mental Disease, 196（6）; 468-474.

Markowitz JC, Kocsis JH, Fishman B, Spielman LA, Jacobsberg LB, Frances AJ, Klerman GL & Perry SW（1998）Treatment of depressive symptoms in human immunodeficiency virus-positive patients. Archives of General Psychiatry, 55（5）; 452-457.

Murray L, Woolgar M, Murray J & Cooper P

(2003) Self-exclusion from health care in women at high risk for postpartum depression. The Journal of Public Health Medicine, 25（2）；131-137.

成田善弘（2003）精神療法家の仕事. 金剛出版.

Norcross JC（Ed.）（2002）Research summary on the therapeutic relationship and psychotherapy outcome. In：Psychotherapy Relationships that Work：Therapist Contributions and Responsiveness to Patients. Oxford University Press.

Pinsker H（1997）A Primer of Supportive Psychotherapy. The Analytic Press.（秋田恭子・池田政俊・重宗祥子訳（2011）サポーティヴ・サイコセラピー入門―力動的理解を日常臨床に活かすために. 岩崎学術出版社）

Rockland LH（1989）Supportive Therapy：A Psychodynamic Approach. Basic Books.

Rockland LH（1993）A review of supportive psychotherapy, 1986-1992. Hosp Community Psychiatry, 44（11）；1053-1060.

Scott AI & Freeman CP（1992）Edinburgh primary care depression study：treatment outcome, patient satisfaction, and cost after 16 weeks. BMJ, 304, 883-887.

Sharp DJ, Chew-Graham C, Tylee A, Lewis G, Howard L, Anderson I, Abel K, Turner KM, Hollinghurst SP, Tallon D, McCarthy A &

Peters JT（2010）A pragmatic randomised controlled trial to compare antidepressants with a community-based psychosocial intervention for the treatment of women with postnatal depression：the RESPOND trial. Health Technology Assessment, 14（43）；iii-iv, ix-xi, 1-153.

Simson U, Nawarotzky U, Friese G, Porck W, Schottenfeld-Naor Y, Hahn S, Scherbaum WA & Kruse J（2008）Psychotherapy intervention to reduce depressive symptoms in patients with diabetic foot syndrome. Diabetic Medicine, 25（2）；206-212.

Sullivan PR（1971）Learning theories and supportive psychotherapy. The American Journal Psychiatry, 128, 763-766.

Werman DS（1978）The Practice of Supportive Psychotherapy. Brunner ／ Mazel Publishers.（亀田英明訳（1988）支持的精神療法の上手な使い方. 星和書店）

Wickberg B & Hwang CP（1996）Counselling of postnatal depression：A controlled study on a population based Swedish sample. The Journal of Affective Disorders, 39（3）；209-216.

Winston AR & Pinsker HR（2004）Introduction to Supportive Psychotherapy. Amerian Psychiatry Publishing.（山藤菜穂子・佐々木千恵訳（2009）支持的精神療法入門. 星和書店）

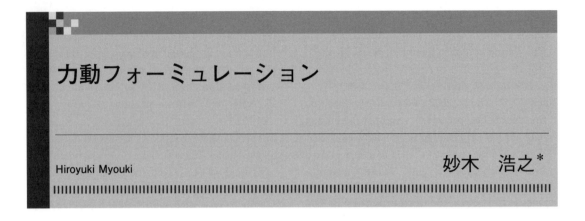

## I　治療構造論と経緯

　人のことはなかなかわからない。自己についても、他者についても、そういうものだ。自分のこともそんなにわかっているわけでもないので、相手を理解したり、共感したり、すぐにできるとは思わない、これが精神分析や長期的力動的なアプローチの基本的な考え方なので、時間をかけて自分と相手との関係から人を読み込むこと、そのうえで、出会い方を決めること、そして最終的に力動的な治療が適応かどうかを判断すること。技法の幅は持っているに越したことはないが、でも時間をかける（頻度や回数を重ねる）こと。とくに精神分析は毎日分析で、始まってから終わるまでに時間と頻度をかけるので、最初に適応の問題を取り扱う価値がある[注1]。基本的にはアセスメントをする立場でも、最低でも5回ぐらいは時間を費やす。そうではなくて、いろいろな治療を受けた後で、精神分析の適応を本人が考えた末に、最初から分析を前提としていたら、フロイトが提唱したように、まずは10回ぐらい寝椅子の治療をやってみてから、という分析も多い（コンテクストがかなり異なっていて、最初から精神分析を受けたいという人たちに対応する場合だろう）。

　だが力動学派のなかでも、短期的な手法が開発され、さらに消費者にとってありがたいことに、家族療法や認知行動療法をはじめさまざまな他の技法が開発されてきたので、選択の自由は増えた。だからアセスメントでの力動的フォーミュレーションの入り口役割、治療選択のための役割は重くなっているし、これを手続き化していくのは今後ますます重要になっていくだろう。

　診断やアセスメントをする場合、力動的フォーミュレーションのテキストはいろいろとあるが、精神医学の立場で最近ではブラックマン（Blackman, 2010）の診断テキストなどが推奨されることが多い。ただフォーミュレーションという概念は診断だけではなく、初期の精神分析的アプローチの人たちが「見立て」という訳語を使っていた（例えば土居）ように、日本では事例全体の見立てという表現が、使われるようになっている。見立てというと見通すという予後とつながっているような言葉なので、最近ではGAFなどを包括的に理解したうえで、全体的な事例理解をあえて、力動フォーミュレーションという。つまりより包括的に経緯、主訴、現病歴、生育歴、家族歴、そして見立てにつなげて考えるときに、この言葉が使われる。この

---

注1）Gabbardが米国精神医学のために作ったテキストでは、精神分析的な心理療法にLongtermという言葉をつけている。「長期心理力動的精神療法」とでも訳すのだろう。週1回で最低25回以上というのが最低限ということらしい。

＊東京国際大学人間社会学部
〒350-1198　埼玉県川越市的場2509

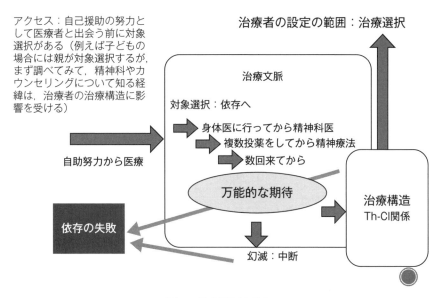

図1　臨床場面の流れ

　理解の入り口に説明が必要なのは，私たちの力動の業界に限ったことなのだが，精神分析が力動精神医学の中で発展してきた日本では，入り口として小此木の「治療構造論」がある（岩崎，2000）。

　治療構造論は，資格や訓練の領域で行われてきた毎日分析を前提とした海外の精神分析と違って，力動を精神医学やカウンセリングの広い領域で流布させてきた日本独特の臨床の道具である（妙木，2010）。この理解の前提には，治療者がなぜ今ここにいるのか，そしてだからこそ，どういう動かせない構造が発生しているのかなどの，普通は訓練分析で行う，治療者の意志決定についての前提条件の分析が含まれている。例えば，産業場面のEAPで心理カウンセラーの仕事している人が，どうしてこの職場を選んだか，そしてその職場の人間関係（これは動かせない部分が大きいが，努力次第で動かせるところもある），職場の部屋や場所などはどうなっているか，など，構造的な分析を行う。思想家バーリンが指摘したように自由には「積極的自由」と「消極的自由」があるが，後者の「からの」自由は，逃れられない範囲のもので，許容範囲は限られている。クライエントが積極的に治療を選択できるようにしていくことはフォーミュレーションの基本だろう。だがそれは構造に影響を受ける。例えば，現在EAPだと，5回程度が保険に入っていれば無料なので，その短期の間に相談に来て，サービスとしての心理療法を受けるサラリーマンがいる。私たち専門家は，その短期のなかで，何をクライエントに提供して，介入できるかが決まる。もちろん長期的な治療を潜在的に求めていると判断した場合，あるいは専門家として，それがどうしても必要だと判断してEAPには不向きなら，心理療法の専門家を探すことになるので，それがフォーミュレーションの結果に左右する。短期長期，精神分析か認知行動療法か，などの治療選択も含めて，介入という動かせる部分に係る。つまり入り口とその相談の構造によって，回数や頻度などは結構大きな影響を受ける。だから治療構造を前提として，クライエントが積極的に選択できるようにしていく，これが力動フォーミュレーションの入り口である。消極的な自由を，自己決定を通して積極的な主体の自由選択にしていくのは，この作業のなかにあるが，

ここで重要なのは，クライエントの主観的な困り感とその解決にまつわる問題，主観的な世界でどんな風に困って，つまり主訴をもって，どのような経緯で私たちの場所に訪ねてきたか，であろう。構造はそんなにドラスティックには動かせないから，「からの」の自由には限界があるが，最終的に自分で選択できるという感覚はインセンティブとして治療結果を左右する。

日中に行っている臨床場面が産業関係者，労働者なら，あるいは子どもなら，クライエントは仕事や学校を休まなければ来談できない。だから治療構造論的な分析は，この前提で彼がいつ来るかに左右される。夜空いているところを目指していたのか，休んででも来なくてはならない切迫した症状を持っているのか，ここで影響を受けるのが，双方の地政学的な条件もそうだが，経緯に関連している。簡単に図1に示そう。例えば，最初に内科医に行ってから，精神科医に紹介される場合，身体症状が最初にあって，精神医学のほうにリファーされる。また精神科医に受診して，投薬治療を受けて，あまりうまくいかずに複数の医師にかかってから来る場合，医療との関係は最初から難しい。また受診してすぐにやめてしまったりするのは，そのクライエントの対象関係と家族システムに関連していることが多い。

対象に頼る，つまり医療に身をゆだねるのは，ある種の力動がある。つまり人の対象関係は，フロイトが『ナルシシズムの導入』(1914)で述べたように，二つの極端な軸がある。自己愛的な対象関係と，依託的な対象関係とで，ユング流にいうなら，前者は内向，後者は外向になるが，自分にひきこもりやすい人は，対象との関係では依存的ではなく自助努力をしやすい。それに対して依託的な人の対象関係は，人に依存するのはたやすいのでどちらかというと早くから人に頼っていくと言える。依存や依託は，投薬にも影響するし，カウンセリングでは大きな影響がある。

つまり医療にかかるまでの文脈のなかで，最初人は自助努力をする。だから，その試行錯誤が長い人と短い人の違いがあるのだ。あるいは人に対する信頼感や依存は，その人が医療に頼るかどうかの歴史に影響を受けるので，経緯の中にそれは書き込まれているしこれまでの人生，そして病気の歴史と同じように，（自分か家族か，主治医か前医か）誰がどのように相談場面に連れてきたのか，という問題は，心理療法へと至るまでの経緯として見通しに影響するのだ。だから来談経緯は，構造のなかでこれらの文脈を構成している。

## II 経緯から主訴：名前をつけること

経緯が文脈として再構成されたら，申し込みから受理までの間に，フォーミュレーションが行われるわけだが，ここでの力動は，「自分から」来たかどうかにかなり左右される。解決志向の人たちが明らかにしてきたように，ビジターとカスタマーとの違い，治療動機は大きい。なかでも来談動機や治療目的に影響するのは，主観的にどれだけ困っているか，そしてそれを電話やメールで申し込んできた人で，来談するまでにある程度抱え続けているかどうかだろう。人によってはどこまで自分の問題を解決するか，答えがでている，つまりある程度の解決がもたらされている人もいるが，そうではない場合，逆に悩みが増えていることも多い。そのなかで治療を構成するのは，主観，主訴と症状だろう。ここではじめて精神医学的な診断に関わるので，Blackman のテキストは，この診断について詳細を教えてくれるが，力動フォーミュレーションにおいては，主訴は，本人がどれだけ困っているかという主観性の指標になる。だからそこでの困り感は，主訴を構成する上でもっとも重要な因子になるし，治療選択を行う際に，何を優先するかというクライエント側のニードと専門家側の理解とをすり合わせていく作業のなかで，何が困っているのか，それをラベリングする，つまりこの名前づけは文脈としてフォーミュレーションの大切な作業だろう。もちろん，

その名前のなかには「よくわからない」「薬が効かない」「主治医に言われてきた」「親に連れてこられた」などがある。これらの名前は来談経緯の文脈に影響を受けている。なかでも動機という点からみれば、あまり強いものではないが、気を付けなければいけないのは、わからなさの裏側に精神病的な不安がある場合だろう。その場合、これは風景構成法などの投影のバランスを見る心理テストの導入が必要になる事例である。心理テストの必要性はフォーミュレーションのなかで、明らかになることが多い。

「職場の人間関係で悩んでいるうちに職場に行けなくなって、精神科に来談したらうつと言われて、投薬治療を3カ月ほど受けたが、どうにも良くならないので、自分の人間関係の悩みを精神科医に打ち明けたら、そういう人間関係の問題が悩みになりやすいなら、カウンセリングや精神分析を受けたほうが良いのではないかと言われた」という経緯は、名前づけの一部で、話を聞いてもらうほうが良いと判断した精神科医が今のところ主訴の主体であり、だから「カウンセリングのこと」「精神分析のこと」はあまりよく知らないが、言われて来た人のフォーミュレーションの主訴は、上の名前のなかで、「人間関係の悩みを打ち明けた」から紹介されてきた人、その人間関係の話にはじめてなる。

もちろん、自分に悩みがあって、困っている、そして自分からきて困っていることが言語化できる場合には、「名前」の共有は難しくない。もちろん Winnicott（1971）は、彼独自の発想から「オンディマンド法」を作るときに、まず子どもが初回に訪れた時には、医者が「主観的対象 subjective object」になることが重要だと述べた。フォーミュレーションをする側が頭に置いていていいことだ。子どもたちは、たいてい来る前に医者の夢を見ているらしい。これが本当かどうかはともかく、私たち自身のことを考えても、私たちが歯医者の甲高い機械音が嫌いでも、歯が痛いときには訪れるのは、症状が「痛み」があって困っているからである。そし

てたいていは、初期において、そこに行けば、やや楽になると知っていると条件付けされている。だから同じように心理療法でも、困ったときにちゃんと人に頼れるようになることは、心理教育の一部として、私たち援助職専門家が心がけるべき一般原則だという気がする。力動的には、主観的に困っているところに寄り添う、あるいは「同じ席から隣で見る」というスタンスになる（フロイトの基本原則）。そのうえで、精神分析では「治療同盟」「作業同盟」、認知行動療法では「協同的経験主義」と呼び、同じようなポリシーが採用されている、つまり困っているところを一緒に共有していく、そして結果としてフィットした名前を一緒につけていくという作業の別名だろう。

この作業の中で、意外と重要なことは、主語の明示的な使用までもっていくということだ。主訴の主語を、主体にしていく作業。力動フォーミュレーションを作るには、主訴が患者主体の言葉になっていることが前提になる。だから数回のアセスメントで、この表現まで到達するのが望ましい。これは診断名ではないし、主訴の名前が診断名であることは珍しいので、先ほどの例でいえば、「人間関係の悩みはカウンセリングを受けたほうが良い」と言われたので、「私は自分で紹介先に来た」とすれば、そもそも投薬してもあまり効果のなかった精神科医のアドバイスを聞いてどう思ったか、その主観的な印象は、依存してみて失敗したことが含まれている。例えば、子どもの場合はほとんどがそうだが、最初は主訴の主体がつまり主観的に困っているのは子ども本人ではなく、親あるいは教師ということになる。困っているのは母親だったり、両親だったりするし、例のように、大人の場合には、場合によっては主治医ということも多い。だから主語を主体、つまりクライエント本人にする作業は、同盟関係ができることと対になっていることが多い。

この同盟関係は、かつては作業同盟が分析可能性との関連で語られてきたように、一緒に考

— 47 —

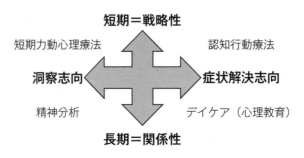

図2　体系的治療選択

えるという作業ができる能力が必要になる。心理的な心を持てること，メンタライゼーション，あるいは「未知の共有」といった作業ができれば，主訴を解決していくような同盟関係を作ることができるし，後述するように成育歴で愛着が安定して供給されているおかげで形成できる「共視論」（北山，2005）的な関係性をもつことができるし，この関係は児童期には仲間関係に，成人期には夫婦関係にまで発展していく協働関係である。生育歴のなかにこの手の対人関係がないと，同盟関係を築くのは難しい。だから対象関係の読みのなかで，主訴を共有する作業ができるか，できないかは，治療関係のみならず，査定の病態を左右する大きな要素である。

さてここまでの作業は，認知療法の事例概念化と呼ばれる方法とそれほど大きな差はない。だから主観的な主訴が症状除去を優先するなら，投薬治療か認知行動療法かの選択が，クライエントにとって合理的だろう。ビュートラー（Beutler, 2004）が「体系的治療選択」で指摘していることだが，共有した治療目標というか，「名づけられた」解決が結果として「症状の解消」なのか，「洞察による自己理解」なのか，によって，治療選択はかなり異なるだろう。図2は私の選択肢だが，この選択の図は人によって，あるいは地域によって対応がかなり異なっている（認知行動療法が手に入らない地域も，短期力動心理療法が行われていない地域もある）。当たり前のことだが，すべての治療技法がいつでも誰にでも手に入るわけではない。ただ治療者が複数の選択肢を用意して，患者が「自分から」選べるようにする自由を持つことは，主訴の解消を願うクライエントにとって，選択の積極的自由という主体体験の契機になる。力動的に見て，事例のフォーミュレーションの途中で，症状解決志向の技法に移行するとき，主観的な方向性が決まれば，投薬治療や認知行動療法のセラピストにリファーすることもある。だがその場合でも，著者は症状除去の強い希望にもかかわらず，こうした問題を起こした現在の状態について，「これはあなたが自分の人生を振り返る機会かもしれないし，この症状のために，あなたが自分の今の生き方を見直すように，あなたの心が訴えているのかもしれない」と付け加えることにしている。こういうと，症状除去を急いでいる人々のうち，何人かに一人は，じゃあと言って，紹介よりもここでのセッションを求めることが多い。その場合は，詳細な生育歴と現病歴，家族歴を聴取する作業を続ける。これは精神分析的な立場からの誘惑ではなるが，しばしば症状は人生を見直す良い機会になるというのは力動派の実感であり，力動フォーミュレーションはその機会を提供する。

## III　力動的な視点

では力動フォーミュレーションは，他の概念化とどこが違うのだろうか。精神分析は，一つには洞察志向の，内省の方向に治療選択した技法なので，主訴の共有だけではなく，主訴のもっている主観的な困り感を，その人の人生やラ

イフヒストリーのなかにプロットしていく，というか位置付けていく作業が不可欠になる。ギル（Gill, 2000）はこれを発生論と病理論の双方から「パースペクティブ」と呼んだが，私なりに言うなら，名前を付けられた主訴が，自分の人生のパースペクティブのなかに，主語によって主観的にマッピングされることを意味している。長い人生についての成育史が不可欠で，思い出す限りで，早期記憶，両親の記憶，学校に入った時の適応不適応，友達がいたかいないか，親友のような同性の友達がいたかどうか，そして第二次性徴期，思春期がどのような嵐の時期であったか，これらを誕生から成育の歴史として再構成できるようにしていくことだろう。もちろん「わからない」ところや空白，さらにはブラックホールのような暗点は，精神分析的にもっとも重要なので，すべてが健康のように位置付けられて，因果関係や関連性がすらすらときれいに連結しているような生育歴は，私たちがもっとも気を付けなければならない。トルストイの『アンナ・カレリーナ』に描かれているように，「すべての幸福な家庭はみな一様に似かよっているが，不幸な家庭はどれもが，それぞれの形で不幸である」という前件は，間違っている。幸福な家族もみなそれぞれの形で不幸だったり，幸福だったりする。だから詳細に生育歴を聴取していって，ライフヒストリーのなかに，病気につながるような事件やパーソナリティ傾向を発見して，主訴と経緯と同じようなストーリを見つけ出すことは珍しくない。そしてその詳細には防衛が働いていて一貫性がないことがあったとしても，反復しているパターンを発見することができる。

　ここからは，パースペクティブという概念に，著者なりに視点（アスペクト）という概念を付け加えてみる。主訴を構成するのが現在を起点にした主観的な逆遠近法のアスペクトだとすれば，「生育歴」によって構成される発生論的発達は0歳から，つまり遠近法的に過去から現在へのプロセスを見るアスペクトである。そして

主に「現病歴」によって構成される精神病因論，精神病理学は，病気と症状の成立を横から見る第三者的アスペクトである。家族歴は，家族システムと対象関係を読むときの参考になる。このアスペクト論をもっていると，生育歴のライフヒストリーを横から，あるいは斜めからそれは成育歴を聞きながら，今起こっている現病歴の中での困り感が，反復の中で成育史や病歴のなかのパターンとして現在の治療関係と連結している，と見なすこともできるし，現病歴を遠近法的に見て，発症の経緯を生育歴とパラレルに読み込むことができるようになる。この作業は質的研究のカテゴリー関連図を描く作業に限りなく近い。

　聴取を続けながら，関連図を描く作業をするのは，相当訓練していないと難しいのだが，それでも経緯や生育歴，現病歴や生育歴のなかに反復しているパターンを発見できることは，基本のひとつだろう。その点で，主訴の主観的な困り感が，どこかで生きづらさや人生の中の出来事として，治療の中に持ち込まれていると考えてみる必要がある。そもそも自分の問題を語るとき，クライエントは，困った状況を頭の中に描いている。だからここでは逆遠近法的な眺望が見えていることになる。今困っているのは，現病歴から見れば，数年前，医療歴からすれば数カ月，精神分析を受けて，数日という形で，いくつかのアスペクトを用いて，構成することができるが，今ここでは遠近法とは反対のベクトルで問題は見えている。そして今ここでクライエントが問題を語っている場合，これは一種の被曝であり再生であり，今ここでも困っている記憶の中に，問題はある程度再演されている。だから防衛や抵抗を取り扱う作業，あるいは観察自我が機能するように，人生を振り返る作業をしてみると，ここに来るまでの累積的な困り感が，実は自分の性格を構成してきた生育歴と自分なりに努力してもうまくいかずに医療にかかることになった現病歴と密接に関連していることにクライエントは気づく。生育歴のアスペ

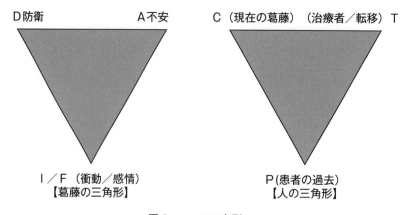

図3　二つの三角形

クトから見たり，現病歴のアスペクトから見たり，あるいは経緯のアスペクトから見たりする作業は，この作業を助ける。ここでしばしばマラン（Malan, 1992）が整理した二つの三角形は理念型として使われる（図3）。クライエント本人の感情，不安，防衛あるいは抑圧のパターンが人生で繰り返されやすいのだとすれば，それは過去（P）にも，現在の病（C）にも，そして治療関係（T）にも反復されやすいという話を簡略化した図である。

　人生の反復に，現病歴に至る現在での問題に，そして「今ここで」の関係の中に，もしそれが繰り返されているとみなすなら，自助努力の末に，医者に出会い，あまりうまくいかず，心理療法に来るまでの来談の歴史は，今困っていても自分でどうにかしようとしている反復の中にある。彼の主観的な問題を，あえて相談に来たことに恥や罪を感じていたり，劣等感や否認が働いていたりしてもおかしくないだろう。つまりクライエントは今ここでも，自分でどうにかしようとして弱音を吐けないような言い方で，自分の悩みを語っている，これがフラクタルのように，現在の態度のなかに，今ここに来ることになった経緯のなかに，そして今困っている問題のなかにある。この理解は，出会いの性質を変える。経緯と現病歴のなかで困って訪れている，そして今ここでの出会いは「再演」なの

である。このことは生育歴や現病歴，さらには家族歴のなかで繰り返されてきた，困り感が治療関係の中に示されていると言えるだろう。精神分析が力を発揮するのがここ，つまり反復主題，反復強迫，転移といった概念で，主訴と経緯，現病歴と経緯，現病歴と生育歴，そして家族歴，経緯と家族歴などがほぼ同じ入れ子構造をしているという読解である。ワクテルは，これを「力動的循環」と呼んだ（Wachtel, 2014）。

　力動フォーミュレーションの結果として，事例概要そのものの記述が大きく変化することはないかもしれない。来談経緯，主訴，現病歴，既往歴，生育歴，家族歴が描かれていることに違いはないからである。だが一度そのこの手続きを経て，「見立て」を組みなおすと，事例は全く異なる見え方をするようになる。その説明が，質的研究法のカテゴリー関連図のような表現で説明できるようになるからだ。著者はここ数年，力動フォーミュレーションの訓練グループを組織してきたが，主訴と経緯，現病歴と生育歴，生育歴と家族歴といった概要を，切片化して，第三者がそこから連想したものを再構成して，カテゴリー関連図を描く作業は，フォーミュレーションのなかに，反復しているパターンを発見するトレーニングになる。

## IV　おわりに

　精神分析は今日実験やエヴィデンスを取るようになったとはいえ，偶有性，個別性を研究の対象としている。だから誰一人として同じ人はいないと，その意味で個人を理解することに時間はかかる，と精神分析は考えている。一般性を導き出すのがその目的ではなく，それぞれの異なるあり方がどのように導き出されたかを分析するのが，その趣旨だからである。だからDSMなら，事例のディメンション分析と呼んでいる手法に近いのだろう[注2]。結果として，人の一生との関連で，精神分析のモデルを取り入れて，アセスメントのために使われてきた力動的フォーミュレーションは，時間をかけて精神分析理論を累積的に構築する基盤になってきた。精神分析はライフヒストリーのプロセスを説明する理論とともに，精神障害を発症するモデルを提供してきた。だから精神分析はフロイト以後，以下の二つの領域で発展してきた。

①発生発達論

②力動精神病理学

　発生発達論は，性心理発達論からライフサイクル論をはじめ発達心理学の膨大な知見を裏付ける形で，個人のヒストリーを説明するために発展してきた領域で，フロイトの時代から使われている固着と退行のモデルだけを使っても，個人のパーソナリティ傾向やコンプレックスを説明する道具がそろっている。しかも最近ではフォナギーが愛着理論との関連性も論じるようになっている（Fonagy, 2001）。精神病理学モデルは，とても大きな枠組みだが，現代のカーンバーグ（Kernberg, 1984）らのパーソナリティ障害理論を付け加えると，診断をはじめとして力動派のきわめて強力な道具になる。力動フォーミュレーションの累積がもたらした優れた道具たちと言えるのだろう。

───────────────

注2）カーンバーグは，その著作の中で，統計的なDSM-5に採用されたパーソナリティ障害のディメンション分析は，精神分析理論によるモデルであり，精神分析の重要性が証明されたものだと述べている。

## 文　献

Berlin I（1969）（小川晃一，福田歓一，小池銈他訳）（1971）自由論．みすず書房．

Beutler L（2004）Prescriptive Psychotherapy. Oxford University.

Blackman J（2010）Get the Diagnosis Right. Routledge.

Fonagy P（2001）Attachment Theory and Psychoanalysis. Other Press.（遠藤利彦・北山治監訳（2008）愛着理論と精神分析．誠信書房）

Gabbard G（2010）Long-Term Psychodynamic Psychotherapy : A basic text, Second Edition. American Psychiatric Pub.（狩野力八郎監訳（2012）精神力動的精神療法―基本テキスト．岩崎学術出版社）

Gill M（2000）Psychoanalysis inb Transition : A personal view. Routledge.（成田善弘監訳（2008）精神分析の変遷．金剛出版）

岩崎徹也（2000）治療構造論．岩崎学術出版社．

Kernberg OF（1984）Severe Personality Disorders : Psychotherapeutic strategies. Yale University Press.

北山修編（2005）共視論．講談社選書メチエ．

Malan DH（1992）Individual Psychotherapy and the Science of Psychodynamics. Routledge.（鈴木龍訳（1995）心理療法の臨床と科学．誠信書房）

妙木浩之（2010）初回面接入門．岩崎学術出版社．

Wachtel PL（2014）Cyclical Psychodynamics and the Contextual Self : The inner world, the intimate world, and the world of culture and society. Routledge.（杉原保史監訳（2019）統合的心理療法と関係精神分析の接点―循環的心理力動論と文脈的自己．金剛出版）

Winnicott DWW（1971）（橋本雅雄，大矢泰士訳）（2000）子どもの治療相談．岩崎学術出版社．

# 家族療法のケースフォーミュレーション

吉川　悟*

Satoru Yoshikawa

## I　はじめに

　まず，今回の特集の一項目として「家族療法（システムズアプローチ）におけるケースフォーミュレーションについて示すこと」という課題を頂戴した。ケースフォーミュレーションについて記載すること自体には，何ら違和感がないのだが，最初に明記しておきたいことが生じる。それは，今回の特集の一項目として，という文脈においては，他の行動科学的アプローチと本稿の内容は，相容れない可能性があるということである。それは，これまでの個人心理学関連の知識体系でのケースフォーミュレーションと，家族療法やシステムズアプローチの立場でのケースフォーミュレーションでは，基本となる人に対する認識が全く異なる，という背景があるからである。

　これは，ケースフォーミュレーションという行為そのものが指し示す「ケース理解，ケース特性の把握，ケースへの対応指針」などの見立てや対応を考える場合，それぞれの「人と問題に対する認識」を前提としている。個人心理学の範疇でのケースフォーミュレーションの多くは，まず個人ありき，そしてその個人をどのように見るかの各種理論や仮説が存在する。しか

し，家族療法やシステムズアプローチにおけるケースフォーミュレーションの前提には，まず関係や相互作用あり，加えてその個人の置かれているコンテクストそのものがケースフォーミュレーションの前提となっているからである。

　本論の読者に苦慮を拝することになるかもしれないが，この違いがあるという前提を考慮の上で，以下に述べる家族療法やシステムズアプローチにおけるケースフォーミュレーションについての理解を求めたい。

## II　家族療法（システムズアプローチ）における用語の整理

　家族療法は，1950年代から米国を中心に発展し，1980年代に日本での臨床実践が広く行われるようになった（吉川ら，2013）。しかし，この1980年代に日本での実践が始まったということそのものが，日本における家族療法の認識論的誤謬を生み出した最大の要因と考える。それは，家族療法の認識そのものが，この時期に世界的に大きく転換し，絶対主義的な理論構築という指針から，相対主義的な多様性を重視した認識を求められるようになったからである（楢林，2013）。本論では，あえて古い家族療法の立場ではなく，新たな認識として成立している家族療法やシステムズアプローチの立場から，以下の議論を展開する。

---

*龍谷大学文学部
〒600-8268　京都府京都市下京区　大宮東入大工町125-1

まず，家族療法やシステムズアプローチでは，問題をどのように見るかからはじめたい。家族療法では，方法論が確立した初期の段階から，問題を起こしているクライエントをIP（Identified Patient）と呼び，「問題を呈している人」，「問題と見なされている人」という名称を用いてきた（遊佐，1983）。これは，クライエントの個人的特性によって問題が生じているのではなく，クライエントが関係者の中で選択的に問題を生じさせるような立場に置かれ，その結果として問題とされている行動が個人に付与されているという認識を示している。いわば，クライエントの個人的特性によって問題が生じているのではなく，クライエントに関わる関係者の中でのコミュニケーション相互作用の一部として，クライエントに問題が生じるようなコミュニケーション相互作用が存在していると考えるのである。

また，一般的な「ケースの見立て」は，家族療法やシステムズアプローチでは，「仮説」と呼ばれることが多い（吉川，1993）。この仮説は，科学的に真実に基づくのもとして構築されるのではなく，クライエントや家族，関係者に対して，治療者が問題を解消するための便宜的で有効なものを「仮説」として設定することを示している。これは，家族療法やシステムズアプローチが，科学的真実に基づいて対応指針を決定するのではなく，合目的的に家族や関係者の問題を解消する目的のための便宜的な認識として仮説を設定し，それに準じた働きかけを検討するからである（中野ら，2017）。したがって，この仮説は，他の心理療法の学派が述べているようないわゆる理論として仮説の存在を絶対的なものとしているのではない。

加えて，この仮説は，治療の展開とともに変化するものであり，治療者にとって初期段階での仮説をそのまま維持するものではない。仮説は，面接経過とともに家族内のパターン化したコミュニケーション相互作用が変化するため，その変化に応じて仮説も変更され，移り変わる

ものだと考える。

また，家族療法やシステムズアプローチでは，指示的な働きかけを前提するため，仮説に応じた働きかけを「介入」や「戦略」と称している。この介入や戦略は，治療者が家族や関係者の中で行われているパターン化したコミュニケーション相互作用を中心とした仮説を設定し，それに応じた介入や戦略を設定するというものである。ここで述べる「介入」は直接的な働きかけそのものを示しており，「戦略」はパターン化したコミュニケーション相互作用を連続的に変化させることを意図した連続的な介入プロセスを示すものである。

これらの介入や戦略は，実際に治療者が対象となっている被援助者に働きかけるのだが，その働きかけの過程で不適切な対応であるという反応が被援助者から反応として返ってきた場合，即座にその介入や戦略の有効性を検討し，持続的に働きかけるか変更するかを即断することが前提となっている。したがって，仮説に準じた介入や戦略そのものさえも，治療者が一旦は設定するものの，被援助者の反応によって可変性を常に維持することが求められているのである。

また，現在までの家族療法の発展経緯を視野に入れた場合，多くの方法論や認識論の異なる家族療法が存在する。それらの各論については，ここに全てを示すことができないため，日本家族研究・家族療法学会が定式化している「家族療法テキストブック（日本家族研究・家族療法学会，2013）」を参照いただきたい。したがって，以下の内容として示すものは，いわゆるシステムズアプローチを中心とした内容であることをご留意いただきたい。

## Ⅲ　基本的な対象把握という意味でのみたて3種

本稿のテーマであるケースフォーミュレーションという視点を「対象を把握し，それに応じた治療的介入を設定すること」とするならば，家族療法やシステムズアプローチの治療者が実

施すべき対象把握には，三つの側面が必要とされる。それは，①家族などの問題にかかわる関係者の「パターン化したコミュニケーション相互作用」の把握，②対象となる家族や関係者への外部組織からの影響，③家族や関係者に特有の疑似文化的特性である。まずこれらが基本的なシステムズアプローチにおける「みたて」であり，この三つの側面から対象把握することが求められる。加えて，あえて④を設定するとすれば，①の「パターン化したコミュニケーション相互作用」の歴史的変遷過程の把握，が加えられる。ただし，この視点が必要となるのは，問題の経緯が長期化していたり，現在の問題が他の家族間のパターン化したコミュニケーション相互作用により生み出されたかのような経過を負っていたり，精神疾患などのいわゆる病理性が重篤だと考えられる事例に対してのみ必要な視点である。

では，まずこれらを詳細に見ることとする。

## 1．家族などの問題にかかわる関係者の「パターン化したコミュニケーション相互作用」

問題となっている事象を示しているIPを含む組織，多くの場合これが家族や関係者になるが，その家族のなにげない日常的なコミュニケーション相互作用についての情報収集を行う。その中から，問題に直接かかわるコミュニケーション相互作用や，問題を解消しようとするコミュニケーション相互作用などを抽出し，一定のコンテクストで繰り返されているコミュニケーション相互作用を見出すこと，いわばパターン化したコミュニケーション相互作用を見出すことが，最も基本的な仮説となる。多くの学術誌や事例報告などでも見られる「家族の相互作用」「コミュニケーション相互作用」「パターン」「偽解決」などと記載されているのは，この一定のコンテクストでのパターン化したコミュニケーション相互作用のことである。

よく誤解されるのだが，この仮説は唯一無二

のものを指しているのではない。合目的的視点での認識から言えば，複数の異なる側面でコンテクストを設定するのであれば，一つの家族に対して複数のパターン化したコミュニケーション相互作用が存在していると考えることが通常見られる。ただ，治療過程で複数の仮説が設定されていたとしても，そのいずれかを活用して介入が行われているため，結果的に事例報告段階で登場する仮説は唯一のものになっているという特徴がある。いわば，治療の初期段階では複数の仮説が設定されていながらも，そのいずれかを取捨選択する中で，より有効な仮説だけが残されていくため，結果的に事後報告の段階では唯一の仮説が存在しているかのような誤解を与えていると考えられる。

基本的な情報としては，家族や関係者などが問題の解消や軽減のために日常的にさまざまな働きかけとなるコミュニケーション相互作用が生じている。日常生活のためには，当然のように多様なコミュニケーション相互作用が生じている。その中から，「誰と誰がどのようにコミュニケーション相互作用を生み出しているのか」の繋がりの共通性を見出し，類似するコミュニケーション相互作用が繰り返し行われ，そこに問題とされているコミュニケーションが含まれているパターン化したコミュニケーション相互作用を抽出することが必要となる。

こうした問題を含んだり，問題にかかわると考えられるようなパターン化したコミュニケーション相互作用は，唯一のものとは限らないし，多数存在するものでもない。面接場面での口頭による情報収集という手段と共に，同席面接などであれば，現実的な関係者間のコミュニケーションのあり方そのものから，パターン化したコミュニケーション相互作用を把握することが最も重要なケースフォーミュレーションに繋がるのである。

## 2．対象となる家族や関係者への外部組織からの影響

　家族をシステムとして見なすという立場から述べるならば，家族構成員のそれぞれは，外部の他のシステムに属した存在でもある。それは，父親が家族の構成員であると同時に，会社組織の一構成員でもあり，近隣システムでの相談役という役割があったり，親戚システムの中では取りまとめ役という異なる立場を同時に有していることになる。こうした家族構成員が重複するシステムの構成員であると認識することは，その構成員の家族内でのコミュニケーション相互作用の断片は，他の関係者システムの中での立場と同一・類似するものであることも少なくないと考えられるからである。

　ここでも誤解が生まれやすいのは，重複するシステムでの家族構成員の機能性を捉えるという視点は，個人の特性として把握されてしまう傾向が強いことである。家族療法やシステムズアプローチの認識には，ある意味で「個人」という存在そのものを随時属しているシステムでの機能性を可変的に使い分けている存在と見なし，その個人の人格特性のようなとらえ方をしない。

　また，問題が生じることによって多くの外部関係者との接点が生まれていることも考えられる。医療機関にかかわる関係者，学校教育の関係者，会社の上司やメンタルヘルス関係者などの専門家などと共に，親戚などの親族関係者，近隣や知人などの特定の交友関係のある関係者，問題によって新たにかかわるようになった関係者など，多様な存在が関与している場合も少なくない。これらの関係者の中から前述した家族を中心とした関係者のパターン化したコミュニケーション相互作用に関与していたり，そうしたパターン化したコミュニケーション相互作用を補填・強化しているかのようなかかわりを持つ存在がないかを把握することが重要となる。

　特に慢性的な身体疾患による持続的な関係者，教育関係者の中でも担任・指導主任・養護教諭などの学校関係者や塾などの担当教員，会社内の特定の持続的繋がりがあった上司・同僚・同期入社集団などは，問題が生じる以前の段階から家族や関係者に多大な影響を与えており，その結果としてパターン化したコミュニケーション相互作用に類似するかかわりが見られたり，一定の方向性のコミュニケーション相互作用を生み出す要因としての影響を与え続けている可能性も否定できない。いわば，治療者はこれらを対象システムとして視野に入れる必要があるかどうかを判断する必要があるのである。

## 3．家族や関係者に特有の疑似文化的特性

　家族療法が日本に導入された初期段階から，欧米と日本の家族の違いが大きく議論された経緯がある（鈴木，1985，澁澤，1991）。欧米の個人主義を基本とした家族でさえ，ジョイニングという家族との治療関係を作る指針が必要であったが，日本の家族は欧米の家族以上に家族境界が固く，他者に家族内の出来事を漏らすことが憚られる傾向が強い存在であった。その家族を治療対象とするためには，家族全体との関係構築というこれまでとは異なる手法が必要であるとの議論が少なからず存在していた。

　そうした日本の家族との治療関係を構築するガイドラインとして，現在では日本独自の発展を遂げているとされている技法として，ジョイニング（joining）がある。これは，語源としてのMinuchin S.が構造的家族療法で活用していた「家族との治療関係を構成するための治療者の態度・姿勢など」を示していた（Minuchin,1974=1984）。しかし，欧米と比べた日本の家族境界の堅さや，家族を個人より優位な存在であるとする社会風潮などから，そうした日本の家族特性を把握し，その特性に沿った対応をする必要性が論じられてきた。その経緯から生み出された家族との繋がりを維持できる技法が，現在も日本独自の解釈で活用されているジョイニングである（東，1993）。

　そうした日本の家族は，擬似家族文化として

表現されるようなそれぞれの家族文化を内包する存在である。そして，その特徴を把握しておくことが，治療者からの働きかけの有効性を左右する大きな要因となる。

例えば，複数の家族の間で，前述の「パターン化したコミュニケーション相互作用」が同一であったとしても，そこにどのように働きかけるかを決定する際には，それぞれの擬似家族文化の特性に一致・合意される内容に書き換える必要がある。いわば，疑似家族文化の特性を把握しておかなければ，家族の特性を有効に活用することができないのである。より単純に解釈するなら，家族特性と一致・合意されないままでの治療の展開は，家族から拒否される可能性が高くなるからである。

いずれの家族であっても，無くて七癖と同様に，自分たちの家族のありようを文章に示したいろいろな家訓と称すべきレベルから，家族内での暗黙の合意内容のレベルまで，多様な家族特性が存在している。ただ，その全てを把握することが重要だということではなく，具体的な変化を導入する際に，家族に不要な負荷を与えないという意味の配慮が不可欠となるので，治療者が選択した具体的な働きかけが家族特性を阻害する可能性がないかを意識するためには，必須の情報であると考えられる。

### 4．パターン化したコミュニケーション相互作用の歴史的変遷過程

前項でも示したように，この視点の情報が必要となるのは，問題の経緯が長期化していたり，現在の問題が他の家族間のパターン化したコミュニケーション相互作用により生み出されたかのような経過を負っていたり，精神疾患などのいわゆる病理性が重篤だと考えられる事例に対してのみ必要な視点である。この種の情報に最も類似するのは，精神分析療法であったり，ミラノ・システミック・アプローチの視点である。

精神分析療法では，クライエントの精神内界に存在している記憶から，過去のパターン化し

た対人関係，特に家族との間のコミュニケーション相互作用によってもたらされた情緒的不全感や恐怖などを把握しようとする。同様に精神分析療法を土台として独自の発展を遂げたミラノ・システミック・アプローチでは，その家族の成り立ちからの家族のライフステージごとの経緯を把握し，時期ごとにパターン化したコミュニケーション相互作用がどのように変遷していたかを連続的に把握しようとする（Parazzoli et. al., 1980）。

システムズアプローチでは，この種の情報を「ストーリー仮説」と呼ぶことが多い（吉川，2002）。ただし，ミラノ派が肯定的意味づけ替え（positive-connotation）で用いたような，これらの情報をそのまま活用するのではない。これらの変遷過程を把握することで，今後の戦略設定に活用するのである。いわば，これまでの類似した変化の志向性を把握し，経緯に含まれているような変化を排除し，新たなこれまでにないコミュニケーション相互作用が生み出されるような戦略設定を考慮するために活用するのである。

しかし，現実的にこの「ストーリー仮説」は，それほど容易に情報収集できるものではない。徹底しようとすれば，不要に情報収集に時間が取られることとなり，面接の動機づけの低下を引き起こすリスクが生じるからである。加えて，あまりに多くの情報を面接場面で扱うことは，家族や関係者に不要な予断を持たせてしまいかねず，状況の悪化を生み出す危険性もあるため，治療者が情報収集の要点を突ける技量が求められる。

### Ⅳ　より重要な面接場面で繰り広げられる相互作用の把握

さて，家族療法やシステムズアプローチのケースフォーミュレーションとして，ここまでの要点以上に考慮しなければならないのは，実際の面接場面で構成されていく治療システムでのコミュニケーションであり，治療者−家族など

の関係者とのコミュニケーション相互作用である。Goolishian H. らによれば，治療システムとは「問題によって編成され，問題を（解決ではなく）解消するシステムである」とされている（Goolishian et. al., 1992＝1997）。これは，面接における治療者だけでなく家族や関係者などとの間で生じている事態を，コミュニケーションという視点から新たに説明すると同時に，治療という目的を共有する場において問題という特定のコミュニケーションがどのように機能しているかを説明するための用語として述べられているものである。

　このような典型的な治療システムという認識に至る以前に，必須として考慮しなければならないのは，治療者が家族や関係者のシステムに合流することによって，治療場面で新たなコミュニケーション相互作用が生まれるという視点である。治療者は，情報収集によって対象把握をしつつも，参与観察者である自分を含めた構成要素としての治療システムの中で，治療者を含むパターン化したコミュニケーション相互作用の存在を意識する必要が生じる。誤解を恐れずに一般的な説明用語を用いるならば，治療者が相談に来談している家族や関係者とどのような相互作用を生み出しているのか，治療者である自分を含めた治療システムの相互作用を俯瞰した視点から観察することが求められるのである。家族療法やシステムズアプローチの考え方では，治療者が常に参与観察者となる立場から免れられないとするなら，家族や関係者と相互作用する治療者という立場の自分を含めて，メタポジションから，持続的にそこで起こっているコミュニケーション相互作用を観察する視点を持ち続ける必要が生じるのである。

　これは治療者にとってある種のジレンマにもなる。それは，自分が誰に対して何をどう語るかによって，そこで生じる相互作用に変化が生まれる可能性があるからである。先に述べたジョイニングであっても，家族や関係者の最も取りやすいコミュニケーション相互作用が生まれ

やすくなるような働きかけをしているかどうか，その効果判定を常に行う必要がある。その上で，その治療者の働きかけが，家族や関係者のパターン化したコミュニケーション相互作用を促進する動きであるか，阻害する動きであるかなどを，自分が対面する場面の人たちとの動きの中で，メタポジションを維持しながら，考慮し続けなければならないのである。

　加えて，この視点が重要なのは，継続的面接においてである。初期段階では治療者が充分に家族の中に入れてもらうことができなかったとしても，継続的な面談を繰り返すことで，結果的に治療者は家族や関係者のパターン化したコミュニケーション相互作用に巻き込まれるリスクを負っていることになる。治療者は，ジョイニングすることによって，一旦は家族のパターン化したコミュニケーション相互作用に巻き込まれる必要はあるが，必要以上に巻き込まれたままであれば，変化を導入することができない立場に立たされることになる。したがって，治療者はいわゆる「治療システム」の一要素として同調的なコミュニケーション相互作用を繰り返しつつ，それが意図的な迎合であることを意識しておき，必要な段階でその立場や役割を活用しつつ，変化を導入できる立場にもいなければならないのである。

　このような治療システムにおける治療者の自らの所作を意識しておくことは，基礎的な訓練や繰り返される臨床実践を経なければ，獲得することは困難である。家族療法が日本に導入され，初期段階では効果的な方法として流布された経緯はあるものの，その後の展開においては，こうした治療システムでのコミュニケーション相互作用を俯瞰した上での働きかけを行うことが提唱されることがなくなったため，表面的な家族や関係者のパターン化したコミュニケーション相互作用への働きかけだけが強調されることに留まってしまった。その結果，多くの家族療法の実践における効果は顕著に低下したかのように述べられる経緯が生じている。

家族療法やシステムズアプローチでの情報収集の最も重要な要素は，治療システムの治療者を含むコミュニケーション相互作用を俯瞰することである。そして，治療者が対象となる家族や関係者のシステムの動きに迎合したり変化を導入したりすることを自由に選択できる立場にあるかどうかを見定めることが最も重要な視点となるのである。

## V　上記を統合したシステムズアプローチのケースフォーミュレーションのあり方

ここまでの家族療法やシステムズアプローチにおける基本的な対象把握として示した4項目と，メタポジションから治療システムを俯瞰する視点を確保するということがケースフォーミュレーションの基本となると述べてもよいと考える。加えて，この視点の上で対象となる家族や関係者にどのように働きかけることができるのかという複数の戦略設定を行うことを加えることが，家族療法やシステムズアプローチのケースフォーミュレーションである。しかし，前述したように対象把握の3〜4項目だけを前提とし，その上で戦略設定をすることが一般的な家族療法やシステムズアプローチのケースフォーミュレーションであると認識されていることも少なくない。ただ，この前提でのケースフォーミュレーションでは，治療効果に大きな開きが生じることが確実である。したがって，もしも家族療法やシステムズアプローチの実践を意識して取り入れることを考えるならば，自らのケースフォーミュレーションのあり方そのものを再考していただくことがよいと考える。

これまでの他の臨床心理学のオリエンテーションでの理論に基づいたケースフォーミュレーションは，個人の特性を特定の側面から見ることに費やされてきた。それは，その立場ごとに決められた絶対的評価が，その背景には存在していたからこそ有効なケースフォーミュレーションだとされているのである。いわば，一定のオリエンテーションの立場に依拠すれば，より

絶対的に正しい指標，いわば理論的に適応できていることを示す絶対的評価基準が存在するため，治療者はそこからどの程度自分のケースフォーミュレーションが逸脱しているかを考慮すればよいのだろうとの立場で考えることができる。

しかし，家族療法やシステムズアプローチのケースフォーミュレーションは，家族や関係者システムの中で自らの関わり方を評価する代りにこのような絶対的で正しい指標は存在しない。それは，家族や関係者のパターン化したコミュニケーション相互作用そのものが治療者からの働きかけによって流動的に変化する可能性を持っているからである。そしてその変化には，汎化できるような法則性がなく，それぞれの対象となる家族や関係者のシステムがこれまでにない新たなコミュニケーション相互作用を生み出し続ける存在である以上，治療者は折々のその変化に対応することが求められるからである。

その意味では，家族療法やシステムズアプローチのケースフォーミュレーションは，当該の治療者の中で可変的で流動的に変わり続けるものであると考えるべきである。この多様性こそが，家族や関係者という複数の人間関係を対象とした援助の場面では，重要な視点となる。それは，人間関係のあり方に絶対的に有効なコミュニケーション相互作用が存在しないからであり，家族療法やシステムズアプローチの治療者は，その多様性に対応して常に自分の立場を可変的に対応できる能力が求められるからである。したがって，ケースフォーミュレーションのガイドラインとして本稿で示した複数の視点を確保しつつ，常に面前の家族や関係者とのコミュニケーション相互作用を俯瞰し，戦略設定に流動性を持たせ続けることが，家族療法やシステムズアプローチにおけるケースフォーミュレーションであると考えられる。

## Ⅵ　終わりに代えて

本稿では，厳密な意味での家族療法やシステムズアプローチのケースフォーミュレーションについて述べたつもりである。これまでの文献的にも，ここまではっきりとしたケースフォーミュレーションのあり方について述べているものはごく僅かであると考える。それは，Ⅴの項目で示したように絶対的な指標の存在がないため，科学的な社会実践であるべき臨床的援助として不適切であると考えられてきたからではないかと考える。やはり多くの他のオリエンテーションにおいては，明確な科学的真実であるべき理論や仮説が存在し，その上での臨床実践のガイドラインが構築されている。しかし，家族を含む多くの人間関係を扱うことを前提とした家族療法やシステムズアプローチでは，そうした理論や仮説，ガイドラインの存在は，多様性を阻害すると考えるため，これまで明確なケースフォーミュレーションを示すことがはばかられてきた経緯があると考える。

しかし，臨床心理学の一分野である家族療法やシステムズアプローチの今後の展開や発展を考えた場合，あえて複雑な立場であることを明確に示すことが必要な段階にあるのではないかと考える。したがって，本稿でのケースフォーミュレーションのあり方についての内容が多岐にわたり，複雑で容易に獲得することができないものとなってるのはある種当然のことなのかもしれない。そして，可能であれば，今後の家族療法やシステムズアプローチの実践に関心を持つ多くの存在が，効果的なケースフォーミュレーションを実施できるようになることで，これまで以上の有効性を実感できるようになることを期待する次第である。

## 文　献

Goolishian H & Anderson H（1992）The client is the expert, a not-knowing approach to therapy. McNamee S & Gergen KJ（Eds.）The Therapy as Social Construction. Sage publication.（野口祐二訳（1997）クライエントこそ専門家である—セラピーにおける無知のアプローチ.（野口裕二・野村直樹訳）ナラティブ・セラピー. 社会構成主義の実践, pp.59-88.. 金剛出版）

東豊（1993）セラピスト入門. システムズアプローチへの招待. 日本評論社.

Minuchin S（1974）Family and Family Therapy. Harvard University Press.（山根常男訳（1984）家族と家族療法. 誠信書房）

中野慎也・吉川悟（2017）システムズアプローチ入門—人間関係を扱うアプローチのコミュニケーションの読み解き方. ナカニシヤ出版.

楢林理一郎（2013）欧米の家族療法の展開.（日本家族研究・家族療法学会編）家族療法テキストブック, pp.10-13. 金剛出版.

日本家族研究・家族療法学会編（2013）家族療法テキストブック. 金剛出版.

Palazzoli MS, Boscolo L, Cecchin G & Prata G（1978）Paradox And Counterparadox. Jason Aronson.（鈴木浩二監訳（1989）逆説と対抗逆説. 星和書店）

澁澤田鶴子（1991）欧米流精神療法と日本的観点—米国における経験との比較から. 精神療法, 17(4)；322-327.

鈴木浩二（1985）日本における家族研究と家族療法. 臨床精神医学, 14(1)；65-70.

吉川悟（1993）家族療法—システムズアプローチの「ものの見方」. ミネルヴァ書房.

吉川悟（2002）言葉・体・文脈・ストーリーが一致するアセスメント—システムズアプローチを用いる場合の勘所. 思春期青年期精神医学, 13(2)；130-139.

吉川悟・楢林理一郎（2013）日本の家族療法の展開.（日本家族研究・家族療法学会編）家族療法テキストブック, pp.18-22. 金剛出版.

遊佐安一郎（1984）家族療法入門—システムズ・アプローチの理論と実際. 星和書店.

# 児童精神医学におけるフォーミュレーション

Hiroshi Yamashita

山下　洋*

## はじめに

　ケース・フォーミュレーションは児童精神医学のコアスキルの一つである。特に複雑な事例にみられる問題の原因や持続因子についての仮説を生みだし，普遍的な診断概念を特定された個別的な治療・介入の方法へと翻訳するスキルとして実践的な有用性がある。フォーミュレーションはクライエントとの面接など臨床の場の相互作用の過程から生成される。児童精神科の実践では乳幼児期など低年齢のケースほど本人の症状のみでは主訴が抽出されにくく，親子や家族を1つの臨床ユニットとして関与することで問題を明確化するプロセスがしばしば要請される。また児童精神医学で取り扱う問題をみると，診断学的には横断面で複数の併存診断を受ける頻度が高く，縦断的には発達段階―ライフステージごとに状態像に大きな変化がみられる同型・異型連続性がある。このような診断の多様性，流動性により子ども個人の診断自体が治療法を規定することはめったにない。リスクと保護因子の相互作用および発達変化を含む発達精神病理学の視点が重要である。このような児童精神医学の臨床フォーミュレーションの特質をLeckmanら（Leckman and Taylor 2015）は，

子どもの強みに拠って立ち"Build on strength,"，レジリエンスを育み"foster resilience"，至適な発達の経路に沿っていること"keep development on track"という簡潔なフレーズに要約している。

## 1．児童精神医学の診断手続きとフォーミュレーション

　児童精神医学における診断のクライテリアと手続きはアメリカ精神医学会がDSM-Ⅲにおいて操作的診断の概念を提案して以降，疫学調査や治療への反応性に関する系統的な臨床研究のエビデンスにもとづき改訂を重ねてきた。DSMⅣまでは，児童期の精神医学的問題は"通常，幼児期，小児期，または青年期に初めて診断される障害"として区別されていたが，DSM5からは基本的な診断概念とクライテリアについては年齢を問わず共通したものを用いるようになった。この流れは発達途上にある子どもの精神医学的問題の特異性を軽視するものではなく，それぞれの大カテゴリーの診断概念の中に発達的変化の要素が具体的に記述されている。

　ICD10やDSM-Ⅳなどの主要な精神科診断基準において多軸診断システムが採用されてきたが，これらも包括的なケース・フォーミュレーションとしてとらえることが出来る（表1）。

*九州大学病院　子どものこころの診療部
〒812-8582 福岡県福岡市東区馬出3丁目1-1

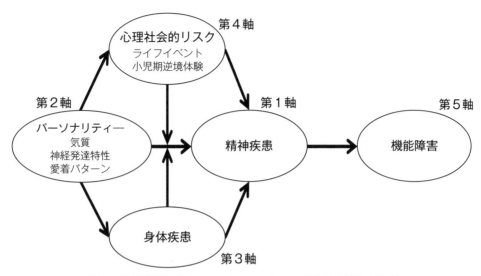

図1 多軸診断によるフォーミュレーション（北村 2003 を改変）

表1 多軸診断システム

| ICD-10 | DSM-Ⅳ* | 記述される状態 |
|---|---|---|
| 1 | Ⅰ | 精神障害（注意欠如多動性障害） |
| 2 | Ⅰ | 特異的発達障害（読字障害） |
| 3 | Ⅱ | 知的水準（境界域-平均レベル） |
| 4 | Ⅲ | 一般身体疾患（低出生体重・視力障害） |
| 5 | Ⅳ | 心理社会的および環境的問題（学校でのいじめ） |
| 6 | Ⅴ | 適応機能の全体的評定（中等度の社会障害） |

DSM5では多軸診断システムは採用されなかったが，ディメンジョナルな症状尺度や関連要因の評価尺度の併用を推奨しており多軸診断の視点は多次元的（Multidimensional）診断評価として引き継がれている。就学前の発達早期の精神医学的な問題については，DSMの改訂のプロセスに協調して乳幼児精神保健の専門家によるワーキング・グループがDC0-3（Zero to Three）およびその改訂版を開発し出版した。DSM5に合わせて，DC0-5（Zero to Five）（Zeanah, Carter et al. 2017）が刊行されたが，臨床フォーミュレーションにおける有用性を重視し引き続き多軸診断システムを採用している。DC0-5で提案されている多軸診断システムは以下のような構成である。第1軸 臨床的障害 第2軸 関係性の文脈 第3軸 身体的な健康状態及び留意点 第4軸 心理社会的ストレッサー 第5軸 発達的コンピテンス。DSM Ⅳ-TRなど主に成人向けの診断基準では第2軸について個別の知的能力やパーソナリティー特性などの固定した静的要因を想定している一方，乳幼児期の発達途上の子どもに対するDC0-5では重要な他者との相互作用のパターンなど動的な関係性の要因が含められている点が特徴である。

このように児童精神医学のケース・フォーミュレーションのもとになる診断の構造と手続きは精神医学全般と共通する。多軸診断システムには，第1軸に含まれる兆候や症状の布置という一般化された意味に加えて，他の軸においては個別の保護因子，リスク因子，それらの因果関係，およびそれらの結果生じている個別の生活機能の障害や社会参加への障壁などが含まれる。これらの軸を統合することにより介入への反応や予後の見通しに関する情報が提供できることから，多軸診断システム自体が個別の見立て─フォーミュレーションとして考えることが出来る。図1に多軸診断から生成されるフォーミュレーションのスキーマを示す（北村俊則

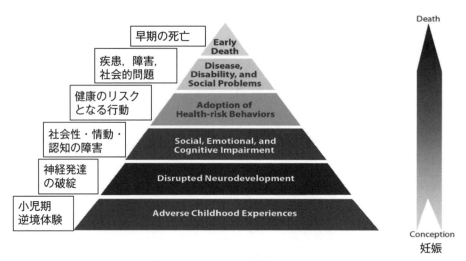

図2 小児期逆境体験の健康やウェルビーイングへの影響

1993)。図中の多軸診断における評価項目については，DC0-5 を参考に児童期における発達のプロセスを反映したものに改編した。

## 2．ライフコースの視点とフォーミュレーション

心身の健康の成り立ちの研究において，世界各国での多世代のコホート調査の知見にもとづくライフコース・アプローチが主流となっている。こころの健康の問題もその例外ではない。子どものこころの問題への臨床アプローチでもエビデンスにもとづく実践が目指されており，その介入の方向付けとなるフォーミュレーションにもライフコース・アプローチにもとづくモデルが取り入れられるのは必然であろう。小児期逆境体験（Adverse Childhood Experience: ACE）が心身の健康に与える影響についての研究はコホート研究のビッグデータをもとに幅広い心身の健康問題についての包括的なモデルを提供している（図2（Felitti, Anda et al. 1998））。ACE には全10項目　虐待5項目（心理的，身体的，性的）とネグレクト（心理的，身体的）および家族機能不全5項目（母親への暴力，親の離別，家庭内の精神疾患，物質使用，逮捕歴）が含まれる。各項目は一般人口でもありふれた事象であり，かつ累積しやすい傾向が

ある。神経発達の破綻が認知機能の障害から健康リスク行動，心身の疾患や社会的問題へと連鎖していく。

特に周産期から乳幼児期など早期発達における環境曝露と精神疾患の発症の相互作用モデルが現時点の臨床問題へのアプローチに示唆するところは大きい（藤原武男 2007）。従来の精神疾患の発症モデルでは発症要因と個々の脆弱性およびレジリエンス要因との因果関係によって説明する横断面のストレス―脆弱性の dual risk モデルとして主なフォーミュレーションの枠組みとなっていた。ライフコース・アプローチでは dual risk モデルのみでなく，各要因間の経時的な相互作用も含めて蓄積（加算），集積（クラスター化），連鎖，引き金効果など複数のモデルを想定することによって，子どもの発達の各時期において予防を含む最適な介入のポイントを想定することが出来る。またライフコース・アプローチでは世代を超えた影響にも注目するため，これにもとづいてフォーミュレーションも親子二世代を含むモデルが可能となる。たとえば親子二世代を含む包括的な介入のモデルとして，ハイリスクの母親とその子どもに対するナースファミリーパートナーシップ・プログラムの長期的なフォローアップで示され

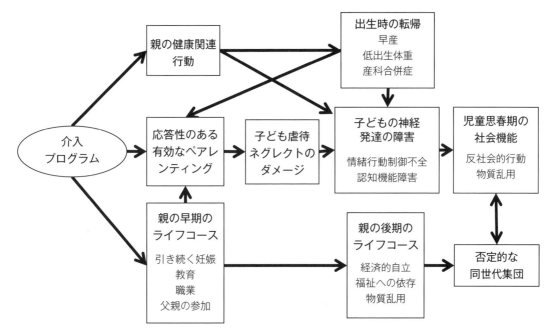

図3 周産期からの2世代の精神保健の問題へのフォーミュレーション (Olds et al., 2012)

た介入の有効性とその機序のスキーマがある（図3）(Olds 2006)。このプログラムは地域介入として，若年妊娠，貧困などハイリスク家庭の頻度が高い地域で実施された場合，強固な有効性のエビデンスが報告されている数少ないプログラムの一つである。介入のタイミングは周産期から生後2年間であるが，母子相互作用を中心に，そのリスク要因となる母親の個人要因（健康行動，引き続く妊娠の計画，就労）や家族の生活環境（経済状況・暴力の多い地域）への多面的な介入によって，不適切養育をはじめとして予測しうる親子2世代の複数の長期的な転帰にも肯定的な影響を与えることが示されている。

### 3. アタッチメントにもとづくケース・フォーミュレーション

乳幼児期から思春期まで，子どもの情緒・行動の問題の発生，持続，増悪のプロセスを分析すると，多くのケースに共通する普遍的なリスク―保護因子として重要な他者との情緒的絆における安定性がある。表2は生物―心理―社会モデルにもとづく4つのP（準備因子 Predisposing 発症因子 Precipitating 持続因子 Perpetuating 保護因子 Ptotective）をまとめた枠組み（Bio Psycho Social Grid）である（Henggeler and Schaeffer 2016）。準備因子には周産期合併症，不安定な愛着，養育者のうつ病や家庭内暴力，若年妊娠など関係性の不調につながる諸要因が含まれている。発症因子には重要な他者との分離や喪失，あるいはプロセスとしての分離個体化危機，社会的サポートの喪失などが含まれる。持続因子に含まれる自己破壊的な対処メカニズム援助を拒否するような対人関係や夫婦不和，親としての共感性の欠如も親密な関係性の形成維持の困難ととらえることが出来る。一方保護因子に挙げられている養育者の反映的である能力，情動制御の能力，肯定的な親子関係などはいずれもアタッチメントにもとづく介入で目指される目標である。これらのGridに含まれる諸要因を検討しミクロ分析を行うことによって主訴への対応のためのケースの背景理解

表2 ケースフォーミュレーションの枠組み（児童精神医学における Bio -Psycho -Social Grid と 4P）

| 領域 | 生物学的 | 心理学的 | 社会的 | |
|---|---|---|---|---|
| 要因 | 遺伝学的，発達的医学的，薬物気質要因 | 認知スタイル，内的葛藤，防衛機制，自己意識，症状の意味 | 社会−関係性家族／同世代集団／他者 | 社会−環境文化／民族，社会的リスク，システム |
| 準備因子（脆弱性）Predisposing | 家族の精神科既往歴胎内での薬物暴露，周産期合併症，発達障害，統制障害 | 不安定な愛着，情動調節の問題，硬直した否定的な認知スタイル，低い自己イメージ | 小児期の母親のうつ病への暴露，家庭内暴力，遅い時期の代理養育，気質のずれ，夫婦間の葛藤 | 貧困，低い社会経済状態，十代の出産育児，身体的健康や精神保健のケアへのアクセスの困難 |
| 発症因子Precipitating | 重篤な医学的疾患，外傷，アルコールや薬物の使用 | 自己同一性をめぐる葛藤，分離個体化危機（発達的移行期，第二次性徴，高校卒業） | 親密な家族との別離や喪失，転居による友人の喪失，対人間トラウマ | 移民，家庭の喪失，支援サービスの喪失（レスパイトや適正就学） |
| 持続因子Perpetuating | 慢性疾患，認知障害や発達障害による機能障害 | 自己破壊的な対処メカニズム，援助を拒否するような対人関係，外傷体験の再演 | 慢性的な夫婦不和，親の共感性の欠如や，発達的に不適切な期待 | 危険で敵対的な状況が続く地域，移民の世代間を超えた問題，文化に適合したサービスの欠如 |
| 保護因子Protective | 平均以上の知能，扱いやすい気質，特殊な才能や能力，外見上の魅力 | 反映的である能力，情動制御の能力，肯定的な自己感覚，適応的な対処メカニズム | 肯定的な親子関係，支持的なコミュニティーや拡大家族 | 地域のまとまり，支持的な社会ネットワークとのアクセス，子どもと家族の同盟がよく機能する |

が可能になる。

　子どものこころの問題のアタッチメントにもとづくケース・フォーミュレーションに際して必要な視点として養育者や家族をさまざまな問題の病因―原因としてではなく共同治療者としてとらえることがある。経時的にも横断面でも複数のリスク因子―保護因子の相互作用を想定すると，因果関係の病因と見える養育者の認知や行動特性は，特定の状況や発達段階では有効な対処パターンとして機能していた可能性がある。ブラゼルトンのタッチポイントの介入プログラム（Brazelton 1998）に見られるように成長のプロセスで子どもの発達のニーズが変化し親の養育的ケアとの不均衡から一時的な未統合状態が生じ，相互調整の結果次の発達のステージに進化するというモデルがある（Tronick 2017）。このような動的プロセスを前提にアタッチメントの不安定性と養育関係の不調を記述することによって治療や支援に際して生産的なフォーミュレーションが可能となる。アタッチ

メント理論を臨床的に有用な定式化として応用するためにボリスとジーナが提案した適応レベルにもとづくアタッチメントの障害の診断分類がある（図4（Boris and Zeanah 1999））。ここで示された子どもの愛着行動の適応レベルはアタッチメントにもとづく家族の養育機能の適応水準に対応する。

　アタッチメントにもとづくフォーミュレーションで重要な点は，これらが子どもの安全をアセスメントする過程でもあるという点である。子どもの安全はアセスメントの過程で鍵となる問題であり，治療計画の最初の段階でも同様な役割を果たす。これはバランスの問題でもある。安全に深刻な懸念があり，子どもの虐待やネグレクトの可能性がある状況では，所定の司法的・倫理的対応のガイドラインに沿って，子どもの養育者の権利と同様に子どもの安全を確保するためのケアを行う必要がある。すなわち治療・支援機関内に設置されている子どもと家族の安全の問題に対応する子ども虐待対応委員会

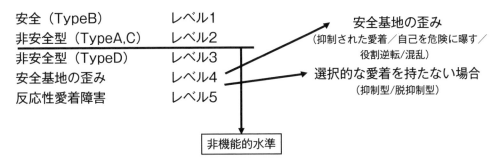

図4　適応レベルにもとづくアタッチメント分類（安全性とその他の次元）（ZeannahとBorisら）

(CAP) や機関外の児童福祉機関や行政機関の子ども虐待や対人間暴力被害など権利侵害に対応する部署に通告を行い，安全確保のためのプロトコールを確認し対応に向けて速やかに協働できる体制を築くことはフォーミュレーションの中でも第一の優先順位を占める。バランスという点ではフォーミュレーションの作成の過程で子どもの治療に関するリスク・ベネフィットに関するコミュニケーションを家族と行う際にも，リスクに関する認識に影響を与えるアタッチメントの問題を考慮することは重要である。治療に関するさまざまなアクションの決定の多くが危機意識と安全の感覚のバランスに左右されるが，危機意識の程度や内容に極端なバイアスがあったり，安全の感覚が麻痺していたり過剰になっているとさまざまな選択が不適切な方向性や悪循環につながる可能性がある。

子どもの問題に対する治療方法の選択や介入の優先順位を判断する際に必要なアタッチメントにもとづく家族機能のアセスメントとしてクリッテンデンは以下のようなレベル分けを提案している（Crittenden 2017）。すなわちレベル1は「自立」の水準であり，家族は育児困難－危機状況における子どものニーズに応える適切なスキルと自立した機能を備えている。レベル2は「脆弱性」がある水準であり育児困難－危機的状況において，家族機能に脆弱性があり，子どものニーズに応えるために一時的（6カ月－1年）な援助が必要なレベルである。レベル3は「回復可能」のレベルで，多問題家族であり子どものニーズに応えるために複数の種類のスキル習得や治療が必要な水準である。1－4年の中長期的な介入で自立して適切な家族機能を得ることが期待できる。レベル4は「支援可能」な水準であり家族が自立し適切な機能を獲得するためのリハビリテーションプログラムは得られにくい。子どもが成長するまで，ニーズに応えるための支援サービスが常に必要である。レベル5は子どもの養育について「不適切」な機能水準であり，家族が子どもの基本的なニーズに応えられるようになるための支援サービスは見当たらない。レベル3以上の機能水準の家族に対するフォーミュレーションでは子どもや家族に向けた治療や訓練プログラムの提供のみならず，訪問支援や一時保護，施設措置，養育里親など短期から中長期にわたる養育機能の代替など福祉的措置も含めることが要請される。代替養育のなかには福祉的な対応に留まらず，治療的介入として専門的な対応の可能な専門里親による治療プログラムもある。

アタッチメントと家族の養育機能に注目した乳幼児に対する介入プログラムの有効性のメタ解析では，①母子保健システムに組み込まれたかたちで提供される，②介入の対象は母親だけでなく子どもや家族が含まれる，③社会的サポートの提供に留意し母親を力づけるものであること等が有効性を認められた介入の共通点として抽出されている。

## 4．神経発達症モデルにもとづくケース・フォーミュレーション

児童精神医学の臨床では神経発達症のある子どもと家族が直面するさまざまな問題や課題への介入が大きな位置を占めるようになっている。神経発達症の発症モデルでは生得的な神経認知発達の特性と成育環境の相互作用が重視され，発達特性のある子どもが成長過程で殆ど社会機能の障害を示さなくなる Optimal Outcome を目標に，子どもや家族の強みを引き出し社会的活動への参加の障壁を減らすような特性にマッチした養育および教育環境への調整のプロセスを重視する。このような介入には WHO の提唱する国際生活機能分類—ICF の生活機能構造モデルがよく当てはまる。子どもの神経心理学的なアセスメントから明らかになる機能障害が生活自立や学習のための活動制限につながり，教育や社会体験の場への参加が困難になっている状況として定式化することができる。特別ニーズ教育に関する世界会議・障がい者差別解消法で示された，多様な生活と参加のあり方を保障する（ダイバーシティ・インクルージョン）という理念のもとに合理的配慮の法定化されたことにより社会文化的な環境は大きな変革の時期を迎えている。このような社会的動向に伴い臨床のケース・フォーミュレーションについても症状レベルでの寛解よりも症状や特性はあっても，生活機能・社会参加において障害・障壁の少ない，強み（ストレングス）を生かせる生活を目指す包括的支援に方向づけられる。問題の明確化のプロセスでも周囲が困り心配する症状・行動から困っている当事者へと視点の切り替えが生じ，同時に親や家族への介入についても病因としての家族から共同治療者としての家族へと治療関係のあり方も変化している。このため自己理解や対処スキルの獲得に向けた心理教育プログラムやスキルトレーニングなど当事者が主体として有力化されるような方向づけがフォーミュレーションにおいて重要性を増していると言えよう。当事者主体という方向性にも

とづいて社会文化的な動向を十分に子どもと家族に伝える情報提供も重要な手続きとなる。適切な情報を統合して伝えるためには，子どもと家族の適切な背景情報にもとづくことが必要である。セスメントの段階では家庭，教育，福祉など複数の情報源に質問紙やインタビューもとづく情報提供を依頼する必要がある。また実際の治療や支援の選択肢の決定の段階やフォーミュレーションの再評価の段階においても情報源として協力が得られた諸機関に対して方針を伝え治療経過を確認する橋渡しのプロセスが望まれる。治療の場によっては守秘義務が強調されるなど当然制約はあるが複数の情報源とコンタクトできるネットワークを持つことは，子どもの安全と権利を保障する理念ともフィットし現在の臨床実践においては不可欠な手続きとなっている。

## 5．さまざまな治療・介入の資源と多職種協働モデル

フォーミュレーションの多くは治療や介入のプランニングの作成と転帰の予測を目的とする。個々のフォーミュレーションの妥当性はプランニングに基づく介入の結果から検証され修正が加えられる。このため，ある臨床課題に対して用意されている治療技法やプログラム，資源，臨床のセッティングに基づき設定した転帰の指標により介入効果を評価し，フォーミュレーションの当てはまり（Goodness of fit）を判断することが重要になる。児童思春期のハイリスク・ハイニーズ症例への包括的な介入法として強固なエビデンスをもっているマルチシステミック・セラピー（Multi Systemic Therapy）では9つの原則を示している。①フィット（Fit）：臨床問題がアセスメントによって子どもと家族の置かれた環境の文脈で道理にかなったものとしてフィットするものとなること②子どもと家族の肯定的な側面（Positives）と強み（Stength）に焦点を当てること③家族それぞれが信頼し合えるような行動をとること（Resposibility）を促すこと④現在に焦点づけ（Present），問題がわかりすく定義し，すぐに実行可能な方策（Action oriented）に導くこと⑤問題行動の維持に関与するさまざまなメンバーの対応の一連の流れ（Sequence）を明確化すること⑥子どもの年齢や発達（Development）のニーズに適切に設定されていること⑦改善に向けたたゆまぬ取り組みを促すため頻繁に細やかに評価し課題を修正していくこと⑧治療者の責任と役割を見えやすくするために介入の結果を評価し家族にフィードバックしていくこと⑨養育者を介入の後も新たなニーズに対応しながら変化のプロセスを維持する要と考え，サポートし介入効果の般化を目指すことである。正にこれまでの述べてきた児童精神医学におけるケース・フォーミュレーションの意義と特長を要約したものである。

　MST に示されている Bio-psycho-social grid の中の４つの P に対する対処・介入のための資源を含めてマクロ分析を行うと，児童思春期の子どもと家族の発達課題（分離個体化）や移行支援のニーズ（コンピテンスの獲得）などより普遍性のある定式化につながる。児童思春期のこころの問題への介入には薬物療法など疾患特異的な症状に対する介入と社会的スキルやライフスキルなど問題解決のための対処行動を学ぶ，家族の関係性を強化するなどリスク要因や保護要因に働きかける非特異的な介入とがある。非特異的な介入の多くが前節で示した当事者にとっての発達モデルに基づいている。

　斎藤（2015）は児童思春期の臨床は多くの技法，職種，資源を用いての総力戦であるとして治療技法と資源を多層的に統合し呈示している。生物学的アプローチとして A.脳機能や心身機能に直接働きかけ脆弱性を保護ないし修正することを目的になされる心身の休養，睡眠環境の整備，健康的な食習慣，薬物療法が挙げられる。心理社会的アプローチには B.自己形成の支援，

内的・外的ストレスへの多様な対処法・スキルの習得につながる教育的支援，認知行動療法，心理教育，ソーシャル・スキルトレーニング等がある。さらに相互作用の見立ての範囲を広げて C.生活環境と個人の特性の相互作用の調整・修正を目指すアプローチがある。その内容として家族・職場への心理教育や行動療法的介入，入院治療，アウトリーチ，社会福祉的支援などが挙げられる。さら回復への障壁の減少と再発の予防に向けて D.環境ストレスの緩和，保護，環境資源の調整・開発に向けた社会的アプローチがある。具体的には家族・職場・教育環境の調整（家庭 - 教育機関 - 保健福祉機関 - 医療機関 - 民間サポート機関 - 司法機関など関連機関の連携および連携システムの構築と整備），入院治療，福祉機関の利用等がある。さらにこれらの治療資源の運用について「効果的な治療・支援のシステムを組み立てたら，子ども（個人）が反応し成長・回復するための時間を十分保障するため，治療・支援システムを継続的に作動させること，あるいはその環境を守ることに努めること」としている。これは発達途上にある子どもと家族の治療と支援において必要な臨床態度でありフォーミュレーションの骨子ともなる。またこのような長期的な視点をもったケース・フォーミュレーションは多職種が経時的な連携の過程で協働し合う実践の場ではじめて可能になる。協働的なアプローチの仕方には複数の資源からの情報と臨床的判断が必要である。またこのような開かれた実践の場におけるフォーミュレーションは治療や支援機関が子どもや家族と肯定的で継続性のあるパートナーシップを築くことを前提としている。そこでは子どもと家族の安全が尊重され，子どもや家族の声が明確化されることで，治療や支援への子どもと家族の反応がフォーミュレーションの妥当性，どのような修正が回復と成長に必要かを方向づけていくであろう。

## 文　献

Bori NW & CH Zeanah（1999）Disturbances and disorders of attachment in infancy：An overview. Infant Mental Health Journal, 20(1)；1-9.

Brazelton TB（1998）How to help parents of young children：The Touchpoints model. Clinical Child Psychology and Psychiatry, 3(3)；481-483.

Crittenden PM（2017）Raising Parents：Attachment, representation, and treatment, Routledge.

Felitti VJ et al.（1998）Relationship of childhood abuse and household dysfunction to many of the leading causes of death in adults：The Adverse Childhood Experiences (ACE) Study. American journal of preventive medicine, 14(4)；245-258.

Henggeler SW & Schaeffer CM（2016）Multisystemic therapy®：Clinical overview, outcomes, and implementation research. Family Process, 55(3)；514-528.

Leckman JF & Taylor E（2015）Clinical Assessment and diagnostic formulation. Thapar A, Pine DS et a（Eds.）Rutter's Child and Adolescent Psychiatry. Wiley-Beackwell；407-418.

Olds DL（2006）The nurse-family partnership：An evidence-based preventive intervention. Infant Mental Health Journal, 27(1)；5-25.

Tronick E（2017）The caregiver-infant dyad as a buffer or transducer of resource enhancing or depleting factors that shape psychobiological development. Australian and New Zealand Journal of Family Therapy, 38(4)；561-572.

Zeanah CH et al.（2017）Introducing a new classification of early childhood disorders—DC:0-5. Zero to Three Journal, 37(3)；11-17.

藤原武男（2007）健康格差と保健政策 ライフコースアプローチによる胎児期・幼少期からの成人疾病の予防（特集 健康格差と保健医療政策）. 保健医療科学, 56(2)；90-98.

北村俊則（1993）DSM-Ⅳ の多軸診断について. 精神科診断学, 4；483-488.

齊藤万比古（2015）"子どもの精神科治療とは何か" 第 111 回日本精神神経学会学術総会. 小児精神医療委員会ワークショップ. 専門医受験者のための小児精神医療入門（3）「子どもの精神科治療　その 1」より.

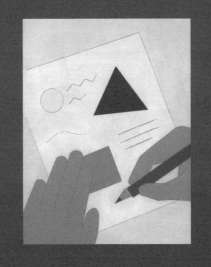

# II

## 治療の場と
## ケースフォーミュレーション

# 地域医療・介入のケースフォーミュレーション

Sayaka Sato

佐藤　さやか*

## I　訪問（アウトリーチ）支援における心理学的支援の必要性

　2018年4月から始まった第7次医療計画においては「精神障害にも対応できる地域包括ケアシステムの構築」が謳われ，我が国でも地域支援に関するシステムの土台が作られつつある。

　地域支援のためのシステム作りが進み，「（病院や施設内ではなく）地域で支援すること」が当たり前になろうとする中で，次なる課題として挙げられるのは地域でどのような支援を実施するのか，またそのためにスタッフにどのようなスキルが求められるのか，という点である。

　海外においては上記の問いに対する示唆の1つとして包括的地域生活支援（Assertive Community Treatment：ACT）において認知行動療法（Cognitive Behavioral Therapy：以下CBT）の実施を模索する試みが複数みられるようになっている。

　ACTは重い精神障害をもつ人（Severe Mental Illness：SMI，統合失調症，双極性障害，再発を繰り返す大うつ病を指す）を対象としたケアマネジメントの一類型であり，保健・医療・福祉にわたる包括的なケアを，多職種のチームアプローチで集中的に提供する援助方法である（大島，2004）。統合失調症に関する国際的な治療および支援の指針の1つであるThe Schizophrenia Patient Outcomes Research Team（PORT）でも有効な心理社会的支援の1つに挙げられており（Kreyenbuhl et al., 2009），アウトリーチによるクライエントの生活の場での支援が基本となっている。

　ACTの枠組みで提供される支援技法としては，心理教育など再発予防等にエビデンスのあるプログラムが専門家の合意（Experts Consensus）として推奨されているが，近年，支援内容や質，実行可能性について実証的な研究が行われている。例えばPinnintiら（2010）はACTチームのスタッフに対して6カ月1クール，合計3クールのCBTトレーニングを行った結果，チームスタッフのクライアントの持つ問題についての理解，支援に対する自信，介入の質の改善が報告されたことを明らかにしている（Pinninti ey al., 2010）。また，Turkingtonら（2006）は10日間ほどのCBTの研修とその後の継続的なスーパーバイズを精神保健ナースに対して実施し，アウトリーチ活動におけるCBTのRCTデザインによる効果検討を行った。この結果，ベースラインから12カ月後において対照群と比べて介入群のほうが有意に病識や陰性症状を表す得点が改善し，再発率が低く，

---

＊国立精神・神経医療研究センター精神保健研究所
　地域・司法精神医療研究部
　〒187-0031　東京都小平市小川東町4丁目1-1

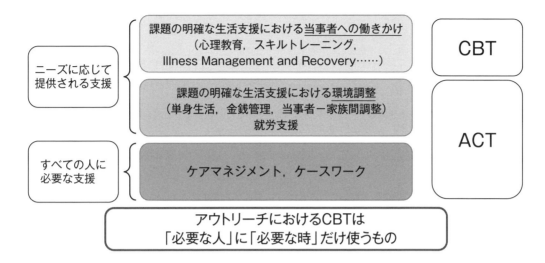

図1 アウトリーチ支援におけるCBTの位置づけ

24カ月後の評価でも同様の結果であった（Turkington et al., 2006）。

## II 国内での訪問支援におけるCBTの取り組み―ACTチームによるCBTの提供

筆者の所属先には訪問看護ステーション（通称 Psychiatric Outreach Team：PORT）が設置されている。スタッフは看護師長を含む看護師6名，精神保健福祉士1名，作業療法士2名，医師2名で構成されている。PORTは設置当初よりAssertive Communuty Treatment（ACT）に準ずるリカバリー支援を志向し，実践してきた。このためACTのフィデリティ尺度（吉田，2014；Teague et al., 1998）で推奨されているCBTの実施に対しても関心が高かった。

CBTに関する取り組みが始まる以前，筆者は週1回のカンファレンス参加や特に臨床心理学的支援が必要とケースマネージャーが判断した場合の訪問同行などでチームのサポートを行っていた。PORTがACT全国ネットワークのフィデリティ調査（ネットワークに参加する全国30前後のACTチームに所属するスタッフが外部のチームを1泊2日で訪問し，そのチームの実践がどの程度フィデリティ項目と合致するか評価するピアレビュー活動）に参加する中

で，フィデリティの中で推奨されている利用者へのCBT提供についてチームから「勉強してみたい」「実践に取り入れたい」という要望があり，筆者がコンサルテーションを担当することとなった。

最初にスタッフ全体にCBTに関する研修を行った。スタッフからは「CBTには関心があるが，どのような人に使えるのかがわからない」，「ACTの支援対象となるような重症精神障害者にはCBTは使えないのではないか」との質問が寄せられた。筆者はACTのようなアウトリーチベースの地域支援には階層があると考えている（図1）。ベースになるのはすべての利用者に必要なケアマネジメントやケースワークであり，その上に一人暮らしや金銭管理，就職などのニーズをもつ利用者を後押しするための環境調整がある。大家さんに理解がある，社会福祉協議会が金銭管理をしてくれる，職場にジョブコーチが派遣ないしは配置されている，といった状態に環境調整がなされれば，利用者からこれ以上のニーズが表出されない場合も多いだろう。CBTが役立つのは環境調整をした上でもなお，いままでのあり方や方法を変えたいと利用者本人が考えている場合，もしくは支援者側のこうした提案に利用者が合意した場合

表1 アウトリーチ支援における CBT の進め方（案）

①困りごとを分けて考える：**構造化**
　・複数の困り事から "最初に取り組む課題を1つ決める
　・その課題を「考え（認知）」「振る舞い（行動）」「感情」「からだの状態」に分ける
②動機づけを高める：**心理教育**
　・ツールを使って，課題に関する説明を行う

③課題にまつわる悪循環を整理する：**ケースフォーミュレーション**
　・モニタリングシートを使って必要な情報を収集する
　・「ABC 分析」を使ってその人の悪循環を理解し，共有する
④対処法を考える：ターゲットとなる認知や行動（※）を変容する**援助技術**
　・スモールステップによる目標設定　・※に関するリストの作成と改訂
　・認知再体制化　・エクスポージャー等の行動変容支援

である。この階層をふまえてチームが支援している利用者の例を挙げながら，CBT の適応例について説明した。また慢性の統合失調症のような言語でのやりとりがスムーズでない人にはCBT を使うことができない，という誤解に対しては，行動療法や応用行動分析の考え方を用いて行動変容を手助けすることで，利用者のニーズの一部を満たし，リカバリーに近づく援助ができることを伝えた。

次に CBT の実施を4つのプロセスに分けて説明をした（表1）。

特に前半の2つ（「構造化」および「心理教育」）についてはチームに属するにスタッフ全員が理解できるように繰り返し練習した。抽象的な説明は伝わりづらいため，ケースビネットを用いてスタッフが自身の担当するケースを思い浮かべながら練習できるように工夫をした。「構造化」の説明では用紙を使って，利用者の困りごとを「考え（認知）」「振る舞い（行動）」「感情」「からだの状態」に分ける練習を行い，「心理教育」では資料を使って利用者の状態を理解しやすく説明する方法を伝えた。

初回の研修は1回90分程度，その後の「構造化」および「心理教育」の説明と練習に1回45分程度を2回実施した。この結果，週1回のカンファレンス時にスタッフから「この利用者さんには CBT が使えそう」，「この利用者さんの困りごとを CBT 的に説明するにはどうしたらいいか」といったコメントや質問が少しず

つ出るようになり，現在はチームスタッフが利用者をより良く理解するための共通言語になりつつある。またアウトリーチ支援の利用者に対して実際に CBT を提供するケースも出てきた。

## Ⅲ　事例紹介

Aさん，統合失調症　40 代　男性

### 1．生育歴

3人兄弟の第2子，元来物静かで引っ込み思案な性格ではあったが，出生時から学童期，大学卒業にかけてメンタルヘルス上の目立った履歴はなかった。幼少期から利発で兄弟の中でもっとも学業優秀であったと母に評価されている。大学卒業後大手企業に就職するも1年で退職，その後公的機関で2年間勤務して退職した後は実家でひきこもっていた。

### 2．現病歴

退職後，自宅で過ごすようになって数か月後「近隣の人に見張られている」「他人に自分の考えが伝わっている」などの訴えがあり，同居の母に怒ったと思えば，将来について誇大的な話をするなど，情動の不安定さがみられた。1年後にはこれらの傾向が顕著になり，自宅前の道路で怒鳴る行動も見られるようになった。入院加療後しばらくは安定して過ごせるが，退院してから時間が経つと精神疾患の治療を行っていることに苦しさを感じるようになり，服薬が不

安定になることで精神症状が悪化，「友人と同じように普通に暮らしたい」「できないなら消えてしまいたい」といった自責的な思考に陥り，情動が不安定になり，服薬がますます不安定になり……という悪循環が見受けられた。このためX－5年，第三回の退院前にアウトリーチ支援の要請があり，当面は病状を見守りその後は生活支援を行うことを目的として，PORTが週3日アウトリーチを行うこととなった。

## 3．支援の経過

### 1）ACT支援の目的

PORTによる支援を導入後，5年ほどは外来主治医やPORTスタッフにたいして「幻聴がつらい，なくしたい」「以前カウンセリングを受けたときにはとても調子がよかった，あの頃に戻りたい」というような訴えが続き，これに傾聴と共感で対応していた。また同居する母が高齢となりつつある中で，母を労りたい気持ちと（Aさんを思うあまりに繰り返し小言を言う）母に対する反発，という相反する気持ちが同時にあることがストレッサーとなり，母に対して粗雑な振る舞いをし，その後に落ち込むというパターンがしばしば見られたため，生活支援として一人暮らしを始めるサポートなどを行っていた。

### 2）CBTに基づく支援

一人暮らしを始めてからは母とは適度に距離をとれるようになり，Aさんも母も以前と比べて関係が良好になったとスタッフに述べている。他方「足が動かない」「腰が痛い」「歩けない」といった新たな訴えが頻回となり，自宅に引きこもることが増えた。整形外科にて脊柱管狭窄症の診断を受けるものの歩行に支障きたすほどではないと判断されたが，近年は月1回の通院時に「歩けない」と泣きながら訴え，毎回車いすを使って移動するようになり，PORTスタッフはなんらかの対応が必要と感じていた。このため，筆者にCBTを用いた支援の可能性について相談があった。

### ①行動変容に対するAさん自身のニーズの確認とセルフモニタリング

PORTスタッフからみて改善が必要と考えられる「外来受診のたびに流涙しながら歩行困難の訴えがあり，車いすで移動している」行動についてAさん自身がどのように考えているのか，また外来受診以外の場面でも歩行困難と感じる場面があるのかについて情報収集が必要であると考えた。ただACT利用者は新しい対人関係が強いストレッサーとなる場合も多いので，まずはなじみのあるPORTスタッフから上記に関する情報収集を行ってもらえるようにコンサルテーションを行った。外来受診以外の外出時の歩行困難場面の有無とあった場合の前後の状況についてセルフモニタリング用紙を作成しAさんに記録してもらった。この結果，Aさんは「できるなら車いすは使いたくないし，診察中も涙が出てしまって先生に相談したいことを十分に話せない，自分で歩いて診察室まで行きたいけれどどうしてもできない」とスタッフに語り，外来受診時の一連の行動に関する変容はAさんにとってもニーズがあることが確認された。また2週間分のセルフモニタリング表をみると，午前中には車と徒歩で買い物に出かけられている日が多数あり，夕方も数日は散歩に出ることができていた。この点について以下のようなやりとりがあった。

**PORTスタッフ（以下スタッフ）** 歩けている日もたくさんありますね。

**A**：確かにいつも歩けない訳ではなくて，買い物やスーパー銭湯など自分が行きたいな，と思えるところには行けています。特に午前中は調子がいいんです。

**スタッフ**：なるほど，それはいいですね。記録を見ると午後も散歩に行けている日もありますよね。

**A**：そうなんですけど……（考え込む）

**スタッフ**：何かひっかかりますか？

**A**：外出できることはできるのですが，足が変

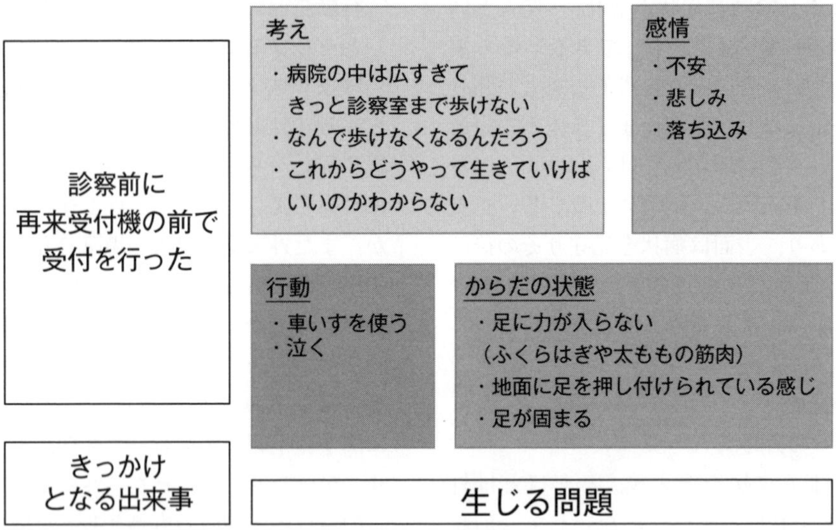

考え
・病院の中は広すぎて
　きっと診察室まで歩けない
・なんで歩けなくなるんだろう
・これからどうやって生きていけば
　いいのかわからない

感情
・不安
・悲しみ
・落ち込み

診察前に
再来受付機の前で
受付を行った

行動
・車いすを使う
・泣く

からだの状態
・足に力が入らない
　（ふくらはぎや太ももの筋肉）
・地面に足を押し付けられている感じ
・足が固まる

きっかけ
となる出来事

生じる問題

図2　課題の構造化

なんです。

**スタッフ**：どんな感じですか？

**A**：最初になんだかふわふわして……「足が硬くなる」と心の中で唱えると歩ける気がするんですけど幻聴に邪魔されるんです，幻聴に気を取られるとだんだん（足が）固まって歩けなくなるんです

**スタッフ**：なるほど，それはつらいですよね。

「幻聴」という単語が出てきたことで慎重な対応が必要と判断したPORTスタッフは一旦この話題から離れ，やりとりをチームに持ち帰った。後日，筆者を含めたカンファレンスを行ったところ現在のAさんの「幻聴」については他にも訪問時に話を聞いたスタッフが複数いるもののどのような内容なのか具体的には把握できていなかった。そこでもっとも信頼関係があるスタッフの訪問時に「幻聴」の具体的な内容について確認した。この結果，現状でAさんが「幻聴」と呼んでいる現象ははっきりとした人の声ではなく内容もわからない「ざわざわした感じ」で自分のことを噂している気配のようなものである，とのことだった。さらにチームで検討し「幻聴」の軽減はAさんにとって大きな

ニーズがあるところだが訴えは長年続いており，ここをCBTのターゲットにしても変化は容易ではない，それならば地域生活支援の観点から「歩けない」ことを支援するほうが建設的ではないか，との結論に至った。

②「歩けない」場面の構造化とケースフォーミュレーション

Aさんにとってもっとも困る「歩けない」場面である外来受診時についてAさんとスタッフが共同で構造化を行うように提案した。この結果，図2のような内容が明らかになった。特に「考え」の部分が特徴的で「病院の中は広いな，診察室まで長いな」という思考が「（今日もきっと）歩けないんじゃないか」「なんで歩けなくなるんだろう」「これからどうやって生きていけばいいのかわからない」と飛躍していることが明らかになった。こうした思考に伴い，不安感が増大し，筋緊張によって足に力が入り（Aさんいわく「足に棒が入ったような感じ」），歩行が困難になっている可能性が考えられた。買物など他の場面では歩けているのにどうして外来受診時だけこのようなことが起こるのかについて下記のようなやりとりがあった。

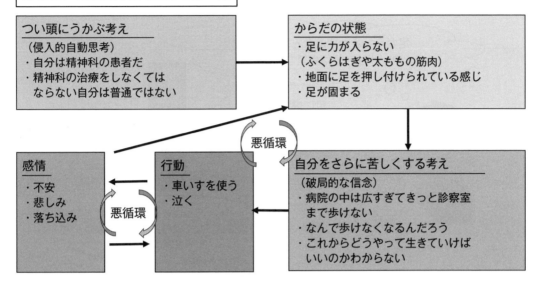

注：（ ）内は読者への補足でAさんには示してしない

図3　ケースフォーミュレーション

スタッフ：Aさんにとっては自然な歩き方ではないのだと思いますが買い物や散歩で歩けている日もたくさんありますよね
A：はい
スタッフ：病院の中の再来受付機から診察室までといつも買い物されているスーパーの売り場とどちらがたくさん歩きますか？
A：（照れくさそうに）それはきっとスーパーのほうが広いですね
スタッフ：なるほど……，そうすると外来の時はAさんにとってちょっと特別なんでしょうか？
A：そうですね……（考え込む），緊張しますね，病院は。
スタッフ：診察で先生とお話するからでしょうか？
A：いえ，以前デイケアに行っていたときも緊張していました。
スタッフ：そうなんですね……，病院自体に緊張を感じるのですね。
A：改めて考えるとそうですね。

スタッフ：どうしてなんでしょうか。
A：うーん，やっぱり……（熟考して），病院にくると「自分は病気なんだ」って思っちゃうんですよね。
スタッフ：それはAさんにとってはとてもつらいことですよね。
A：そうですね，普段はあまり考えないでいられるんですけど，病院にくると思い出すような感じですね。

　このやりとりのあと，スタッフと筆者で改めてケースフォーミュレーションを行った。チームの仮説としてAさんの外来受診時の歩行困難の背景には，精神科疾患の患者であるという状況に対するつらさや「（兄弟や同世代の友人と比べて）自分は劣っている」というdefeated belief（負け犬信念），将来への不安などがあることが想定された。この仮説を盛り込んだ図3を訪問時にAさんに示し，〈PORTとしては外来受診の時に歩けなくなるAさんの状態をこの

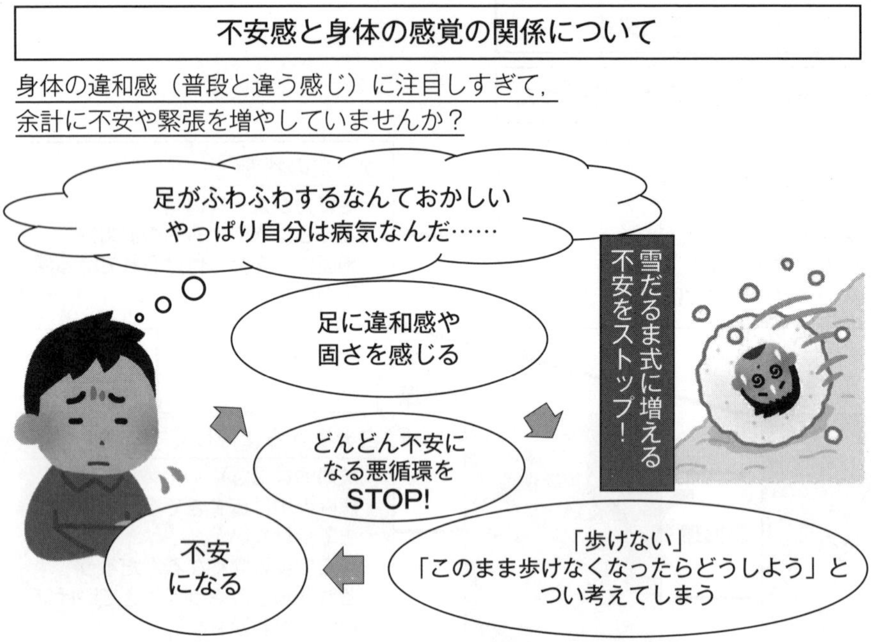

## 不安感と身体の感覚の関係について

身体の違和感（普段と違う感じ）に注目しすぎて，
余計に不安や緊張を増やしていませんか？

足がふわふわするなんておかしい
やっぱり自分は病気なんだ……

足に違和感や
固さを感じる

どんどん不安に
なる悪循環を
STOP!

雪だるま式に増える
不安をストップ！

不安
になる

「歩けない」
「このまま歩けなくなったらどうしよう」と
つい考えてしまう

図4　心理教育資料

ように整理してみたのですが，いかがですか〉と問いかけると，「確かにそうかもしれない，病院に来て再来受付機の前に立つととてもつらくなるんです」と述べられた。

CBT担当者としてはここで2つの選択肢が考えられた。Aさんは病前に学業成績が優秀で高い思考能力を示しており，「精神科疾患であること」に対する認知の歪みについての認知的再体制化やこれに基づく「幻聴」への対処法産出に取り組むことは十分に可能と考えられた。他方，これまでの「生活上の困難を和らげる」という方針に沿って外来受診時の「歩けない」ことに対する行動変容を支援することも意義があると思われた。そこで筆者はスタッフに対して「Aさんにとって病気もなく，何も心配ない状態とはどのような状態か」尋ねるように提案した。Aさんの回答は「歩けるようになって，母と遠出してみたい」であった。「母に親孝行したい」というのはACTの支援目標でもあるAさんのリカバリーゴールであり，ACT支援とCBTの方向性が合致する後者の支援をチー

ムとして継続することとした。

### ③ノーマライゼーションとしての心理教育

「歩けない」現象は筋緊張に対する過度の注目から生じる可能性があることを心理教育資料（図4）を示して説明した。Aさんからは「確かに自分で自分を緊張させているところがあるかもしれませんね」との感想が得られた。

### ④リラクセーション法の提供と歩行の練習（エクスポージャー）

「足に棒が入ったように固くなる」現象について，PORTスタッフでもある作業療法士が筋緊張についてアセスメントを行い，筋弛緩法（強く力を入れたあとに一気に抜く）の提供を試みた。Aさんいわく「あまりピンときません……」とのことで，Aさんにあったリラクセーション法を模索している。

また，歩行練習の計画を立てるために，歩くことをイメージすると不安を感じる場所のリストを作成し，それぞれの場所についてSUD（Subjective Units of Disturbance：自覚的障害単位）を評価した。このように作成した不安階

表2　不安階層表

| 歩行練習のための課題 | 困難度（100点満点） |
|---|---|
| 外来受診時に，1人で再来受付機から診察室まで歩く | 100 |
| 外来受診時に，PORT スタッフと一緒に再来受付機から診察室まで歩く | 95 |
| 1人で夕方に近所の公園を徒歩で一周する | 80 |
| PORT スタッフと一緒に，夕方に近所の公園を徒歩で一周する | 70 |
| お昼過ぎの少し混んでいるスーパーに1人で買い物に行く | 50 |
| 午前中のすいているスーパーに1人で買い物に行く | 30 |
| 好きな時間に1人で車を使ってスーパー銭湯に行く | 10 |

チャレンジする課題のリストを困難度の得点順に並べ，低いほうから取り組んでいく
→「なにもできない」「全部できない」の「できない」にも濃淡があることをわかってもらう
　小さな目標をクリアすることが成功体験となり，次の目標に踏み出しやすくなる

層表（表2）を用いて，SUD が低く，Aさんが「できそうだ」と思える場所，歩けてよかった，行けてよかったと思える場所から順番に練習を行った。

## Ⅳ　地域医療・介入における認知行動療法とケースフォーミュレーション

本ケースの特徴は①多職種アウトリーチチーム（つまり CBT を専門としない複数の対人援助職スタッフ）へのコンサルテーション，②地域ベースでの支援，③ Psychosis をもつ当事者への支援ではあるが幻聴や妄想ではなく，生活上困難を伴う行動の変容を実施に焦点を当てる，の3点である。支援の流れは基本的には不安症に対する CBT と同様であった。

まず①について，地域での支援は医療機関や教育の領域に増して，さまざまな職種が入り混じって活動をしている。専門職の資格を持たずに（つまり体系的なトレーニングを受けずに）対人援助職として勤務をしている職員もいる（これは個人や事業所に帰せられる問題ではなく，障害福祉サービスの制度設計上，許容されている）。このため，心理職にはなじみがあっても他職種には関心の薄い概念や用語を使ったコンサルテーションは受け入れられづらいし，場合によっては機関同士の連携を阻害する。連携先の他機関や他職種の背景についてよく知り，

彼らが受け入れやすい方法で臨床心理学的支援について説明できる力をつけることが肝要である。筆者がこれまで試行錯誤する中では，座学ではなく実習形式の研修にする，図4のような資料をこちらから提供する，単発ではなく継続的に事例検討を行う，というような方法が歓迎されるように思う。

また，地域で多職種と協働する際に常に注意が必要なのが，ダブルケースマネジメント（1人の利用者に対して複数の職種や機関がばらばらにケースマネジメントを行い，場合によっては方針が対立して，関係者に葛藤が生まれる状況）の問題である。Aさんのケースでも CBT 担当者としては「精神科の治療をしなくてはならない自分は普通ではない」といった認知の部分に働きかける方法も1案であった。しかし先述したように PORT が支援目標としているAさんのリカバリーゴールが「親孝行をしたい」であることを考えると，CBT だけが独立して病気に対する考え方を取り上げるよりも，生活上の困難を和らげる歩行練習に取り組むほうが，チーム全体での支援にまとまりが生まれ，結果的にAさんも支援を受け入れ易かったと思われる。地域支援が語られるとき「多職種連携」「多機関による協働」という言葉はあふれているが，実際には1人の利用者をめぐり，外来主治医とデイケアでまったく支援方針が共有され

— 77 —

ていない，訪問看護ステーションと就労継続支援B型事業所が別々のリカバリーゴールに向かって支援を行っている，というようなことが散見される。CBTは上手に活用することで利用者の生活範囲を広げたり，生きづらさを少し楽にする手助けになり得るが，それは既存のケースマネジメントに沿った形で行われるときに力を発揮すると思われる。

また②について，Aさんは「自分は精神科の病気なのだ」という強いセルフスティグマがきっかけとなる悪循環によって下肢の緊張から歩行困難感を頻回に訴え，医療機関の中で行われる外来診察の場では，車いすに乗りながら号泣する場面もしばしばであった。このため外来主治医やデイケアなど病院で「待つ」支援を行う医療スタッフからは「病状が不安定で人格が退行している患者」という印象をもたれており，リカバリーゴールの実現につながるような積極的な支援が提供されていなかった。しかしアウトリーチ支援の過程で自宅や地域でお会いするAさんは非常に落ち着いていて表情も豊かであり，自身のことを客観的にみる力のある方であった。今回のCBTに基づく支援もAさんが本来の力が発揮できる自宅や地域で提供できたことが行動変容につながったと考えられる。

③について，統合失調症に対する認知行動療法としてはCBT for psychosis（CBTp）を中心に多くの検討が行われ，エビデンスが積み重ねられてきた（石垣，2013）。ただ近年は，臨床研究に求められる前提（報告すべき事項の増加，盲検化の徹底など）が非常に厳しくなっており，システマティックレビューで必ずしも高いエビデンスが示されない状況がある。Jauharら（2018）は，近年の厳密な方法論による臨床研究を見ると，陽性症状や陰性症状のような精神症状，また発症や再発の予防に対するCBTの効果量は小さく，他の心理療法に比べて優位性があるとは言いづらいこと，しかし薬物療法がターゲットとしているような特定の症状ではなく，「妄想に対する心配」のような症状に付

随して生活機能の影響を及ぼすような情動に有効である可能性があることを指摘している。また，Sytemaら（2014）はACTチームと並行して，独立した心理士とナースプラクティショナーがCBTを含むEvidence basedな心理社会的支援を提供することの実行可能性と，ACT本体の支援効果を増強するか，つまり「有用性」を有するかどうかをRCTデザインで検討している。この結果，多くの対象者が支援の受け入れを拒否し，完遂したものはごくわずかであった。研究グループは，研究デザインの厳密さのために，心理社会的プログラムを実施するスタッフをACTチーム外に配置したことがスタッフ間の信頼関係づくりや連携を難しくしたこと，また心理社会的プログラムを担当するスタッフが長期で重症の当事者のケアについては不慣れであったことが研究対象者の支援継続につながらなかったと考察している。これらの先行研究から利用者にとってなじみのあるスタッフが「生活上の困りごと」に付随している落ち込みや不安感に焦点をあてたCBTを行うことの効果についてより検討が望まれる。Aさんのケースもあてはまるが，「精神科の病気である自分は普通ではない」との認知から他者との交流に不安感を感じる人が多い。統合失調症をもつ人の65％が社交不安障害をはじめとするなんらかの不安症の診断を満たずほどの不安感を感じているという報告もあり（Temmingh & Stein, 2015）生活支援の観点から地域でCBTを活用する取り組みには一定の意義があると考えられる。

冒頭に述べたように重い精神障害をもつ人が地域で生活することが当たり前となりつつある一方，地域で活動する心理職が多くない現状では，CBTを専門としない対人援助職にCBTを含む心理学的支援を平易に説明し，彼らが利用者に提供できるようにする間接的な支援力を備えることも，国家資格となった心理職がチーム支援の枠ぐみの中で活躍するために重要だと思われる。こうした人材教育も今後の課題であろう。

※本稿は「佐藤さやか（2019）アウトリーチ支援にお
ける CBTp—不安感からくる生活上の困難をもつケー
スへの支援. 石垣琢麿他（編著）事例で学ぶ統合失調
症のための認知行動療法. 金剛出版」を修正加筆した
ものである。

# 文　献

石垣琢麿（2013）統合失調症の認知行動療法
（CBTp）—CBTp の概略と欧米における現状.
精神神経学雑誌, 115(4)；372-378.

Jauhar S, Laws KR & McKenna PJ（2018）CBT
for schizophrenia：A critical viewpoint. Psycho-
logical Medicine, 13；1-4.

Kreyenbuhl J et al.（2009）Updated treatment
recommendations. Schizophrenia Bulletin, 36；
94-103.

Malik N et al.（2009）Effectiveness of brief cogni-
tive-behavioral therapy for schizophrenia deliv-
ered by mental health nurses：relapse and re-
covery at 24 months. Journal of Clinical
Psychiatry, 70(2)；201-207.

大島巌（2004）ACT ケアマネジメント ホームサ
ービス：精神障害者地域生活支援の新デザイン.
精神看護出版.

Pinninti NR et al.（2010）Feasibility and useful-
ness of training assertive community treatment
team in cognitive behavioral therapy. Communi-
ty Mental Health Journal, 46；337-341.

佐藤さやか（2019）アウトリーチ支援における
CBTp—不安感からくる生活上の困難をもつケー
スへの支援. 石垣琢麿他（編著）事例で学ぶ統
合失調症のための認知行動療法. 金剛出版.

Sytema S, Jorg F, Nieboer R et al.（2014）Adding
evidence-based interventions to assertive com-
munity treatment：A feasibility study. Psychi-
atric Services, 65；689-692.

Teague GB, Bond GR & Drake RE（1998）Pro-
gram fidelity in assertive community treat-
ment：Development and use of a measure.
American Journal of Orthopsychiatry, 68(2)；
216-232.

Temmingh H & Stein DJ（2015）Anxiety in pa-
tients with schizophrenia：Epidemiology and
management. CNS Drugs, 29；819-832.

Turkington D et al.（2006）Outcomes of an effec-
tiveness trial of cognitive-behavioural interven-
tion by mental health nurses in schizophrenia.
British Journal of Psychiatry, 189；36-40.

吉田光爾（2014）第 7 章 成長をうながすフィデリ
ティ尺度. 伊藤順一郎・久永文恵（監修）ACT
ブックレット 2：ACT の立ち上げと成長. 地域
精神保健福祉機構 COMHBO.

# 多職種チームのケースフォーミュレーション

Yoshie Okada

岡田　佳詠*

## I　多職種チームにおける
## ケースフォーミュレーションの意義

　ケースフォーミュレーションは，治療やケアにあたり，患者やクライエントなど，その対象者の抱える問題・課題（精神・身体症状，セルフケアなどの生活状況，社会適応状態など），それらの生じた背景（現病歴，生育歴，学歴，職歴，家族関係，既往歴など），今後起こりうる問題を含めた系統的で包括的なアセスメントのことである。

　図1のように，その人の現在の症状や生活状況といった横断的な視点にとどまらず，現病歴や生育歴，生物学的・遺伝学的・医学的要因といった縦断的な視点を含めて，系統的にその人全体を理解しようとするものである。ケースフォーミュレーションは，認知療法・認知行動療法では，患者・クライエントと共有し，患者・クライエントと治療者が協同的に問題・課題の解決に向けて取り組むときの枠組みとなる。認知療法・認知行動療法の開始前や初期に行われることが多いが，あくまでも「仮説」として扱い，途中，新たな情報が追加されたり，介入の反応を確かめたりするなかで，修正・改変を繰り返すものである。

　ケースフォーミュレーションは，通常，一人の患者・クライエントに対して行われ，治療やケアの際の枠組みを提供する。しかし，昨今，医療現場や地域での介入は，多職種チームで行うことが推奨されており，ケースフォーミュレーションは，一人の患者・クライエントを多職種が共通に理解し，一貫性をもって介入するとき，また多職種で役割を分担し，連携を組んでかかわるときに役立つ。具体的にどのように役立つのか，以下で詳しく述べる。

　まずケースフォーミュレーションは，一人の患者・クライエントについて，多職種が共通理解するときの枠組みになり，また多職種での一貫したアプローチにつながる。通常は，それぞれの職種がその職種特有の理論ベースでケースフォーミュレーションあるいはアセスメントを行い，それに基づき介入するだろう。例えば看護師の場合，精神疾患患者への看護ではセルフケア理論などの看護特有の理論を使って患者をアセスメントし，目標設定，計画立案，実施，評価をする。しかし，看護特有の理論に基づくアセスメントは，医師や心理職，作業療法士などでは理解が難しく，共有するにはなかなか至らない。そこで，多職種が理解しやすい，認知行動療法のような理論に基づくケースフォーミュレーションを行うとしたら，一人の患者・クライエントの問題や課題，その背景などの理解

---

*国際医療福祉大学成田看護学部
　〒286-0048 千葉県成田市公津の杜 4-3

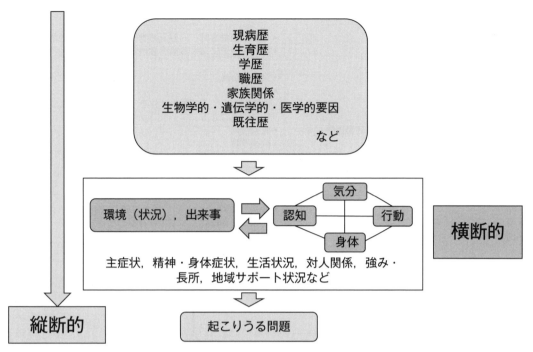

図1 横断的・縦断的視点を包括するケースフォーミュレーション

が多職種間で共有しやすく，介入の方向性のずれも生じにくくなる。これは，患者やクライエントにとっては，安心して満足度の高い治療やケアを受けることにつながる。いろんな職種からばらばらの方向でアプローチされるよりも，職種間で一貫性のあるアプローチを受けられる方が，当然ながら患者・クライエントの利益になるのである。

また多職種で役割を分担し連携を組んでかかわる際にも，ケースフォーミュレーションは役立つ。上述のように，ケースフォーミュレーションを共通理解できれば，それぞれの職種がどこをどのように担当できるのか，介入成果をどのように共有し，評価していくのかなどを話し合い，明確にすることが可能になる。例えば，認知行動療法に基づきケースフォーミュレーションを共有した後，看護師は通常，食や清潔，排泄，睡眠といったセルフケアを中心に生活へのアプローチを行うため，生活場面で認知行動療法のスキルを使ってアプローチする。また作業療法士は，ケースフォーミュレーションに基づき，作業療法の場面で作業の遂行能力を上げるために認知行動療法のスキルを使う。精神保健福祉士は，ケースフォーミュレーションを踏まえて，地域サービスや福祉関連の相談に乗るとき，認知行動療法のスキルを使う。このように，ケースフォーミュレーションを共通理解することで，関連職種間で話し合い役割を明確にでき，重なる部分の調整もしやすくなる。これができると，各職種は効率よく動けるようになる。また互いの職種の役割を理解し，尊重する姿勢が根づき，連携体制が組みやすくなる。それが，効果的なチーム医療の実現につながると考える。

## Ⅱ 多職種チームでのケースフォーミュレーションの実際

### 1．ケースフォーミュレーションのベースとなる理論

多職種チームでのアプローチを前提にケース

表1　ケースフォーミュレーション：包括的な視点

| | |
|---|---|
| ・年齢<br>・性別<br>・入院形態<br>・診断名<br>・生育歴<br>・職歴<br>・学歴<br>・家族背景（家族構成，関係，遺伝的素因等）<br>・キーパーソン<br>・経済状況（保険区分）<br>・現病歴（発症から入院まで，入院目的，入院から現在まで）<br>・主症状<br>・精神状態<br>・身体状態<br>・諸検査データ | ・現在の治療方針・内容（薬物療法，心理社会的治療等）<br>・診断・治療に関する医療者からの説明内容・受けとめ方<br>・既往歴<br>・身体合併症<br>・生活状況<br>　セルフケア：食，睡眠・休息，清潔，排泄<br>　一日の過ごし方<br>・服薬管理<br>・金銭管理<br>・対人関係（職場・学校・近隣など）<br>・社会的役割（夫，妻，親，職場での役職など）<br>・適応状態（家庭，職場，学校，地域）<br>・対処法<br>・強み・長所<br>・趣味・好きなこと・興味のあること<br>・地域でのサポート状況（人，社会資源など）<br>・将来の目標，希望，生きがい |

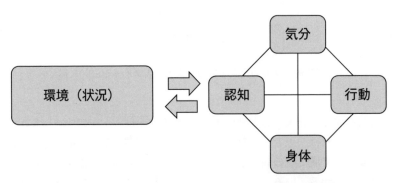

図2　ケースフォーミュレーション：5つの領域の関連図

　フォーミュレーションを行う場合，ベースとなる理論は，先述のように多職種が理解でき共有しやすいものを選ぶことが大切である。その場合，認知行動療法の理論が有用であると筆者は考える。認知行動理論に基づくケースフォーミュレーションは，大野（2010），Wright（2007），伊藤（2008）などで紹介されており，筆者はそれらを参考に，患者・家族と医療者，医療者間でも共有しやすい，ケースフォーミュレーションの視点として，表1の包括的な視点，図2の環境（状況）・認知・気分・行動・身体状態の5つの領域の関連図を提示したい（岡田，2016）。
　まず表1の視点に基づき，患者やクライエントから話を聴き，整理することで，現在の事柄だけでなく生育歴などの縦断的な視点も含めた患者やクライエントの全体像をとらえることができる。これらの視点は，医師や看護師，心理職，作業療法士，精神保健福祉士など，多職種間で共有する必要のあるものでもあろう。また特に，現時点での困りごと，問題・課題を整理するために，図2を使用するとよい。患者やクライエントの問題・課題などと関連する出来事や環境（状況）を，いつ，どこで，誰が，何を，どうした，という具体的なレベルで書き出す。また，その時の受けとめ方，つまり認知と，そのときの気分，行動，身体状態も振り返って記述する。その後，認知と行動にどのようなパタ

表2　集団認知行動療法のプログラム構成

| セッション | 内容 | 介入の焦点 |
|---|---|---|
| プレセッション | 状況・認知・気分・行動・身体のつながり | ― |
| 第1回 | うつの思考10パターン | 認知 |
| 第2回 | 気分を確かめ，自動思考をみつめる方法 | |
| 第3回 | バランスのとれた考え方を導き出す方法（1） | |
| 第4回 | バランスのとれた考え方を導き出す方法（2） | |
| 第5回 | 問題解決能力を高める方法 | 行動 |
| 第6回 | コミュニケーションの特徴とチェック | |
| 第7回 | アサーションの方法 | |

ーンがあるか，それらが問題・課題の維持や悪化にどう影響しているのかなどを検討する。最終的にこれら2つの視点を総合し，仮説を立て，問題解決に向けた目標設定につなげる。

## 2．多職種チームでケースフォーミュレーションを共有し介入する

多職種チームがケースフォーミュレーションを共有し，それを基に介入する場面は，病院内の病棟や訪問看護・デイケア，外来，地域の場が想定される。例えば，外来あるいは病棟において，患者個人あるいは集団に対して認知行動療法を実施する場合である。また，病棟で統一して関連職種が認知行動療法の理論をベースに連携しながら患者・家族に介入する場合などである。そのときは，患者を中心に据え，看護師や医師，心理職などが認知行動療法の理論をベースに患者とケースフォーミュレーションを行い，作業療法士などとの職種間でも共有し，それに沿って介入を行う。

ここでは，病院内で集団認知行動療法と看護師・心理職の面接，作業療法などの多職種チームでケースフォーミュレーションを共有し介入する例を提示する。また訪問看護の場面での多職種チームのケースフォーミュレーションの活用についても述べる。

### 1）病院内の多職種チームでケースフォーミュレーションを共有し介入する

この事例で作成したケースフォーミュレーションは，主に集団認知行動療法のなかで作成している。初めに，集団認知行動療法について簡単に説明する。

集団認知行動療法は，認知行動療法を集団対象で実施するもので，集団の作用を活かしながら認知・行動に関する知識・スキルを獲得し，それぞれの患者の社会生活上の問題や課題の解決を図る。国内では，外来あるいは病棟で週1回程度，60分〜120分で，数回から十数回にわたり，数名から十数名の患者を対象に，心理職や看護師，医師，作業療法士，薬剤師，精神保健福祉士などがチームを組んで実施することが多い。

筆者が実施している女性うつ病患者を対象とする集団認知行動療法（岡田，2015）は，週に1回，90分，全8回のプログラムで構成されている（表2）。プレセッションは，図2の5つの領域の関連図を使って，ケースフォーミュレーションを行う。落ち込みやつらいなど，気分の動揺した状況とそのときの認知・気分・行動・身体状態について参加者自身で整理し，グループ内で話し合う。このセッションは個人でのケースフォーミュレーションにとどまらず，グループならではの他の参加者を通しての気づき，参加者からの意見やアドバイスを得られるという利点があり，ケースフォーミュレーションの視野が広がり，自己理解を深めることが可能になる。その後のセッションでは，ケースフォーミュレーションを基に，第1回〜4回では

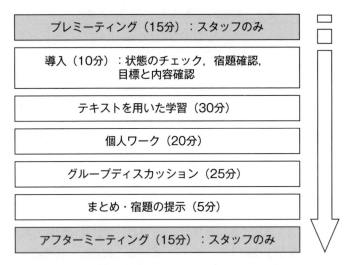

図3　集団認知行動療法の1回のセッションの進め方

少しずつ段階を経ながら認知再構成法を行い，第5回では問題解決技法，第6～7回では，コミュニケーションの傾向を理解した上で，適切に自己表現するためのアサーションを学ぶ。

1回のセッションの進め方は，図3のような流れで行う。毎回，開始前にスタッフのみで参加者の情報共有やその回の進め方を確認するプレミーティングを行う。その後，セッションが開始されたら，導入として，質問紙によるその日のうつ状態等のチェック，宿題の履行状況や気づきの確認，そのセッションの目標や内容を確認する。次にテキストを少しずつ参加者に読んでもらい，スタッフからも補足しながら，認知や行動のスキルを学ぶ。個人ワークでは，ワークシートを使って，実際に個人で書き出す作業をする。次に，書き出した内容をグループ内で発表し，互いに気づいたこと，特に幅広い視点からの認知や行動を出し合い，認知や行動のレパートリーを増やすようにする。最後に，まとめと宿題を提示し，スタッフ間でアフターミーティングを行う。

Aさんは，62歳の女性で，うつ病と診断されて任意入院してきた人である。入院当初みられた気分の落ち込みや食欲低下，不安などは徐々に改善し，週に2回程度から作業療法が導入された。また外泊も，そろそろ開始するのはどうかという話が主治医から出始めた。

そこで，Aさんと夫，主治医，受け持ち看護師，臨床心理士，作業療法士とでカンファレンスが開催された。そのとき，表3，4の包括的な情報，また図4の環境（状況）・認知・気分・行動・身体状態の5つの領域の関連図についても，全体で共有した。図4は，受け持ち看護師が先日Aさんから最近落ち込んだときの話を聴き，Aさんと一緒に作成したものである。その後，今後の方向性として，作業療法を継続し日数や作業内容を増やすこと，週に1回50分程度の臨床心理士による面接と，それに並行して看護師と医師が協働で運営する集団認知行動療法にも参加することを共有した。また受け持ち看護師は，週に2回，Aさんの話を支持的に聴き，集団認知行動療法で提示される宿題の遂行状況や集団認知行動療法で学んだ認知・行動のスキルの理解状況を確かめることになった。外泊は，2週に1回程度で行い，その日の担当看護師が外泊前・後の十数分，Aさんと面談し，状態観察や外泊に関する思いなどを聴くことになった。チーム間では，週に1回のカンファレ

## 表3 Aさんのケースフォーミュレーション：包括的な視点（1）

氏名：A さん
- 年齢　62歳
- 性別　女性
- 入院形態　任意入院
- 診断名　うつ病
- 生育歴

　小さい頃から実母に厳しくしつけられてきた。小・中・高校では成績は上位ではあったが、常に姉と比較され、「勉強ができない」と思っていた。友人も少なかった。女子大に進学し、卒業後は大手企業に就職、そこで知り合った現夫と27歳の時に結婚。28歳で長女、30歳で長男を出産し、数年は専業主婦だったが、35歳からパート勤務をはじめ、58歳で退職。以降は専業主婦。
- 現病歴

　61歳のとき、長女が妊娠を機に結婚し、女児を出産したが、その頃から長女がこれまでのAさんの子育ての方法や生き方を批判するようになり、気分の落ち込み、食欲低下、不眠、体重減少、不安があり、うつ状態と診断され、任意入院となった。その後、落ち込みや不安は訴えるも徐々に安定。
- 職歴　22歳～25歳、〇〇会社　常勤　事務職
　　　　35歳～58歳、〇〇会社　パート　事務職
- 学歴　〇〇女子大卒

- 家族背景（家族構成、関係、遺伝的素因等）

　夫（64歳、会社員）と、長男（32歳、会社員）との二人暮らし。

　夫：Aさんに「孫の世話は長女に任せておけばいい。ほっておけ」という。受診には付き添う。

　長男：仕事が忙しく、帰宅が深夜。Aさんとほとんど会話しない。

　長女（34歳、会社員）：昨年結婚し別居。夫（35歳）と長女（1歳）の3人で隣町に在住。昨年からAさんへの暴言が続くが、Aさんは孫の世話をしに、週に1回訪ねている。

　実母：実父の死去後、うつ病と診断。数年前に心筋梗塞で死去。Aさんに厳しく、怖い存在。

　実父：10年前、がんで死去。仕事が忙しく、接点が少なかった。

　実姉：他県に在住。時々、Aさんが電話で困り事を相談する。
- キーパーソン　夫、姉
- 経済状況（保険区分）国保
- 主症状　落ち込み、自責感、不安
- 精神状態　意識、知覚、見当識などに障害はみられない。物忘れが以前より増えたと気にしている。意欲低下や抑うつ気分が強く、自責感・罪責感、極端に悲観的な認知傾向がある。日中の大半は臥床して過ごす。
- 身体状態　身体のだるさ・重さ
- 諸検査データ　血液検査、レントゲン等、異常みられず。

## 表4 Aさんのケースフォーミュレーション：包括的な視点（2）

- 現在の治療方針・内容（薬物療法、心理社会的治療等）

　抗うつ薬（SNRI）、抗不安薬、睡眠剤など
　服薬調整しながら作業療法が導入され、週に2回、ストレッチを実施。臨床心理士との面接、集団認知行動療法の導入を検討中。
- 診断・治療に関する医療者からの説明内容・受けとめ方

　うつ病であると説明。本人も理解している。
- 既往歴　なし
- 身体合併症　なし
- 生活状況

　セルフケア

　　食：3食とも 2/3 程摂取。「味がなくておいしくない」

　　睡眠・休息：21時就寝、6時起床。睡眠剤使用。

　　清潔：週2回　入浴
　　　　「おっくうで（お風呂に）入りたいと思わない」

　　排泄：排便　1回/3日、排尿　5～6回/日

　　一日の過ごし方：午前中はベッドのなかで過ごす。

　　午後から作業療法に参加したり、看護師と散歩する

服薬管理　一日管理　朝、看護師から一日分受け取る
金銭管理　ナースステーションで管理
対人関係（職場・学校・近隣など）
近隣とはほとんど交流なし。パートしていた職場の同僚とは時々電話で話す程度。
社会的役割（夫、妻、親、職場での役職など）
妻・母親としての役割。炊事ができず、「母親失格だ」と言う。孫の面倒を見なくてはと、長女に暴言を吐かれても週に1回は長女宅に出かける。
適応状態（家庭、職場、学校、地域）
長女との確執が表面化するまでは、家庭内で大きな問題はなく過ごしていた。パートしていた職場でも、同僚や上司とは適度につきあい、仕事もやりこなせていた。
対処法　困ったことがあると実姉に相談することが多い。
強み・長所　ピアノが得意。うつ病になる前、一日1回は弾く。
趣味・好きなこと・興味のあること　ピアノ。革細工とボランティアに興味がある。
地域でのサポート状況（人、社会資源など）特になし。
将来の目標、希望、生きがい　長女と和解すること。孫が元気の成長すること。

— 85 —

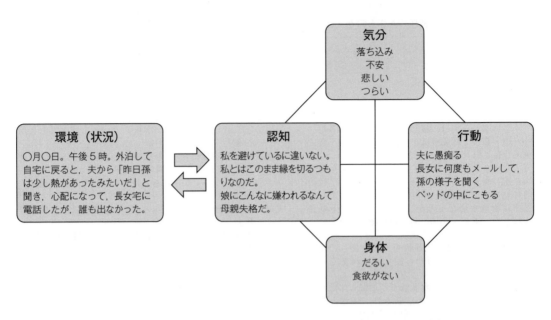

図4　Aさんのケースフォーミュレーション：5つの領域の関連図（1）

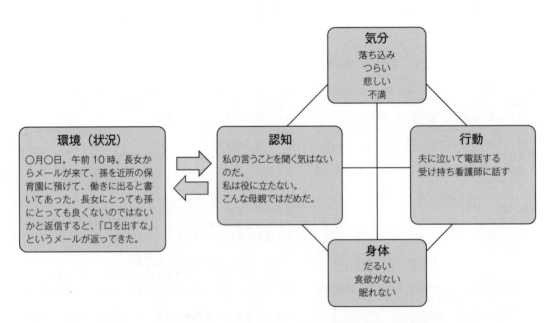

図5　Aさんのケースフォーミュレーション：5つの領域の関連図（2）

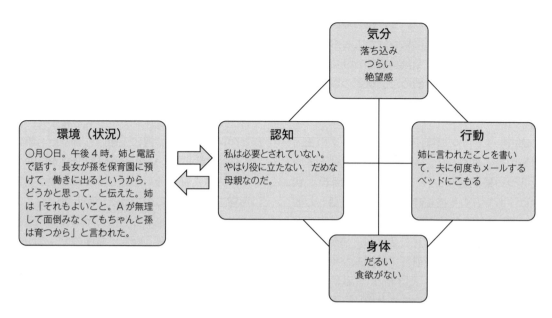

図6　Aさんのケースフォーミュレーション：5つの領域の関連図（3）

ンスで情報を共有し，Aさんと夫を含めたカンファレンスを1カ月後に再度設け，退院への準備をすることになった。

　Aさんは，この集団認知行動療法に，5名の女性うつ病患者と共に参加した。

　プレセッションで，まずAさんは，図5の5つの領域の関連図を作成した。ある日の午前10時，長女からのメールで，長女が孫を近所の保育園に預けて，働きに出ると書いてあり，長女にとっても孫にとっても良くないのではないかと返信したところ，長女から「口を出すな」という返信があった，というものだった。これに対して，Aさんは，「私の言うことを聞く気はないのだ」「私は役に立たない」「こんな母親ではだめだ」と考え，落ち込みやつらさ，悲しさ，不満などを感じ，夫に泣いて電話をし，受け持ち看護師にこの件を話すという行動をとった。身体状態としては，だるさや食欲のなさ，眠れない，があった。Aさんは，個人ワークでこれらを記載し，グループワークで発表した後，「こうやって書いてみると，自分の困っていることを遠くから眺めることができますね」と感想を述べた。また「母親としてダメだ，とか，失格，と，つい考えてしまう」とも話した。他の参加者から，「Aさんがついそう考えてしまう気持ちはとてもよくわかる。私も同じことで悩んでいる」とコメントをもらい，Aさんは少し安心した様子だった。そのセッションの宿題は，つらくなる別の場面で，5つの領域の関連図を作成することになった。

　Aさんの先日の図4と今回の集団認知行動療法の図5の関連図を踏まえ，受け持ち看護師が，次の集団認知行動療法のセッションまでに，Aさんと面談した。Aさんに，5つの関連図について，理解の程度や作成による気づき，集団で学ぶことのメリット・デメリットなどを確認すると，Aさんは関連図を眺めながら，「関連図の書き方はだいたいわかりました。母親としてダメだ，という受け止め方をする傾向にあることがわかりました」と話した。受け持ち看護師がさらに「今，改めて眺めてみて，ご自身の考え方や行動について，気づかれることはありますか」と尋ねると，「つい夫に愚痴ったり，泣いて電話したりしてしまいます。夫からも『ほっておけ。いい加減にしろ』と言われてしまいます。夫も私のことで疲れ切っていると思いま

す」との気づきがあった。受け持ち看護師は，そういう行動パターンに気づけたことも重要だとフィードバックし，今後課題を行うなかで意識的に観察することを勧めた。宿題の履行についても，Aさんから，問題なくできることを確認した。

次のセッションでは，状態のチェックの後，宿題の報告があった。Aさんはまず記載してきた5つの関連図について話をした（図6）。状況は，ある日の午後4時，姉と電話で話したとき，「長女が孫を保育園に預けて働きに出るというがどうかと思って」と話すと，姉から「それもよいこと。Aが無理して面倒みなくてもちゃんと孫は育つから」と言われ，「私は必要とされていない。やはり役に立たない，だめな母親なのだ」と考え，落ち込みやつらさ，絶望感を感じ，夫に何度もメールし，ベッドにこもったということであった。Aさんは，「これを書いて，自分には『母親とは』という理想像があり，現実との間でギャップがあることがわかりました。それでつらくなると夫にしつこく言ってしまい，夫からも『いい加減にしろ』と言われ，ギクシャクした関係になっています。ベッドにもすぐにもぐりこんでしまいます」と話した。集団認知行動療法のリーダーを務める看護師からは，「ご自身の考え方（認知）や行動の傾向がつかめてきたようで，とても良いですね。これからも自分の傾向の観察を続けていきましょう」とフィードバックがあった。

このセッションではその後，「うつの思考10パターン」について学ぶ内容になっており，Aさんはワークシートを作成し，しばしば頭に浮かんでくる「ダメな母親」という考えが，根拠のない「レッテル貼り」であること，物事を0か100か，白か黒かで考える「全か無か思考」，「〜すべき」「〜は当然だ」と考える「すべき思考」が強いなど，極端でネガティブな考え方の傾向があると，気づくことができた。また他の参加者から，「Aさんと同じように，母親としてダメだ，と過去に思っていたが，今はそうは思わない」といった経験が語られ，Aさんは「自分だけではないことがわかって安心しました。ダメ，というは行き過ぎですよね」とセッション終了時に感想を話した。

臨床心理士との面接では，集団認知行動療法でのケースフォーミュレーションを踏まえ，家族との関係について週に1回話し合った。特に「ダメな母親」とつい考えるのはなぜか，について，Aさんは自分の理想とする母親像が実母の影響を受けているのではないかと気づくようになった。実母は家事をきちんとこなす完璧な人で，姉に比べておとなしく勉強のできなかったAさんに対しては厳しく，Aさんは小さいころから怖いという感情しかなかったこと，どんなに努力しても認めてもらえなかったことをポツリポツリと話すようになった。結婚して長女や長男が生まれたときも，「ああしろ」「こうしろ」と指図され，実母の顔色を伺いながら子育てしてきたこと，パートに出るようになり，仕事で気がまぎれるようになったのが自分にとって唯一の救いになったことなど，これまでの実母への思いや感情を吐き出すようになった。Aさんは，「私にとって母は，理想の母親でした。でも，いつも私を監視する怖い存在でもありました」と語った。また面接が進むにつれて，少しずつ今の自分と長女との関係も振り返るようになった。Aさんも，長女が幼少期の頃から，長女のことを褒めるよりもできないところを指摘する傾向があり，甘えることを許さなかったこと，長女には自分と違って良い大学に入ってもらいたいと勉強を強いてきたことを思い出した。「自分もいつの間にか，母親と同じように長女に接していたのかもしれません。長女が私にひどいことを言うようになったのも，『もう，我慢できない』と思ったからでしょう」と振り返るようになった。これらの面接での気づきは，集団認知行動療法での認知再構成法の作業の促進にもつなげることができた。

作業療法では，図4，6のケースフォーミュレーションでも示されるように，Aさんはつら

い状況が起こるとベッドにもぐりこむ傾向があり，普段も日中の活動レベルが低いことから，週に2回のストレッチ以外にも，もともと興味のあった革細工を週に1回取り入れることになった。作業療法士は，Aさんの作業の遂行状況や集中度などに注意しながら，Aさんができているところをフィードバックし，終了時に適宜，作業をやってみてどうかと話を聞くようにした。Aさんは「革細工はやってみたかったので，楽しめています。長女のことばかりが気になっていましたが，革細工をしていると少し忘れますね」と話した。

　Aさんは，カンファレンスの2週間後，初めて外泊に出た。出発直前，その日の担当看護師が，それまでの集団認知行動療法でAさんが作成したケースフォーミュレーション，受け持ち看護師や臨床心理士との面接，作業療法での様子を踏まえ，「今回の外泊ではどう過ごしますか」と尋ねた。Aさんからは「長女のことを気にしすぎず，夫にもしつこく言わないようにしたいです」と返ってきた。看護師が「それはよいですね。そのために，具体的にどうしますか？」とさらに尋ねると，Aさんからは「集団認知行動療法で5つの関連図を作り，極端でネガティブに考えるところがあるとわかりました。『母親としてダメだ』という考えには無理があると気づいたので，そう考えてしまったら，前回の「うつの思考10パターン」で使ったワークシートをまた書いて，落ち着くようにします。そうすると，夫にしつこく言わなくてすむかも」と返ってきた。看護師は，具体的で実行可能な良い案だと伝え，Aさんは外泊に出た。

　翌日，外泊から帰棟し，その日の担当看護師が外泊中の様子を聴くと，長女からメールが来て，落ち込むことはあったが，そのときワークシートを書いて少し落ち着けたこと，夫に愚痴も言ったが，前よりもくどくど言わなかったこと，好きなピアノを弾く時間が持てたことが嬉しかったと話した。

　集団認知行動療法のセッションが進行し，受

け持ち看護師と臨床心理士の定期的な面接，作業療法への継続参加がされるなか，次の外泊でも，前回の外泊のときと同様に，つらくなったときは集団認知行動療法で学んだスキルを使って対処し，夫からも，愚痴が少なくなったとのコメントが，外泊の記録用紙に記載されてきた。

　初回のカンファレンスから1カ月後，前回同様の参加メンバーでカンファレンスが行われた。Aさんの極端でネガティブな認知傾向が以前よりも緩まり，日中の活動性も増し，夫への執拗な訴えも少なくなってきたことが確認された。また，今後も，集団認知行動療法をはじめ，多職種での連携したかかわりを継続し，外泊を週1回ペースで行いながら，1カ月後の退院をめざすこととなった。

2）訪問看護に活かすケースフォーミュレーション

　訪問看護では，看護師などが，地域で生活する退院後の患者の居宅などに出向き，症状悪化の早期発見や予防，服薬・症状管理，社会生活への適応，QOLの向上などを目的にケアを実践する。利用者本人はもちろん，家族などへの介入も行われる。訪問看護は，病院からの場合もあれば，訪問看護ステーションからの場合もある。訪問看護では，利用者の主体性や自律性を尊重し，利用者の自己決定を大切にする。退院した長期入院患者が，地域で再発せず，安定した生活を送るためには，訪問看護において，看護師のみならず，医師や心理職，作業療法士，精神保健福祉士など，多職種が連携してかかわることが，昨今ますます重要になっている。また病院内の病棟と訪問看護との連携，病院と訪問看護ステーションとの連携，訪問看護ステーションと地域の関係機関との連携など，利用者に応じて，多様な連携の形式が想定される。

　ケースフォーミュレーションは，このような多様な連携の形式をとる訪問看護の場に馴染みやすいと筆者は考える。その理由の一つは，訪問看護は，事前に決められた時間枠のなかで実施されることが多く，そのなかで効率よく利用者や家族の困りごと，問題・課題を整理し共有

することが必要になるため，図2のような認知行動理論に基づく5つの領域の関連図によるケースフォーミュレーションが効果的なのである。例えば，30分という限られた時間のなかでも，5つの領域を意識して話を聞くようにすると，何が問題なのかが見えやすく，認知や行動をどう変容すると適応的になりうるのか，解決の糸口も探しやすくなる。そこから，利用者とともに具体的な目標や計画を立て，解決に向けて取り組むことが可能になる。

もう一つは，ケースフォーミュレーションは利用者と訪問看護師との間での問題・課題の共有だけでなく，その他の訪問看護を担当する他職種，多施設との共有にも役立つ。先述の認知行動理論に基づくケースフォーミュレーションの場合，多くの職種に理解されやすく，またケースフォーミュレーションを作成するスキルも複雑ではない，というメリットがある。例えば，利用者と訪問看護師が作成したケースフォーミュレーションを，訪問看護師が他職種と共有できるように記録上に残し，連携する職種間で問題・課題を共通認識した上で，各職種が訪問時のアプローチ法を検討することができる。また各職種が訪問するなかで当初作成したケースフォーミュレーションを改変する場合もしばしばあり，それも意識的に記録に残し，職種間で共有するようにすると，利用者への効果的なアプローチを継続的に行うことができる。さらに，地域で定期的に実施される職種間の合同カンファレンスでも，ケースフォーミュレーションを共有し，アプローチ法の修正を適宜検討することが重要となる。

## Ⅲ　さいごに

本稿では，多職種チームでのケースフォーミュレーションの意義と実際について，病院内での連携と訪問看護の場を取り上げて述べた。ケースフォーミュレーションは多職種が連携をとり，患者やクライエントに一貫性をもって介入する際に必要なものであり，もっと医療現場や地域ケアの場に浸透させるべきものであることを，改めて実感している。今後，各職種が意識的にケースフォーミュレーションを行い，職種間でディスカッションする場を積極的に設けることが，"はじめの一歩"になると，筆者は考える。

### 文　献

伊藤絵美（2008）事例で学ぶ認知行動療法．誠信書房．

岡田佳詠（2015）女性うつ病患者への集団認知行動療法．認知療法研究，8(1)；48-57．

岡田佳詠（2016）．認知行動理論に基づく精神看護過程　よくわかる認知行動療法の基本と進め方．中央法規出版．

大野裕（2010）認知療法・認知行動療法　治療者用マニュアルガイド．星和書店．

Wright JH, Basco MR & Thase ME（2006）Learning Cognitive-Behavior Therapy：An illustrated guide. American Psychiatric Pub.（大野裕訳（2007）認知行動療法トレーニングブック．医学書院）

# 学校や職場における，ケースフォーミュレーション

Naomi Kobayashi

小林　奈穂美*

## はじめに

ここでは認知行動療法における，学校や職場でのケースフォーミュレーションの活用の実際について紹介する。「クライアントの困りごとがいつから始まり，どのように維持され，発展してきたか」という視点で，生物・心理・社会モデルに基づいて包括的に情報を収集する。どこが悪循環となっていて，何をどうすればそれが良い循環に向かい解決の方向に導かれるのかを専門家として考えつつ，クライアントとそれを共有していく。ケースフォーミュレーションに基づいた介入は，1回だけで終わるものではなく，ケースを重ねながら繰り返し行われる，仮説・検証のプロセスの繰り返しである。

認知行動療法では，クライアント個人の体験を個人内（認知，気分・感情，行動，身体反応）と，環境との交互作用（社会的交互作用）の両方の視点で情報を収集し，クライアントの困りごとを解決へ導いていく。ケースフォーミュレーションとは，既存の理論や障害分類を当てはめるのではなく，アセスメントで得られた情報に基づいて問題の構造と介入方法についての仮説を生成する（下山，2011）。

---

*一般社団法人　新潟トラウマ支援センターさくら
　合同会社　カウンセリングルームさくら
　〒950-2044　新潟県新潟市西区坂井砂山4-5-17

本稿では，学校関連のよくある実際のケースをもとに（個人情報のため，大幅に改変）どのようにケースフォーミュレーションを行うのかについて提示していく。ケースフォーミュレーションに基づいた介入をする際に用いる認知行動療法の技法については，鈴木・神村（2005）を参考にしてほしい。また，ケースの終わりにそれぞれのケースについて行った「工夫」を記載する。

## I　学校関連のケースに対する　ケースフォーミュレーションの実際

### 1．事例1

**対象者**：17歳女子（以下，A）父，母，同胞2名の第一子　4人家族

**期間**：5カ月（全10回）

**頻度**：2回／月

**主訴**：学校へ行きたいが，行けない

### 【個人内で起きていること】

初回来談では，学校へ行きたいのにいけないことで，「具体的に何に困っているのか」，について聴き取りを行った。主な困りごとは，学校に行けないので，単位を取得できる見込みが低く，留年になりそうであること，また，留年はしたくないと思っていることが語られた。また，学校から帰宅すると，学校に関連したものを汚

く感じ，手洗いを頻回にする，制服やバックなどを自室外に置く，また，登校時間には，もちもの，鍵などの複数の確認行為があり，出発が遅れ，目標としている登校時間から少しでも遅れると，登校することに強い抵抗感がわき，終日欠席してしまい，進級が危うくなっている，ということであった。また，自分がそこにいた，という痕跡が残るのが嫌で，頭の中で，その痕跡をある特定のイメージで消してしまわないと，次の行動が止まるため，支障が出ているという。これによる，集中困難とそれに伴う成績低下があるとのことであった。ここでは，強迫症の症状と特定のこだわりが認められることがわかる。

【環境側のアセスメント】

強迫症状のほかに，継続登校への妨害要因がないかどうかを聴取した。クラスでは，小学校の時のいじめを機に，単独行動を自ら選んでしていること，また，教員らとの関係には問題がないことを共有した（後に，この友人関係については詳しく聴取している）。出席状況を確認し，進級に必要な出席時数がどのくらいあるのかを確認したうえで，学校側に，どのように現症を説明するのかについて話し合い，伝達事項を決めた。Aと両親の希望で，ぎりぎりまで登校を継続し，進級を目指してみようということになった。このように，進級や卒業が危うくなっているような状況では，症状への対処も大切ではあるが，優先事項を考え，どのような点について対処を急ぐのか，どこから解決することが必要かを見立てながらケースを進めていくことが必要である。また，必要があれば，学校の担任や主治医とも連携を行なう。

さらに，家族関係のアセスメントも行う。初回面接から，Aが話そうとする場面で，母親がAを制止して代わりに話す様子が観察された。母親は過干渉であった。母親は，仕事で多忙な父親に代わり，幼少から自信をもって1人で子育てをしてきたのにもかかわらず，Aが登校困難となっていることへの気分の落ち込み，さら

にこのような状況になって初めて子どもに注目するようになった父親の態度に対する不満をもっていた。Aとそれらとの交互作用について見立てながら，現症がどのように維持されているのかについての詳細な聴き取りや，面接の場での親子の様子を観察して，ケースへの介入を計画する必要がある。

このように，先に困りごとに関するマクロな，しかし，重要な点を抑えながら，ケースフォーミュレーションを行う。

次に行うのが，実際の介入計画の策定と実施である。

【見立て】

強迫症の症状によって，生活上の支障が大きく集中力や気力の低下があった。登校するという行動は，学校に行かないと単位を落とし，進級が不可能になるという，負の強化でかろうじて維持されていた。さらに，やや過干渉な母親と，長年子育てに無関心だった父親との間の関係悪化を見かねたAが，「自分が学校に行けないからだ」と自責し，それがさらなる気分の落ち込みを維持させていた。進級するためには，強迫症の症状改善にとりくみ，症状が緩和され，それによる達成感を得ることができる（正の強化）随伴性に代えることができるよう，環境調整を行いながら症状への介入を行うこと，また，家族のかかわり方の調整が必要であった。

【介入計画と実施】

強迫症状は Yale-Brown Obsessive-Compulsive Scale（Y-BOCS-28 点），抑うつ気分は Beck Depression Inventory（BDI-II=27 点）を用いて評価した。強迫症の心理教育を親子同席で行い，薬物療法プラス認知行動療法の治療成績に関するエビデンスを提示したうえで，薬物療法を開始できるよう，医療機関へリファーした。思春期のケースの場合，本人だけでなく，親が子どもに精神科系の薬を飲ませることへの抵抗感が高いことが多い。このような場合にも，認

知行動療法のみで行う場合と薬物療法と併用した場合のエビデンスの説明を行ったり，症状の重症度によっては，先に行動療法を行う提案をしたりする場合もあり，ケースバイケースである。

#1では，Aの強迫症に関する，儀式の種類や頻度などのセルフモニタリングを行うための記録の仕方を説明し，それをホームワーク（以下，HW）とした。

#2では，Aが記入してきた強迫症に関するセルフモニタリングを共有しながら，エクスポージャーでとりくむ課題設定を行い，HWとした。両親には，巻き込み行為への対処方法を説明し，セッション内で筆者がモデリングをしたのち，親子でロールプレイを行い具体的にどのように声がけをすると，Aがとりくみやすいかについて話し合った。

継続登校に関しても，強迫症のHWの一環として，目標を設定し，観念をそのままに，登校する支度をして出発できた日には，チェックをつける，という課題にした。

#3以降は，薬物療法の効果も現れ，だいぶ楽になってきたという報告があった。エクスポージャーも，観念をそのままに，継続的な活動を行う，という指示に対し，自分で課題を設定して継続でとりくめていることを強化した。#2以降，たまにぎりぎりの登校になってしまうが，毎日継続登校できているとの報告もあった。

自分の痕跡を残したくない，という強迫観念についても，詳しく聴き取った。いじめの体験がAにとってどのようなものだったのか，その後，どのように対処してきたのかを聴き取った。小学校高学年でうけた，いじめ体験以来，「自分がそこにいた」ということを消しさえすれば，いじめの対象になることも少なくなるのではないか，という観念がわき，それを消す儀式を継続していた，ということがわかった。そのつらい体験に共感を示しつつも，いじめに関する観念からくる不快感を儀式で解消する方法は適切ではないことを心理教育した。

結果，痕跡を残したのではないかという不快感をそのままにしたとしても，今現在の学校生活でいじめが起きているわけではない，ということを，繰り返し体験していく必要がある，と同意し，観念はそのままにしながら，特定のイメージで痕跡を消すことをやめ，そのまま学校生活内の活動に集中してみることを続けた。

#4,#5では，症状をうまくコントロールすることができ始めていた。他方，それに伴い，親からは，「成績が下がっているので，もっと勉強してほしい」との発言があった。Aはそれに対し，とても苦しそうな表情を見せ「治るとこうだから嫌だ」と述べた。そこで，筆者は，親としての焦りに共感を示しつつも「ついこの前まで，強迫症で苦しんでいて，進級できないのではないかと心配していた。1つ頑張って達成しても，次の目標をどんどん設定されると，大人でも苦しくなることってありませんか？」と両親に問いかけたところ，両親も自分たちの焦りに気づいてくれた。

このようにして，環境（親，学校）との交互作用も常に見立てを継続し，Aの症状に悪影響を与えるような作用に対し，都度調整することで，ケースは進んでいった。

その後，Aの強迫症状は改善に向かい，登校も継続し，進級が決まった。学習に関しても一定のこだわりがみられたが，学習法について一緒に検討し，自分で考えながらとりくんでいった。

【メモ：ケース展開における工夫】

Aのケースは，強迫症の症状にとらわれる時間が多いために，継続登校が困難となり，単位が不足し，進級が危うくなっていた。さらに，この問題によって，それまでは表面化していなかった，夫婦間，親子間の葛藤があらわになった。カウンセリングを行う際に，症状の改善だけを目標としてしまうと，何を優先にとりくめ

ばよいのかを見失う。Aの場合は，進級できるようにすること，が優先であり，それに対する対処が先決であった。また，家族間の葛藤を，どのようにしたらうまく循環させることができるかを考えた。#2であえて両親に同席してもらったのは，親子間と夫婦間の会話の様子を観察する目的も兼ねていた。そうしたことを見ることで，普段の生活の中での家族のバランスがどうなっているのかの一部を見ることができるからである。

## 2．事例2

**対象者**：16歳女子（以下，B）父，母，同胞なし　3人家族

**期間**：6カ月（6回＋フォローアップ2回）

**頻度**：1回／2週

**主訴**：クラスメイトとうまくいかず，学校に行くのが怖い

### 【個人内で起きていること】

初回では，クラスメイトとうまくいかないという主訴について，具体的に聴き取りをした。クラスの特定の友人と入学以来一緒にいたが，相手の言うことを聞かないと不機嫌になるため，何でも従っていた。相手の要求がどんどん大きくなっていたが，断ることができず，何も言わずにきた。ある日，動悸，めまい，吐き気の症状を体験し，次第に不眠，集中力低下，気力低下，興味関心の喪失など，抑うつ気分が出現したという。登校しようとすると，同様の症状を認めるようになり，欠席が続いての来談であった。初回来談時は，心療内科受診し薬物療法が開始されていた。

幼少のころから，自己主張することは少なく，どちらかというと，友人に合わせてきたものの，高校入学までは，幼少からよく知った仲間と何の問題もなく過ごしてきた（初回BDI-II：23点）。

### 【環境側のアセスメント】

学校の担任はよく話を聞いてくれる人で，担任がカウンセリングを勧めてくれた。両親は，Bの幼少からの性格をよく理解しており，冷静に現在の状況を受け止めており，学校側とも，今後の対応について，話し合うことができていた。両親の願いは，Bが登校できることであるが，何より体調を回復させてほしい，ということであった。

### 【見立て】

中学卒業までは，自己主張が求められる場面が少なく，少数の友人の中でうまく対応することができていた。高校入学とともに，新しい場面で，自発的に他者に話しかけるスキルが十分でなかったため，グループの中に入ることができなかった。そのような中で，トラブルとなった友人と一緒に過ごすようになり，「孤立していると思われる」「周囲の人たちから，喧嘩したと思われるのではないか」という認知とそれによる不安感から登校を回避するようになった。また相手の要求に従っていれば"ぼっち"（孤立状態）を避けられるため，自己主張をせず，従うという負の強化による行動が持続していた。Bとこの見立てを共有し，他者の目を気にする認知と行動へのとりくみ，さらに，嫌なことを嫌と言えず，我慢し続けるために，身体症状となっていること，を改善する必要があることで同意した。

### 【介入計画と実施】

#2で，状況に対する，認知，気分・感情，行動および身体反応に関する心理教育を行った。相手からの要求に対し，どのような思考がわき，どのような気分になり，その結果どのようにふるまうのか，について話を聴き取り，認知のコラム表に書き込む練習を筆者と共同で行い，自分でまとめられるようにした。残りは，HWとした。

#3以降は，HWとして記載してきた情報をもとに，認知の検討を行い，認知の再構成にとりくんだ。また，新たな認知（適応的思考）を

もとに，行動実験（新たな認知をもとに行動した結果どのような結果になるかを検証する）の計画を立てた。例えば，「友人に話しかけないで過ごすとみんなが変だと思うだろうから，無理にでも話す」という行動に対し，「あえて，丸一日友人に話しかけないで過ごし，周囲を見渡して，具体的にどのような反応が"変だと思われている"と証明できそうか，確かめてみる」という HW を継続で行った。

#4，#5で，「一日話しかけずに過ごして，帰宅前にほかのクラスメイトを見渡してみたが，だれも，私のほうを見ていなかった。気にしすぎていたのかもしれない。」と述べた。それまでの認知を客観視するようになったことがうかがえた。また，Bは，以前から友人関係がうまくいかなかったわけではない，というところに注目し，学校外の活動の頻度を上げることにした。

次第に学校内の友人は，誰に対しても，気分で接している人で，自分に対してだけではないことに気づいた。さらに，1人で過ごしていることを見かねたほかのクラスメイトが事情を聴いてくれて，それをきっかけに，ほかに話す相手ができてきたことから，教室で過ごしやすくなった，という報告があった。

#6では，試験の点数が悪かったことで一時的に落ち込みがあったものの，対人関係のトラブルがあったので，今回は仕方がなかったという考えに切り替えることができた。さらに，学校のことだけでなく，今後の進路について注意を向けるよう，ゴール設定をした。

#7は1カ月後，#8は3カ月後に行ったが，欠席数も減少し，無事進級を果たし，進学に向け継続登校をすることができていた。

### 【メモ：ケース展開における工夫】

Bのケースは，幸いにして，周囲の支援が得られやすい状況であったため，B自身の課題にとりくむことに専念しやすかった。幼少期は友人関係がうまくいっていたのに，高校になっ

てから，急に友人関係がうまくいかなくなるということは，学校以外の友人関係は，まだうまくいっているのではないか？と考え，尋ねてみた。すると，学校外ではたくさん友人がいるが，学校内のことで気分が落ちていて，その友人らとの活動が減少していたことがわかった。Bの主張の苦手さに対し，主張訓練を導入する，という介入だけでなく，うまくいっている環境側に視点を置き，「うまくいっていた場所での活動を増やしてみては？」と話し合い，B同意のもと，学校外の活動を増やした。次第に「居場所がない」わけではない，と考えられるようになり，気分の改善が見られ，学校での課題もとりくみやすくなった。

## II　職場関連のケースに対するケースフォーミュレーションの実際

次は，職場関連のケースを通して，どのようにケースフォーミュレーションを行うのかについて提示していく。職場関連のケースは，休職からの復職ケースが圧倒的に多いことから，そのようなケースを紹介していく。

### 1．事例1

**対象者**：27歳男性（以下，C）アパートで独居

**現家族**：父，母，同胞2名の第二子

**期間**：8カ月（全8回＋フォローアップ3回）

**頻度**：2回／月

**主訴**：来客の対応が怖くて職場に行くのが怖い

### 【個人内で起きていること】

休職に至る前は，気力がわかず，一日中寝ている状態で，食事もとらず，誰とも連絡を取らずに過ごすことが増え，ある日，無断欠勤した。上司から連絡があったので，衝動的に「仕事を辞めます」と告げたところ，一旦実家に戻り休養するよう言われ，3カ月の休職となった。初

回来談時は，心療内科受診しており，薬物療法が開始されていた。

初回来談時は，うつ症状が強く，（初回 BDI: 36 点）応答にも力なく答えていた。#1 では，これまでの経緯を聴き取った。就職して，最初の数年は順調だった。仕事内容も，一度教えれば，自分で完結できる仕事が多く，問題なくこなせていた。

2 回目の転勤で配属された職場は，お客様の窓口対応をする仕事であった。慣れない仕事でわからないことが多かったが，上司は多忙で，質問がしづらく，手探りで仕事をしていた。

ある日，来客からの問い合わせへの対応の仕方がわからず，上司に聞こうと思ったが，聴くタイミングがわからず，戸惑っていた。しかしその対応の遅さに対し，その来客から大声で怒鳴られた。その瞬間，身体が凍りつくような衝撃を受け，上司に対応を代わってもらったものの，席に戻っても震えが止まらず，それ以来，来客があるたびに，びくびくするようになり，窓口対応ができなくなった。上司に呼び出され，状況を説明したが，「そんなことくらいで，びくびくしているなよ」「強くなってもらわなきゃ困るよ」と言われた。「使えないやつ」「ダメなやつ」だと思われただろう，と考えるようになり，次第に集中力が欠け，不眠，気分の落ち込みが強まるとともに，来客のたびに，手足が震えるようになった。また，毎晩のように，怒鳴られた時の場面が夢に出てきて，目覚めの際に，大量の汗をかいている状態が続いていた。ちょっとした音にも敏感になった。次第に希死念慮がわくようになり，最終的に出勤することができず，無断欠勤となった。

## 【環境側のアセスメント】

職場の直属の上司は厳しいが，総務部の担当者は理解があり，しっかり休養をとり，回復してきた段階で復職に関する話し合いをする，と両親に説明していた。当面 3 カ月の休職という措置であったが，来談時の様子からは，半年くらいは必要であると考えられた。

実家に静養のため戻って 1 カ月ほどが経過していたため，睡眠や食事はよく取れるようになっていた。他方，母親は，もともとやや過干渉であったが，C が希死念慮を訴えたことから，それまで続けていたパート勤務を辞め，食事や生活の世話を始めていた。

## 【見立て】

職場不適応というよりは，来客からの怒声に対するトラウマ体験による身体反応と回避であると考えられた。再体験症状は少ないが，侵入症状，過覚醒症状，認知の否定的な変化，回避症状が観察されていた。

またそれにより，抑うつ気分が強く，生活リズムの乱れ，活動性の低下がみられた。うつ病を改善するための休養をとる環境は整っていたため，次のステップは，行動活性化と，トラウマ症状に対する対応が必要である。また，上司に質問をするスキルが不足しているため，簡易なスキル訓練が必要である，ということで同意した。

## 【介入計画と実施】

前半では，抑うつ気分の改善へのとりくみを行い，回復の状態をみながら，トラウマ症状とスキル面へのとりくみを行うこととした。

#1 〜 2（休職 2 カ月目）では，生活リズムの調整を目標にした。定時起床，定時就寝，軽い散歩（最初は 5 分でも可）を行うことを目標にした。この点は，やや過干渉な母親にも役割を与え，定時起床に関して協力をしていただくよう依頼した。（逆に，それ以上のことはしてもらわないようにする目的もあった）

#3 〜 4（休職 3 カ月目）では，適度な外出（近所のコンビニ，スーパーなど）をすることを目標とし，とりくんだ。

#5 〜 6（休職 4 カ月目）では，地元の友人らと食事に出かける，店の人と簡単な会話をすることを目標にし，達成した。気分の改善も少

しずつ進んできたが，まだ，怒声に対する恐怖や回避は残っているため，職場の上司に電話で連絡をとり，休職を1カ月延長した。上司は，必要であれば，さらに延長することも可能であり，しっかり治してから復職してほしいとの要望であった。

#6より，トラウマ症状に対する対応を行った。セッション内で，Cが体験した恐怖場面を詳しく語ってもらうイメージエクスポージャーを行い，それを録音し，自宅で聞いてもらうことを繰り返し行った。開始当初は，セッション内での落涙，震えなどが観察されたが，毎日自宅で聞くことを繰り返した結果，#8までには，恐怖の度合い（Subject Unit of Disturbances，以下，SUDs）は低下した。また，このトラウマ体験後から，回避している対象を不安階層表にまとめ，現実エクスポージャーの課題とした。回避場面はSUDsで表示した。怒声SUDs 100，クレーマーから絡まれる場面SUDs 90，居酒屋など酔った人が大声をあげている場所SUDs 50，物が落ちるような大きな音SUDs 40をあげた。それをもとに，セッション内で，筆者と一緒に関連する動画を検索し，物がぶつかる音，落ちる音，割れる音など，さまざまな音を聴くエクスポージャーを行い，自宅でも自分で検索して聴く，ことをHWとした。

#7〜8では，地元の友人らと居酒屋に行き，酔った人の声を聴いても恐怖はなかったと報告し，

「久しぶりに飲んで食べて，楽しかった」と述べた。また，セッション内でのイメージエクスポージャーでは，消え入るような声で発話していたため，恐怖体験の時に実際に言われた怒声をそのままの音量で再現してもらうことを繰り返した。大きな声に対して恐怖があるため，自ら大きな声を出すことも回避していたためであった。実際，C自ら大声を出してみたら，「大声」に対する恐怖がさらに低下した。

#8で，上司に対し，わからないことを質問したいが躊躇してしまう，ということに対し，

簡易なスキル訓練を行った。Cに上司役になってもらい，筆者が複数の「話しかけかた」をしてみて，どう感じるか，どういうタイミングだと，相手は，気持ちよく答えてくれそうか，という練習や，モデルを交代し，Cが同様に上司役の筆者に対し，話しかけてみて，筆者がどう感じたか，をフィードバックする，という方法で，練習した。「意外と，迷惑だなって思わないものですね」と述べ，質問をするにも，いい方次第で，気持ちよく答えてくれそうだ，という見通しを持つことができた。

抑うつ気分も改善し（BDI-II：7点），トラウマ症状も消失したため，復職に向け職場に連絡をとることとした。上司が実家まで訪問してくれ，復職後の生活，異動希望の有無などを話し合うことができ，元の部署に戻ることとなり，復職を果たした。職場に戻った後は，数カ月の間，メールでの報告を継続したが，再発することなく継続勤務が可能となっていた。

【メモ：ケース展開における工夫】
うつ症状には，生活リズムの調整から始め，段階的な行動活性化を行った。最初から主張訓練を入れがちなケースではあると思われるが，主張が苦手というより，トラウマ体験による回避の方が強いと思われたため，それに基づいた情報を収集し介入を行ったことがポイントであった。

## 2．事例2
**対象者**：30代女性（以下，D）夫と2人暮らし

**期間**：3カ月（全7回）

**頻度**：2回／月

**主訴**：退職や休職をしてしまい，同じことを繰り返してしまうので，治したい

【個人内で起きていること】
初回では，抑うつ気分および不安症状が強く，（初回BDI-II：24点）人の評価を過剰に気にし

てしまい，職場に行くことができなくなることを繰り返しており，薬物療法だけでは治らないと考え来談したと述べた。

他者の評価を気にしてしまうために，何に困ってしまうのかということを聴き取っていった。

学生時代は，人の評価はあまり気にならず，楽しく過ごすことができていた。大学卒業後の就職先の上司が厳しく，「何やらせてもできない」「大学で何を学んできたの」などの発言が繰り返され，期待通りにできないことに対し，自己否定感が強くなった。次第に抑うつ気分が強くなり，自宅療養したものの，回復が見込めず実家に戻り退職した。半年ほど療養し，気分は回復したため転職した。

ところが転職先で，実際は，Dの仕事ぶりを評価してくれる同僚や上司がいるにもかかわらず，「また，だめだと思われるのではないか」「役に立っていないと思われているのではないか」という認知がわき，不安が高くなり，仕事への集中力を欠いてしまうようになった。そのような自分に対する自責感が強くなり，再び抑うつ状態となり，出社することができなくなり，心療内科を受診し，2週間の休職措置となった。

職場を離れると抑うつ気分は和らぐため，予定通り2週間ほどで復職。しかし，1カ月もたたないうちに，同じことを考えてしまい，再び不安，焦燥感が高まり欠勤してしまい，間もなく退職した。その後数年間は，就職する勇気が出ずに短期のアルバイトを続けたのち，現職に就職。仕事は複雑ではなく，周囲の上司，同僚も良い人ばかりとのこと。しかし，「この年齢になって，全然仕事ができない人だ」や「こんなこともわからないの」と思われているのではないかなど，今度は年齢に関する新たな否定的な認知が加わり，再び不安・焦燥感が高まり，職場に行くことができなくなった。職場からは休職措置となった。今回は，職場を離れても抑うつ気分が改善されず，自発的に来談した。

## 【環境側のアセスメント】

職場は，病気療養が長期にとれる環境であったため，短期間で復職をしなければならないというプレッシャーは低く，安心して休める環境にあった。同僚や上司は，親切な人が多く，Dの体調を気遣ってくれる人ばかりであった。体調回復次第復職をする，という話し合いとなっていたが，これまでの経緯を考慮し，抑うつ気分の改善よりも，認知の検討に取り組むために，2カ月程度は休職し，主治医とも相談しながら復職を目指すこととした。

## 【見立て】

成育歴からは，特に人の評価を気にする経緯は見られず，最初の職場でのパワハラに近い発言により，仕事をする上での自信を失ってしまっていると考えられた。仕事の能力への過小評価を自らしてしまうようになり，実際はできているのに，できていないと自己評価し，それが，不安や抑うつ気分となって，パフォーマンスに影響を及ぼしていた。他者からの評価は良く，環境側からの否定的な評価はない状態であるため，D本人のものごとのとらえ方に関する認知の再構成が必要である，ということを共有し，それへのとりくみに同意した。

## 【介入計画と実施】

#1〜2では，これまでの経緯を聴き取り，状況に対する，認知，気分・感情，行動，身体反応についての心理教育を行い，認知療法の導入について説明した。これまでに体験した，職場での否定的認知についてコラム表に記録をしてくることをHWとした。

#3からは，コラム表を元にセッションを進めた。自動思考は「私はダメなのだ」「私が無能だからこんな風に言われるのだ」という自責的なものがほとんどであったため，自動思考に対する客観的な根拠を挙げてもらい，認知の再構成を行った。しかし，根拠を挙げても「頭ではわかっているが，どうしてもそう考えてしま

う」という発言が減らなかった。そこで，Dが記載してきた自動思考を用いて，筆者がDの友だち役となり，ロールプレイを行った。例えば，上司から「お前じゃだめだから代われ」と言われたことに対し，「やっぱり私はダメな人間だ」と考えてしまう場面を再現し，Dから筆者に対して「あのね，上司から，お前じゃだめだから代われって言われたんだー」と報告してもらい，筆者がDの友人として「あぁ，そうなの。仕方ないんじゃない？　だって，あなたがダメな人間だからだよ」と返答するという方法である。こうすることで，こういったセリフを友人から言われたら傷つく，ということを体験してもらうとともに，そういった傷つくような「セリフ」を自分自身に繰り返し言い続けているのだ，ということをフィードバックした。Dは，ハッとした表情を見せ，「今までそんな風に考えたことがありませんでした」と述べた。筆者から，「友だちなら相手に絶対言わないようなセリフを，繰り返し自分に言っているとしたら，気分はどうなると思いますか」「こういうセリフを何度も言われたとしたら，どんどん元気になりそうですか？」「元気になるには，代わりにどんなセリフをかけてあげたらよいのでしょうか？」と問いかけ，せめてこういう風に伝えたいという「適応的思考」について検討した。

　このセッション以降，Dは「自分をいじめるのをやめようと思います」と述べ，「自責するセリフが出てきたら，それをストップする」という取り組みを継続した。その後Dの気分は，改善し始め，友人と外出することが増え，活動性が増し，それに伴い，気分がさらに改善した。

　結果として，#5で「復職できそうなので，上司に連絡しました」という報告があり，#6では，主治医と上司の両者に，職場に戻ることを伝え，復職日が決まったという報告があった。その後，復職し，#7では，ミスをすることもあり，それに対する注意を受けることはあったが，自分を責めることはないばかりか，「ミスを教えてくれただけ」「教わるという姿勢を大

事にしよう」と思えた。質問をした際に，多少嫌な顔をされたが，「相手も忙しいのでそうなっただけだろう」と思えた。と報告があり，「自分をいじめるのはもうやめようと思えてから，否定的に考えても簡単に修正できるようになりました」と述べた。（最終回 BDI-II：5点）で気分は安定していた。3カ月後のフォローアップでも問題なく勤務を継続していたため，終結とした。

## 【メモ：ケース展開における工夫】

　通常の認知療法で行う認知の客観視ではうまくいかないことがある。Dのように「頭ではわかっているのですが……」「他人になら言ってあげられるのですが，自分のこととなると……」と述べ，なかなか違う見方をすることができない場合に，筆者は，自分の自動思考を他者から言われたら，どんな気持ちになるのか，という方法をとると有効に働く場合があり，認知再構成の一助として工夫している。

### おわりに

　ここまで，学校や職場関連のケースを通して，認知行動療法による，ケースフォーミュレーションに基づいた介入を紹介した。

　さいごに，筆者が日々臨床を行いながら考えていることについてふれよう。

　認知行動療法は，理論に基づいた技法を用いて対応する，という点ではとても明確で，誰にでも使いやすい，というユーザーフレンドリーな心理療法のように思える。しかし，筆者が重要だと考えることは，エビデンスに基づいた理論，技法，介入は重要であるが，その土俵に持っていく前の段階での，セラピスト側の情報の「聴き取り力」がその後のケース展開を左右する，と思っている。

　ケースフォーミュレーションをするには，何をおいても，目の前のクライアントに「語ってもらう」必要がある。いくら理論を理解して，どのような情報を収集すればよいのかがわかっ

ていても，「他人に自分の何がわかる！」と不信感いっぱいで座っているクライアントや，何からどう話していいかわからず，話が転々とするクライアントなどから，セラピスト側が必要な情報を集め，ケースを見立てるための工夫をしがら，ケースを進められなければ「理論」はなんの意味もなさない。

クライアントに語ってもらい，その情報に耳を傾け，まるで同じことを体験しているかのようにイメージすることができてはじめて，次に何を聴けばよいのか，が見えてくる。教科書通りの順番で情報を集めても仕方がない。また，そうして聞かせてもらった情報を整理し，クライアントに確認しながらフィードバックすることを繰り返すことで，情報をしっかり聴いてもらっていると感じてもらうことができる。これが「協働」であり，「共感」につながるのである。

待合室で待っているときの親子の様子，服装，予約時間の守り方，身体の緊張の度合いなど，"情報は細部に宿っている"（神村，2014）ことを大切にしたい。

こうした細やかなところを，観察しようとする臨床家としての姿勢なしには，いくら理論に基づいたケースフォーミュレーションをしてもうまくいかないであろう。1人の人間が，自分の問題について他者（セラピスト）に語るとき，それは時に，恥ずかしく躊躇することであり，勇気のいることでもある。過去に，せっかく話したのにそれを否定されたり，無理な押し付けをされたりして，二度とそんな思いをしたくないと思いながらも，もう一度だけ，相談してみようと思ってやってくるクライアントも少なくない。そうした"想い"をくみ取りながら一緒に考えていくことができて初めて，ケースフォーミュレーションは役に立つのであろう。

## 文　献

神村栄一（2014）学校でフル活用する認知行動療法. 遠見書房.

下山晴彦編（2011）認知行動療法を学ぶ. 金剛出版.

鈴木伸一・神村栄一（2005）実践家のための認知行動療法テクニックガイド. 北大路書房.

# 司法精神療法のケースフォーミュレーション

Takao Suzuki
Hisako Taguchi

鈴木　敬生[*1]　田口　寿子[*2]

## はじめに

　本論では司法精神療法の領域の中でも，「心神喪失等の状態で重大な他害行為を行った者の医療及び観察等に関する法律」（以下，医療観察法と記す。）による入院処遇を取り上げ，その治療過程におけるケースフォーミュレーションの有効性を論じる。また，事例を提示し，その活用の具体例を示す。

## I　医療観察法の概要

　医療観察法は，「心神喪失又は心神耗弱の状態（精神障害のために善悪の区別がつかないなど，刑事責任を問えない状態）で，重大な他害行為（殺人，放火，強盗，強制性交等，強制わいせつ，傷害）を行った人に対して，適切な医療を提供し，社会復帰を促進することを目的とした制度」（厚生労働省，2019）である。重大な他害行為（以下，対象行為と記す。）のために逮捕，送検された被疑者が心神喪失等により不起訴または無罪等の確定判決となった後に，検察官による医療観察法の申し立てがなされると，精神保健判定医による医療必要性の鑑定と

保護観察所の社会復帰調整官による生活環境調査が行われる。そして，それらの結果を踏まえ，地方裁判所において裁判官，精神保健審判員（精神保健判定医あるいは必要な学識経験を有する医師）から構成される合議体による審判で，本制度による処遇の要否と内容の決定がなされる。法施行から平成28年12月までに，全国の各地方裁判所において延べ2,739人が入院決定，564人が通院決定を受け，本制度による治療を受けている（厚生労働省，2019）。通院決定に比べ入院決定が多い理由には，病状の重さだけでなく，病識やコンプライアンスが不十分なために通院医療の継続が見込めない，地域で生活していくための支援体制が未構築である，住居の確保がなされていないなどさまざまな事情が挙げられる。入院処遇の期間はガイドライン上1年半が目安となっており，ほとんどの場合は退院後に通院処遇に移行する。通院処遇は3年間が期限となっているが，早期に終了することや必要に応じて5年間まで延長されることがある。

　平成30年10月の時点で入院医療を行う指定入院医療機関は全国に33カ所（計833床）設置されており，通院医療を行う指定通院医療機関は3,575カ所が指定を受けている（厚生労働省，2019）。医療観察法病棟には，医師が8：1，看護師が日中1.5：1（厚生労働省，2005）と一般の精神保健福祉法による入院病棟に比べ手厚

[*1] 国立研究開発法人　国立精神・神経医療研究センター病院
　　〒187-8551　東京都小平市小川東町4-1-1
[*2] 地方独立行政法人　神奈川県立病院機構
　　神奈川県立精神医療センター
　　〒233-0006　神奈川県横浜市港南区芹が谷2-5-1

く人員が配置されており，高いケア密度の中で治療が行われる。また，作業療法士，精神保健福祉士，臨床心理技術者を配置することが定められており（厚生労働省，2005），医療観察法による医療を受けることになった本制度の対象者（以下，対象者と記す）が抱える課題に合わせ，多職種チーム（以下，MDTと記す）による多角的で包括的な精神科治療が行われる。入院後は早い段階から退院に向けての地域調整が開始され，対象者と指定入院医療機関のMDTメンバー，社会復帰調整官，地域関係者が参加するケア会議が定期的，継続的に開催される。そして，退院時には指定通院医療機関をはじめ保健所などの行政機関，関連福祉施設等のスタッフが通院処遇のMDTとして治療を引継ぐことになる。社会復帰調整官は，審判前の生活環境調査から関わり，処遇開始から終了まで継続的に支援のコーディネートを担いながら，対象者の医療が確保されるよう「必要な観察及び指導」（精神保健観察）を行う。

## Ⅱ　医療観察法における　　ケースフォーミュレーションの役割

　ケースフォーミュレーションとは，特定のパーソナリティ理論や心理療法の志向性から構成される一連の仮説のことであり，個人の持つ問題（心理学的問題，対人関係的問題，感情や行動における問題）の引き金や維持要因を変数としてとらえ，それらの変数の関連性を示すものである（Ells et al., 1997）。また，セラピストはケースフォーミュレーションを通じて，患者の主訴はどのようにして形成されたか，どのような症状が合併しているか，どのような環境要因および個人的要因が問題発生の引き金となっているか，なぜそれらの症状は維持されているのか，といったことを理解していく（Nezu et al., 2004）。医療観察法の治療では，このケースフォーミュレーションが暴力リスクのマネジメント，入院期間のマネジメント，多職種によるチーム医療のマネジメントに大きな役割を果たすと考えられる。

### 1．暴力リスクのマネジメント

　医療観察法病棟のような司法精神医学専門病棟での治療・支援が通常の精神科入院治療や社会支援と異なる点は，精神障害の症状だけでなく，患者の呈するリスクについても常に注意を払うことが要請されることである（五十嵐，2018）。対象者は，幻覚妄想状態などの精神症状に影響されて他害行為に至っており，医療観察法の重要な目的の一つは，対象者が再びそのような他害行為を起こすのを予防することである。そのために，他害行為につながった引き金を同定し，対象者自身と支援者がまた似たような状況に遭遇しても異なる対処ができるよう，対策を講じておくことが求められる。したがって，対象者は一定の病識を獲得するだけでなく，病状が対象行為とどのように関連していたのかを振り返り，理解を深める必要がある。精神症状の悪化が対象行為の大きな要因であることは間違いないが，他害行為に至った背景にはそれ以外にも複数の要因が関与していることが多い。たとえば，精神病性障害に発達障害，知的障害，物質使用障害，パーソナリティ障害等が合併している重複障害では，対象行為の発生機序，治療的介入，再発予防に向けた対応が複雑化しやすい。また，幼少期の愛着形成の問題，被虐待経験，学校でのいじめ，社会経験の不足や挫折，経済的困窮，対人・家族関係の問題などの心理社会的な要因の積み重ねも，精神症状の悪化と他害行為の発生に影響している。ケースフォーミュレーションによってこういった複雑に絡み合った要因を整理し理解することで，暴力リスクの低減につながる適切な介入を実施していくことができる。

### 2．入院期間のマネジメント

　医療観察法の入院期間は，ガイドライン上は1年6カ月が標準とされている。その内訳は，病状の安定を図る急性期が3カ月，心理社会的介入とリハビリテーションを集中的に行う回復期が9カ月，外泊訓練を実施し退院に向けた最

終的な地域調整を行う社会復帰期が6カ月である。今日の一般的な精神保健福祉法による入院期間に比べるとかなり長い期間が想定されているが，2011年までに処遇を開始した1606名の平均入院処遇期間は760日と長期化する傾向にあり（河野，2017），人権上の観点からも，対象者の社会復帰を促進する観点からも，是正すべき課題となっている。早期の退院を実現するためにも，ケースフォーミュレーションによって情報の整理と課題の抽出を行い，効率的に治療プログラムを実施していくことが必要となる。また，入院中の治療計画を時系列に可視化したロードマップと併せてケースフォーミュレーションを活用することで，治療プログラムや外出泊訓練，地域調整の適切な導入時期と進行度について対象者本人とMDT，帰住先の地域支援者の間で確認することができ，漫然と治療プログラムをこなすだけで入院が不必要に長期化することを防ぐことができる。

### 3．多職種チーム医療のマネジメント

　医療観察法の入院処遇では対象者1名に対して5職種6名〈医師，看護師（主担当，副担当），精神保健福祉士，作業療法士，臨床心理技術者〉の担当MDTが形成され，入院から退院まで一貫したチーム治療が行われる。その特徴は，それぞれの職種が専門性を発揮しながら対等な関係で意見を出し合い，治療に取り組むことにある。医師は薬物療法と治療全般のマネジメント，看護師は生活面での支援と学んだスキルの般化，精神保健福祉士は福祉制度の活用と地域支援体制の構築，作業療法士は対象者のストレングスに着目したリハビリテーション，臨床心理技術者は対象者の主観的な体験に寄り添った内省作業というように，チームとして分業と連携を図りながら対象者の治療にあたる。MDTで意見を集約して作成するケースフォーミュレーションは，対象者の特徴を多角的に抽出しながらも，一つのまとまった像として理解する作業となる。この共通理解を出発点とする

ことで，チームが同じ方向を向いてそれぞれの専門性を発揮することができるようになる。また，ケースフォーミュレーションを対象者と一緒に作成し共有することも治療促進的に作用することが多い。これは，対象者自身もMDTの一員として主体的な判断を尊重されながら治療に取り組むという，医療観察法の治療理念を具体化する取り組みともいえる。

### Ⅲ　入院処遇中の ケースフォーミュレーションの実例

　ここからは架空事例を提示し，処遇を開始したとき，入院中にトラブルが発生したとき，退院を目前に控えたときの3つの場面で作成したケースフォーミュレーションの例を具体的に示したい。

〈架空事例の概要〉

　30代男性のAは，首都圏郊外の住宅地区に同胞2名中第2子長男として出生した。金融関係の仕事をしていた父親は多忙で，Aの子育てにはほとんど関わらず，また数年おきに地方に単身赴任していたこともあり不在がちであった。母親は専業主婦だったが，神経質で身体が弱く，子育ては近隣に住む両親に頼っていた。2歳年上のAの姉の子育てに非常に苦労していたことから，母親は第2子の出産は考えていなかった。そのため，Aの妊娠がわかったときに母親は大きく動揺し，出産後は数年間抑うつ状態に陥った。

　Aは幼少期から落ち着きがなく，周りの子どもに衝動的に暴力を振るってしまうことがあった。小学校に上がり，好きな科目の授業では活発に発言していたが，学年が上がるにつれて成績は全体的に中位から下位へと下がっていった。低学年のときには皆にまじって体を動かす遊びをすることができたが，高学年になると話の輪に入ることができなくなった。中学校に進学すると勉強についていけなくなり，仲の良い友だちもできず一人で過ごしがちであった。家

ではテレビゲームやインターネットに没頭し，生活は不規則で，母親はそんなAをただ遠巻きに世話するだけだった。高校に進学すると，Aには少ないながらも共通の話題でつながる友人ができ，時折休みながらも必要な単位を取得し卒業することができた。しかし，その後の進路を決めることができず，それ以降自宅で引きこもりがちの生活を送るようになった。

20代になり，祖父母の紹介で職人の見習いを始めたことがあったが，ちょっとした指導で自信をなくし続けることができなかった。この頃より，隣人によってインターネットを通して自分の生活が監視されている，電磁波攻撃を受けている，動画サイトで自分の情報が流されている，と母親に訴えるようになった。Aは母親に金銭を無心し，パソコン機材や防犯グッズを買いあさっては自室に過剰なセキュリティー装備を施すようになった。母親が難色を示すと，Aは大声で不満を表し，家の器物を破損した。また父親からの注意に対しても強い怒りを示し，ときにつかみ合いの口論となった。

祖父母の説得に応じ20代後半に初めて精神科を受診したAは，統合失調症と診断された。Aは，病気とされたことに釈然としなかったが服薬治療には応じ，後にデイケアにも通うようになった。デイケアでは年上のメンバーやスタッフと少しずつ話せるようになり，通所日数を増やし，安定して活動に参加できるようになっていった。自身が監視されている感覚や電磁波攻撃はほとんど気にならなくなり，隣人に対する不信感は残存しながらも生活に影響しない状態が続いた。やがて，周囲の勧めから作業所の通所を目指すようになった。しかし，体験利用の日程が決まった頃から，再び隣人からの監視や電磁波攻撃が気になるようになり，また本人の能力や振る舞いを非難する声が直接頭の中に聞こえてくるようになった。不眠となり，生活リズムが乱れ，デイケアの通所も不規則になったが，Aはこれらのことを医療者に話すと入院させられるのではないかと恐れ，誰にも相談しなかった。その一方で，アルコールを飲むと頭の中の声や不眠が軽快することに気づき，飲酒量が徐々に増えていった。ある日，赴任先から帰宅した父親がAの飲酒に気づき，受診させるために連れ出そうとしたところ，Aは監視者から指令を受けた父親が身柄を取り押さえに来たと解釈し，護身用に準備していた警棒で父親の頭部を殴打して全治1カ月の傷害を負わせた。逮捕後，起訴前鑑定が行われ，統合失調症により心神喪失との判断で不起訴となり，医療観察法の申し立てが行われ入院処遇が決定した。責任能力鑑定時に実施された知能検査の結果は全検査IQ75であり，下位検査間の評価点のばらつきが顕著であった。

## 1．処遇開始時のケースフォーミュレーション

医療観察法の処遇が開始されるとき，担当MDTには対象者に関する詳細な資料（審判前に実施された医療観察法による鑑定書と社会復帰調整官の作成した生活環境調査報告書）が提供され，生育歴，家族歴，生活歴，現病歴，対象行為の経過，病気や対象行為に対する受け止め，心理検査の結果などの多くの情報が得られる。これらの情報を整理するために図式化したケースフォーミュレーションの例が図1である。ここでは入院してくる対象者の全体像を把握し，入院時の初期対応と治療計画を検討することが一つの目的となる。病識の有無および対象行為の認否，治療歴や福祉サービスの利用歴などによって，本制度による入院決定に対する対象者の反応と受け入れは変わってくる。裁判所の決定に納得ができない場合，対象者には不服を申し立てる抗告の権利があり，その説明とサポートも重要な初期対応の一つである。病状や審判の決定の受け止め方次第では自傷・他害のリスクが高まることも想定し，希死念慮の有無や暴力リスクの可能性を評価するとともに，病棟の対応を慎重に準備しておく必要がある。また病状以外の部分では，入院中も精神科に関わる医療費以外は自費となるため，経済状況の確認と

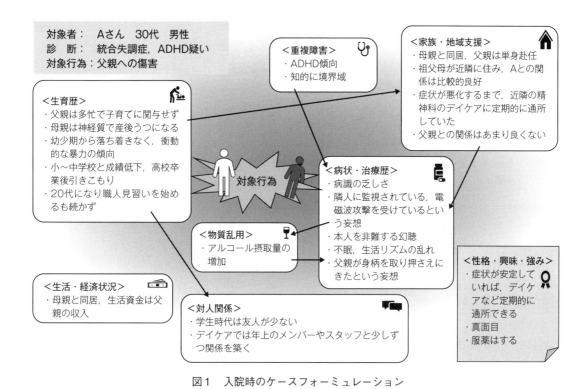

図1　入院時のケースフォーミュレーション

必要に応じた各種の手配も迅速に進めていくことが必要となる。家族歴や生育歴をもとに，MDTや支援者との信頼関係を築くプロセスをある程度見立てておくことも大切である。無論，対象者のアセスメントは実際に会って直接のやり取りの中で本格的に進められていくものだが，事前情報から対象者に関する全体像を描き，職種ごとに入院初期に確認すべきことを明確にしておくことでスムーズな治療の導入ができるようになる。

## 2．入院中の治療課題に対するケースフォーミュレーション

1年半を標準とした比較的長期間の入院治療の中では，対象者の治療を巡って何かしらの困難な状況が生じることとなり，それを通して本人の治療課題が見えてくる。それが病状悪化を背景としたスタッフや他の対象者への暴言や暴力であれば，対象行為の発生メカニズムとの相違を検証することが必要である。また，暴力まで至らない対人関係のトラブルや生活面での困難といった病棟適応上の課題であっても，それらの他害リスクへの影響を査定する必要がある。見方を変えれば，病棟の中で生じる困難な状況は本人の治療課題を浮かび上がらせる好機ということができ，その発生機序と背景要因，それらに有効な治療的介入を検討することが治療を進めることになる。以下に臨床素材を示し，入院中に起きた出来事をもとに構成したケースフォーミュレーションの例を示す。

〈臨床素材1〉

Aは服薬調整によって幻聴と妄想知覚が消退し，病棟生活にも慣れ生活リズムが安定したため回復期ステージに移行した。急性期のユニットに比べ多くの対象者が生活する回復期ユニットに移室した後，緊張した様子はありながらも少しずつ他の対象者と会話をする様子が見ら

れるようになっていった。AとMDTとで話し合い、回復期の治療目標を、①病状やストレスのサインに気づき対処行動がとれること、②自身の病気と対象行為のつながりを理解すること、③外出訓練を通じて退院後の生活の目標を立てること、の3点とした。Aはグループでの治療プログラムには拒否なく参加した。長時間注意・集中を維持することが難しかったが、短いトイレ休憩を取ったり、座りながらできるストレッチをしたりすることで大きな支障なく取り組むことができた。また、MDTスタッフとプログラムのテキストを見直し、疾病教育や対処スキルの内容を概ね理解することができた。統合失調症の診断に関しては表面的には受け入れ、一部の幻聴体験を病状として振り返ることができた。他方で、妄想体験に関しては病状である可能性を認めながらも、本人が慕うスタッフには雑談の中で「実際に起こっていたものだと思う」と漏らすこともあった。しかし、入院後は幻聴、妄想とも消えてしまったと話し、それ以上症状の検証を深めていくことはなかった。病棟では自室で過ごすことが多く活動性が高いとは言えなかったが、必要があればスタッフや他の対象者とコミュニケーションを取り、音楽を聴いたり、携帯ゲームをしたりして時間を過ごすこともできていた。対象行為の振り返りでは家族の心情を想像することが困難で、特に被害者である父親に話題がおよぶといらいら感がつのり、他責的な訴えに終始しがちであった。それでも、暴力によって相手にけがをさせたことは誤りであったと話し、今後はグループホームに入居し距離をとって生活していきたいと述べるようになった。

AとMDTは回復期の治療目標が概ね達成されていることを確認し、半月後の会議で社会復帰期へのステージアップを申請することになった。そして、ステージアップ後の外泊訓練に先立ち、病棟内の宿泊施設で院内宿泊訓練を行う計画を立てた。その数日前より、珍しくAが不眠がちであることにスタッフが気づき、そ

の旨本人に伝えたが、Aは大丈夫であると否定し頓服薬の使用も断った。さらに、AはMDTの主担当看護師につっけんどんな態度をとるようになり、また、険しい目つきでスタッフステーションの中を凝視していることが多くなった。MDTは本人とこれらの件について話し合ったが、本人は「何でもない」と述べ、これまで通り生活できていることを強調した。そして、心配するMDTに対して予定通り宿泊訓練を行いたいと希望し、MDTも注意深く本人のことを見守りながら訓練を行うことにした。訓練当日、Aは夕食をとった後に宿泊施設に入ったが、眠前薬服用時の定時連絡をせず、そのために確認しようとした看護師からの電話にも出なかった。夜勤だったMDTの担当看護師らが様子を見に行くと、Aは「あんたが退院を邪魔してるんだろ！」と怒鳴って部屋に立てこもってしまったため、宿泊訓練は中止となった。後日行われたMDTとの振り返りの中で、Aは、ステージアップの申請が決まった頃から担当看護師が本人の不出来や失敗を揶揄する声が頭の中に聞こえていたことを認めた。本人はどこかでそれが病状かもしれないと不安に思っていたが、それを言い出すとせっかくのステージアップの機会が失われてしまうと考え、相談することができなかったとのことだった。

上記のエピソードをMDTがケースフォーミュレーションとして図式化したものが図2である。縦の軸では、本人の発達的な特徴や生活歴などの背景要因と、その中で形成されたパーソナリティと典型的な病状、そして今回の具体的なエピソードへのつながりを示している。横の軸ではエピソードを時系列にとらえ、今回の出来事の外的なきっかけ、それによって生じた本人の思考や気分、そして対処としての行動のつながりを示している。本人が育ってきた家庭環境や生活歴は不変の要因であり、またパーソナリティも短期では変容しないため、介入の対象とすることは適切ではない。一方で、それら

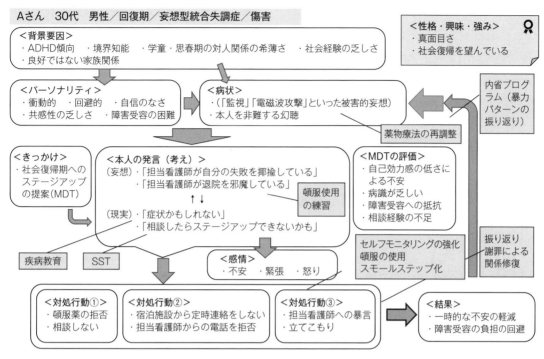

図2 入院中の課題に対するケースフォーミュレーション

の影響を踏まえながら，本人の現在の症状，思考，気分，行動といった部分は心理教育や振り返りによる洞察，行動的なスキルの獲得等により短期的，中期的に変容が望める要素であり，これらに対する具体的な治療的介入のプランを示している。また，Aにとっての大きなイベント（今回は宿泊訓練）を前にしたプレッシャーがストレスとなり，精神症状が賦活され，視野狭窄的な損得感情から相談行動がとれないためにさらに病状が悪化するというパターンは，対象行為に至った流れと一部合致するものである。このようなパターンについて，何らかの形で本人にフィードバックし，クライシス・プラン等で症状悪化や他害行為防止のための対策を講じていくことになる。

## 3．退院時のケースフォーミュレーション

退院時のケースフォーミュレーションの例として，クライシス・プランを提示する（図3）。

クライシス・プランは，症状安定時の状態や注意すべき症状と自他の対処法などをまとめることで，対象者の病状安定と病状悪化時の円滑な対処・支援を可能にし，社会復帰と他害行為防止につなげる目的がある（野村ら，2016）。ケースフォーミュレーションが問題の維持要因の説明に重きを置くのに対し，クライシス・プランは病状悪化時の対応とともに，安定時の維持要因や病状悪化につながる注意サインを明確化し，それらに対する早期の対応と回復のための行動プランを示すものである。ケースフォーミュレーションをもとに作られたクライシス・プランは，入院中から退院後まで，生活場面での活用を通して繰り返し修正され，またそのフィードバックによってケースフォーミュレーションも修正していくことになる。

〈臨床素材2〉

AとMDTは院内宿泊訓練時の担当看護師

Ａさん　私の活動サポートプラン

★短期目標：　注意状態に気づき、安定状態を保つ
★長期目標：　一人暮らしをする

| 状態 | 自分で気づける状態・症状 | ほかの人が気づく状態・症状（家族やスタッフ、親しい人に教えてもらいましょう） | | 対処（自分ができること、家族やスタッフができることを話し合いましょう） |
|---|---|---|---|---|
| 安定 | □良く眠れる<br>□生活リズムが整っている | □必要なことを質問できる<br>□日中活動をこなせる | | □規則正しい生活を続ける<br>□音楽やゲームを楽しむ |
| 注意<br>（早期警告症状） | □よく眠れなくなる<br>□頭の中に声が聞こえてくる<br>□相談できなくなる | □素っ気なくなる<br>□引きこもりがちになる | | ①頓服を使う<br>②グループホームのスタッフに気になっていることを話す<br>③緊急受診する |
| 要注意<br>（要注意症状） | □電磁波攻撃を受ける<br>□怒鳴る | □相手をにらむ<br>□関わりを拒否する | | ①話せる人に何が起きているか説明する<br>②頓服を使う<br>③落ち着くまで刺激を避けて自室で過ごす<br>④休息のために入院する |
| 気を付けたほうがいいストレス | □大事なイベント事<br>□お父さんとの関わり | 要注意なときにスタッフにしてほしいこと、してほしくないこと | □話す決心がつくまで少し待ってほしい<br>□薬をすぐに増やさないでほしい | 【プランに同意する人のサイン】<br>□□　〇〇（社会復帰調整官）<br>●●　××（医　師）<br>△△　□□（GHスタッフ）<br>〇〇　××（DCスタッフ）<br>▼▼　●●（訪問看護） |
| 私のサポーター | 祖父母、〇〇さん（友人）、グループホームスタッフ、デイケアスタッフ | | | |

図3　退院時のクライシス・プラン

への暴言の件を振り返り，新規課題や新規場面に伴う内的なプレッシャーの高まりが病状悪化と暴力の引き金になることを確認した。易刺激性と幻覚妄想の症状に対して薬物療法の再調整を図るとともに，不安や不眠に対しては積極的に頓服薬を使用できるよう練習をしていった。また，他者への相談を回避する傾向に対しては，ソーシャル・スキルズ・トレーニングに参加して適切な相談スキルの獲得を目指すとともに，相談行動が本人の利益になる経験を積めるよう，スタッフが協力して日常的な関わりの中での般化に努めた。グループプログラムの中で対象行為についてあらためて振り返る中で，Ａは今回の出来事と対象行為の類似性を認識し，早期の相談行動が病状悪化や他害行為の防止，早期の回復につながることを理解できるようになった。Ａの社会復帰期へのステージアップは当初の予定より２カ月遅れたが，その後の外泊訓練は順調に実施することができた。グループホ

ームでの初回外泊時や指定通院医療機関での初回診察時など，本人にとってキーとなるイベント時には，やはりプレッシャーから不眠が出現し自信が持てなくなることがあったが，そのたびにMDTと相談することができ，具体的な対処につなげることができた。

## Ⅳ　医療観察法の課題に対するケースフォーミュレーションの活用

　医療観察法の入院処遇から通院処遇への移行は，対象者にとっても支援者にとっても大きなケア密度のギャップを経験することになる。病棟という保護された刺激の少ない環境でできていたことが，退院して一般社会の中で生活してみるとできなくなってしまったり，想定していなかった課題が出てきたりすることは珍しくない。入院中に作成されたクライシス・プランが退院後に必ずしも十分に活用されていない状況も指摘されている（野村ら，2017）。ケースフ

ォーミュレーションはこのギャップを埋めるツールとして活用できるものであり，今後実践例を積み重ねていくことが期待される。

また，医療観察法の入院処遇が長期化する原因として，発達障害や知的障害といった重複障害のある対象者の治療が難航しがちであること，退院後の環境調整に向けた外出泊訓練の機会が少ないこと，指定通院医療機関の地域的偏在の問題が解消されないこと，クロザピンを処方できる指定通院医療機関が限られていること，などが指摘されている（竹田ら，2018）。さらに，まだ数は少ないが，処遇を終えた後に再び他害行為を起こして医療観察法の再処遇となったり，医療中断などによって通院処遇中に再入院が申し立てられたりする事例も存在しており，その要因の一つとしてやはり重複障害が挙げられている（田口，2018）。

入院が長期化している，あるいは長期化が見込まれるこうした対象者へのアプローチとして，ケースフォーミュレーションを活用した外部MDTによるコンサルテーションの試み（今村，2018）や，一時的な転院による治療の立て直しといった方法の検討も進められている。

## 文　献

Ells TD（1997）Psychotherapy case formulation: History and current status, In Ells TD（Ed.）Handbook of psychotherapy case formulation, pp.1-25．The Guilford Press.

五十嵐禎人（2018）司法精神医学における治療・支援の意義．こころの科学（199）；14-21．

今村扶美（2018）重複精神障害を持つ対象者の心理社会的治療の開発と導入に関する研究．（平林直次編）医療観察法における，新たな治療介入法や，行動制限に係る指標の開発等に関する研究　平成29年度総括・分担研究開発報告書．国立研究開発法人日本医療研究開発機構委託研究長寿・障害総合研究事業障害者対策総合研究開発事業．

河野稔明（2017）医療観察法における指定入院医療機関モニタリング調査．（岡田幸之編）医療観察統計レポート—入院・通院モニタリング調査．国立研究開発法人国立精神・神経医療研究センター精神保健研究所司法精神医学研究部．

厚生労働省（2019）心神喪失者等医療観察法．(https://www.mhlw.go.jp/stf/seisakunitsuite/bunya/hukushi_kaigo/shougaishahukushi/sinsin/gaiyo.html)

厚生労働省（2005）心神喪失等の状態で重大な他害行為を行った者の医療及び観察等に関する法律第83条第2項の規定による医療に要する費用の額の算定方法等について．(https://www.mhlw.go.jp/web/t_doc?dataId=00tb2943&dataType=1&pageNo=1)

Nezu AM, Nezu CM, Peacock MA & Girdwood CP（2004）Case formulation in cognitive-behavior therapy. In M Hersen（Series Ed.）SN Haynes & E Heiby（Vol. Eds.）Behavioral assessment, pp.402-426．Volume 3 of the Comprehensive Handbook of Psychological Assessment. Wiley.

野村照幸・森田展彰・村杉謙次・大谷保和・平林直次（2017）医療観察法指定通院医療機関におけるクライシス・プランの活用に影響を与える要因について．司法精神医学，25（1）；2-10．

野村照幸・森田展彰・大谷保和・宮尾歩・岩崎美沙・斎藤環（2016）医療観察法入院医療におけるクライシス・プランの内容についての検討—Joint Crisis Planとの比較から．日本社会精神医学会雑誌，25（3）；257-258．

田口寿子（2018）再び重大な他害行為を行った対象者及び再入院者に関する全国調査（平林直次編）医療観察法における，新たな治療介入法や，行動制限に係る指標の開発等に関する研究　平成29年度総括・分担研究開発報告書．国立研究開発法人日本医療研究開発機構委託研究長寿・障害総合研究事業障害者対策総合研究開発事業．

竹田康二・平林直次（2018）医療観察法医療の現状と今後の課題・展望．こころの科学（199）；28-33．

# 好評既刊

**Ψ 金剛出版**　〒112-0005 東京都文京区水道1-5-16　Tel. 03-3815-6661　Fax. 03-3818-6848
e-mail eigyo@kongoshuppan.co.jp　URL http://kongoshuppan.co.jp/

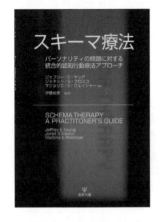

## スキーマ療法
### パーソナリティの問題に対する統合的認知行動療法アプローチ

［著］ジェフリー・E・ヤング　ジャネット・S・クロスコ　マジョリエ・E・ウェイシャー
［監訳］伊藤絵美

スキーマは，その人の認知や長年培われてきた対処行動などを方向づける意識的・無意識的な「核」であり，〈中核信念〉とも訳される。本書は，幼少期に形成されたネガティブなスキーマに焦点を当て，その成長が健康的ではなかった境界性パーソナリティ障害や自己愛性パーソナリティ障害をはじめとするパーソナリティの問題をケアしていくスキーマ療法の全貌を述べる。リネハンの弁証法的行動療法とともに，パーソナリティ障害をはじめとする人格の問題にアプローチする最良の方法の一つとなる。　本体6,600円＋税

精神療法増刊第5号

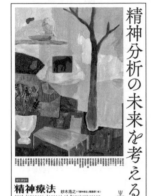

## 精神分析の未来を考える

［編］妙木浩之＋精神療法編集部

精神分析は現在，衰退期に入っているという議論がしばしば国際的に言われる。大きな理由は，経済が低成長期に入った英米の国々は，時間とお金と空間とが必要なセラピー文化を削減する方向にあるからだろう。しかし，南米やアジアには，精神分析の勢力が広がりつつあり，発展途上の経済成長や潜在的な発展の可能性のある文化には，こころの健康についてのセラピー文化が不可欠であるというこれまでの知見に基づいて，今後も都市部を中心に精神的健康を抱えるための文化として発展し続けていくだろう。

本体2,800円＋税

## グループスキーマ療法
### グループを家族に見立てる治療的再養育法実践ガイド

［著］J・M・ファレル　I・A・ショー
［監訳］伊藤絵美　［訳］大島郁葉

グループを家族として治療的再養育を促進させるスキーマ療法の進化形態「グループスキーマ療法」実践ガイドブック。スキーマ療法では，早期不適応的スキーマ（形成期は適応的だったかもしれないが大人になるにつれてその人に不適応をもたらすスキーマ）を乗り越える「オリジナルモデル」と，現在活性化されているスキーマとそれに対するコーピングによって当事者が「今・ここ」での状態を理解する「モードモデル」，この2つのモデルを使って回復につなげていく。　本体6,200円＋税

# III

# 個々の精神障害や問題行動のケースフォーミュレーション

# 気分障害：認知療法のケースフォーミュレーション

Masatoshi Hayashi

林　正年＊

## Ⅰ　はじめに

認知療法は，人間の気分や行動が認知のあり方（ものの考え方や受け取り方）の影響を受けることから，認知のバランスをとり，問題解決を手助けすることによって，精神疾患を治療することを目的とした短期の構造化された精神療法であり，日本うつ病学会治療ガイドライン，英国のNICEガイドラインおよびアメリカ精神医学会ガイドラインにおいても軽症から重症のうつ病に対して有効な精神療法として推奨されている。

現在，さまざまな施設で，個人，または，集団での認知療法が行われており，実施している治療者も，さまざまな職種の治療者が行っている。その中で，どうしても，認知再構成に代表される，認知療法の技法の方が重視されている感が否めない。集団認知療法においては，講義形式になってしまうので，難しい部分があるが，認知療法にかかわらず，患者の治療を行っていくには，患者のことを詳しく把握し，治療を行っていかなければならない。言い換えると，今回の特集のテーマである，ケースフォーミュレーション，いわゆる"みたて"（症例の定式化・概念化。以下，症例の概念化）が重要である。認知療法における，症例の概念化は，①診断。②問題点の絞り込みと長所の把握。③認知・行動パターンの把握。④治療方針の決定。といったように行っていくが，治療を効果的にすすめる指針としても，きちんと行われていなければならない。

現在，筆者は，厚生労働省認知行動療法研修事業（以下，研修事業）において，スーパーバイザー（以下Sver）を務めさせていただいているが，実際のスーパービジョン（以下SV）の場面においても，認知療法の技法の方へ意識がいってしまい，症例の概念化が不十分なスーパーバイジー（以下Svee）の方々を経験してきた。患者の標的となる問題に焦点を当てたアジェンダ設定，技法の選択，選択した技法の実施，ホームワーク設定を各セッションにおいて行っていくには，症例の概念化が，治療者の頭の中に入っていなければならず，概念化があいまいであると，そのセッションで適切とは言えない，アジェンダ設定を行ってしまい，選択する技法も満足のいくものにはならなくなってしまい，適切なホームワークの設定も出来なくなってしまう。患者の特徴的な認知ないしは行動を意識しながら，セッションを進めることが出来れば，適切に技法を選択することが出来，また，回数が限られている認知療法ではより有効

＊はやしメンタルクリニック
〒115-0044　東京都北区赤羽南1-3-1

に治療を進めることが出来るからである。

本稿では，実際のうつ病患者の症例を提示し，現在，研修事業において，使用されている概念化シートを用いて，筆者が，Svee の方々に説明してきたことを含め，各項目で解説を交え，概念化シートを作成していきたいと思う。

## Ⅱ 概念化シート

今回，症例の概念化を行う際に使用する概念化シートは現在，研修事業のワークショップで使用されているシートを使用する。（図1）最近では，より簡便な概念化シートとして（図2）も使われている。概念化を行う際には，患者はもちろん，可能であれば家族などの関係者から情報を聞き取ることが出来たら望ましい。

次の項目で，概念化シートの各項目についての記入の仕方のポイントと，実際に，SV の場面で Svee の方々からの疑問点，質問点が多かった部分を踏まえながら，説明を行っていきたい。

## Ⅲ 概念化シート作成のポイント

①**患者名**：概念化に必要な最小限の情報を記載していく。（例：40代前半男性　会社員）

②**診断／症状**：DSM もしくは，ICD に基づいて診断を記入する。診断によって概念化・治療計画も変わってくるため，きちんと診断をつける。問題となる症状や，BDI や QIDS などの評価尺度の点数の記述も役に立つので，評価尺度をつけていれば記載をしていく。

③**形成期の影響（成育歴）**：成育歴の概略と患者の特性に影響を与えている背景・状況・出来事（家庭環境，大きなライフイベントなど）を中心に記載していく。患者の人となりを理解するのが目的であるため，詳細な記載は必要ではない。SV の場面において，Svee の方々は，この項目と次の項目で，概念化シートを目の前にして，より詳細な患者の経過の"大作"を完成させなければいけないと思

われている方々が多い。前述したが，あまりに細かい内容は必要なく，決して，"大作"を作るのが目的ではない。

④**状況的な問題（現病歴）**：以下の項目を記載していく。a）いつ，どういうきっかけで今回の症状が始まったか，b）その後の経過はどうであったか，経過に関係する状況的な問題に何があるか，c）今回はいつ病院を受診したか，どういう経緯で認知療法を受けることになったか，d）現在，どのようなことが問題になっているか，問題を持続させている要因には何があるか。といった内容を記載し，発症の誘因（人間関係の問題，仕事上の問題，身体疾患の発症など，広範囲に及ぶストレス要因。等）と活性化要因（仕事上のプレッシャー，配偶者との不仲，不安症状を悪化させる誘因への暴露。等）との両方を視野にいれながら書き込んでいく。

また，うつ病が発症する際には，複数の要因が存在していることが多いため，そのことも意識しておくことが望ましい。

一方，双極性障害など生物学的負因の強い場合には，発症誘因が認められないこともあるため，誘因が認められない場合にはそのことも記載しておく。

活性化要因は，症状を悪化させたり，認知や行動の問題を引き起こしている要因で，例えば，仕事での問題を抱えている人が，なんの対策も講じないまま継続して職場に行くことや，夫婦間の問題がある人がそのまま一緒に生活をしていることなどである。職場での諸問題が解決しないまま仕事を続け，仕事が思うように進まず，自信を無くしたり，上司から今まで以上に強く当たられたりするようになってしまう。

夫婦間の問題があるときは，継続して生活を続ける方が良いのかどうかということも，治療の中では考えなくてはいけなくなる場合がある。仮に，少し距離を置いたほうが良い

| 患者背景（年齢・性別）： | | 日付： |
|---|---|---|
| 診断／症状 | | |
| 形成期の影響： | | |
| 状況的な問題： | | |
| 生物学的、遺伝学的および医学的要因 | | |
| 長所／強み： | | |
| 治療の目標： | | |

| 出来事1 | 出来事2 | 出来事3 |
|---|---|---|
| 自動思考 | 自動思考 | 自動思考 |
| | | |
| 情動 | 情動 | 情動 |
| | | |
| 行動 | 行動 | 行動 |
| | | |
| スキーマ | | |
| 作業仮説 | | |
| 治療プラン | | |

図1　認知療法・認知行動療法　事例概念化（定式化）ワークシート

場合には，配偶者の一方がしばらく実家に帰るといった内容も検討していかなければいけない。

⑤**生物学的，遺伝的，および医学的要因**：既往歴（精神的，身体的），併存疾患，家族歴を記載する。

⑥**長所／強み**：治療・回復に生かせそうな，患者の長所や強みを記載する。記入する際には，どうしても問題にばかり意識がいってしまう

が，各個人には問題もあれば良い面もある。

仕事をする能力が高い，真面目である，人間関係に秀でている，経済的に恵まれている，などさまざまな面から強みを評価する。その強みを生かしていくということが認知療法では重要である。また，性格には強さ，弱さもあり，欠点のように思える性格が強みになることがあるということを念頭に入れておくことも重要である。例えば，真面目で，責任感があるというのは，仕事が順調にいっている時には良い方向に働く。しかし，仕事の負荷

| 患者氏名： | | （男・女）年齢： |
|---|---|---|
| 診断（DSM-5 ）・症状 | | |
| 誘因・維持因子・現在の問題 | | |
| 発達歴 | | |
| 身体疾患の既往歴、家族歴 | | |
| 患者の長所 / 強み | | |
| スキーマ ( 心の法則 ) | | |
| 作業仮説（みたて） | | |
| 治療目標<br>【治療計画】 | | |
| 認知行動療法 | 薬物療法<br>環境調整（休養含む） | |

図2　認知療法・認知行動療法　治療計画書（概念化シート）

がかかりすぎ，自分の力を超えて頑張ろうとすると，自分を追い込んでしまうことになる。良い性格，悪い性格と，決めつけないことが重要である。

⑦**治療の目標**：主に患者の視点で，問題になっている困っている事柄，改善，解決できるとよい事柄を記載する。大きな目標（例：復職する。うつ症状の改善。等）と，そのための小さな目標（例：生活リズムを整える。等）の両方を意識して検討すると良い。目標の設定に関しては，a) その目標が重要であるかどうか。（今後につながるものになるか）b) 自分でコントロール出来る変化であるかどうか。（相手に決定権がないもの）c) 具体的で現実的に可能かどうか（達成可能なもの）という3つのポイントを押さえながら行っていくと良い。

⑧**出来事1．2．3**：病歴聴取の中で語られた，ストレスフルな出来事とそれに対する患者の反応（思考・情動・行動）をいくつか記載する。この項目で初めて認知療法を行う多くの

Svee の方々が，1つしか思い当たらない，もしくは，どう書いて良いかわからないと言われることが多い。確かに初めて認知療法を行う場合，この項目に何を記載していいか，どのように記載していいかわからないといったことは，認知療法に慣れていなければ記載出来ないところもあると思う。しかし，実際に患者と会い，病歴を聞いていけば，3つ程度の，思考—気分—行動についての話をしていることが多いはずである。この，思考—気分—行動の部分を，初めて認知療法を行う際には，始めから意識していないためどう書いていいかわからない，と言われる，Svee の方々が多いと個人的には感じている。数例経験している治療者であれば，始めから，その患者の，思考—気分—行動を意識しながら経過を聞くはずであるため，この項目が全く記入できないということはないはずである。もし，思い浮かばないようであれば，患者の特徴が分かるように，始めと終わりがある限られた時間内での"具体的な出来事"に目を向ける。そのときにどのように考え，どんな気持ちになったか，またどんな行動をしたかを

患者に質問しながら聞き出し，その内容を記載してゆく。

⑨**スキーマ**：「形成期の影響」や「最近の出来事への認知・情動・行動パターン」などを踏まえた，スキーマの仮説を立てる。1，2回話を聞いただけでその患者を理解できないことも，もちろん多いため，治療が進むにつれて書き直し，よりその患者に近いものに修正していくことがポイントである。

⑩**作業仮説（認知行動モデルにのっとった作業仮説）**：症状の背景要因や問題，強みなど患者を全人的に理解した上で，認知療法モデルにのっとって記載する。簡潔でわかりやすい，いわゆる"申し送り"のイメージで記載すると良い。この項目が，認知療法における，症例の概念化で，最も重要な部分であると筆者は考えている。なぜなら，この項目を読めば，その患者がどのような経過で状態が悪くなったか，またその患者の標的となる，認知・行動面での問題を理解することが出来るからである。

　この項目も治療が進むにつれて，新たにその患者の問題となる情報を聞き出すことが出来ることがあるので，必要があれば修正をしていく。

⑪**治療計画**：患者の抱える問題・治療目標をふまえて，認知療法的アプローチを載せるだけではなく，薬物療法や環境調整などを含めた，包括的な治療方針を記載する。

⑫**まとめ**：以上，概念化シートの記載の仕方を各項目で説明を行った。必要な情報をきちんと入れることが重要で，長々と書く必要はない。簡潔にまとまった，その患者の"みたて"をだれが読んでもわかるように，いわゆる"申し送り"の感覚で記載する意識が望ましい。

　認知療法を行っていく上では，治療者は，この概念化を常に頭に入れておく必要がある。よって，概念化は，治療開始のより早期に行い，治療をすすめていくことが望ましい。また，治療が進んでいき，新たな患者の情報を入手することが出来たら，その部分を修正していくことが重要である。

## Ⅳ　症例

　以下に今回，概念化シートを作成するにあたり，筆者が以前，実際に認知療法を行った患者の概要を提示する。なお，症例の提示に関しては，患者本人より，口頭また，書面にて同意を得ている。

### 症例　37歳　女性　中等症うつ病エピソード

　A県にて同胞2名中，第1子長女として出生した。幼少時期を大過なく過ごした。結婚歴はなく。挙子もない。地元の，高校を卒業後，専門学校に入学した。21歳時，百貨店の契約社員となり，美容関係の部署に配属された。24歳時には，配属された部署の正社員となり，33歳まで，百貨店で勤務，以降，会社の支店で営業職として勤務をしており，現在に至る。

　X年，3月，本人は本意ではなかったが，転勤を命じられ，B県に転居した。新しい住まい，職場で，慣れないことも多かった。自分なりに頑張ってきたが，環境にも慣れず，また，仕事量も多く，上司の指示も不明確なため，同年，7月頃より，自分が何をして良いかわからなくなってきた。9月に入ってからは，気分が落ち込み，やる気が出てこなくなり，作業能率も下がっていった。このため，10月にA病院を受診し，うつ病と診断され，同院へ通院を開始し，認知療法を行うこととなった。

## Ⅴ　概念化シートの作成

　次に，先ほど紹介した，うつ病患者の症例を，概念化シートの図1を用い，作成していきたい。（図3）

| 患者背景（年齢・性別）： 年齢37歳　女性　会社員 | 日付：○／○ |
|---|---|

**診断／症状**
診断：大うつ病性障害　中等症　QIDS-J　15点　症状：気持ちが落ち込む，寝れない，集中力がない，不安になる。

**形成期の影響**：A県にて同胞2名中，第1子長女として出生した。幼少時期を大過なく過ごした。発達，成長の過程で，特に何か指摘を受けたことはない。地元の中高を卒業後，県内の専門学校に進学した。成績は良く，友人関係も特に問題はなかった，学業で，親から何か言われることはなかった。本人はA県外での就職を希望していたが，両親に地元にとどまってほしいという希望があったため，地元の百貨店の契約社員となり，美容関係の部署に配属された。その後，配属された部署の正社員となり，正社員となってから8年間，百貨店で勤務し，特に問題なく働いていた。X年に，会社の支店で営業職として異動となり，現在に至る。今回の異動が初めての地元以外での勤務となった。

**状況的な問題**：X年，3月，本人は本意ではなかったが，転勤を命じられ，B県に転居した。新しい住まい，職場で，慣れないことも多かった。自分なりに頑張ってきたが，環境にも慣れず，また，仕事量も多く，上司の指示も不明確なため，同年，7月頃より，自分が何をして良いかわからなくなってきた。9月に入ってからは，気分が落ち込み，やる気が出てこなくなり，不眠も認められ，何もかもすべて離れてしまいたいと思うようなった。今の現状をどうにかしたいと思っているが，だれにも相談することもできず，何とか仕事にはいっているものの，作業能率も低下してしまい，うつ状態が継続しているため，10月にA病院を受診した。

**生物学的，遺伝学的および医学的要因**：特記なし。

**長所／強み**：真面目で努力家，責任感が強い，根気がある。

**治療の目標**：①抑うつ気分，意欲低下，不眠の改善　②自信を取り戻し，今後のことを考えられるようになる。③問題が生じたら，周囲に相談できる様になる。④復職，帰郷も含め，今後どうしていくかの道筋を立てる。

| 出来事1 | 出来事2 | 出来事3 |
|---|---|---|
| 今日も予定通り仕事が終わらなかった。 | 次の日のために早く寝たが寝れなかった。 | 上司に仕事の事で，指示を出された。 |
| **自動思考** | **自動思考** | **自動思考** |
| あたえられた仕事もできない自分はだめな人間だ。 | 体調管理が出来ず，仕事に影響を及ぼすなんて，だめな社員だ。 | 私は仕事が出来ないから責められている。 |
| **情動** | **情動** | **情動** |
| 落ち込み，悲しい。 | 落ち込む。 | 憂うつ，悲しい，不安。 |
| **行動** | **行動** | **行動** |
| 遅くまで残業をする。 | ベッドから出ない。 | 責められないようにより一層仕事を頑張る。 |

**スキーマ**
与えられた仕事は完璧に行わなければならない。人の期待にこたえならなければいけない。
弱音をはいてはいけない。

**作業仮説**
新しい環境になってから半年，以前とやり方が違う職場であるが，責任感が強く，周囲の期待にこたえという気持ちが強いために，自分で問題を解決しないといけないと考えている。上司，同僚にも相談することが出来ず，職場内で孤立してしまい，また，処理できない仕事がたまり，自信をなくし，抑うつ的となってしまっている。

**治療プラン**
**認知療法**　①活動記録表を用い，抑うつを改善させる行動計画を立て，実験してみる。②認知再構成法を行い，認知を修正し，自己評価の回復を目指す。③問題解決技法を用い，問題が生じた際の解決法を検討する。
**薬物療法**　抗うつ薬，睡眠薬の処方を検討する。
**環境調整（休養含む）**　休養を取り，体調の回復を図り，必要に応じては上司，家族との面談を行う。

図3　認知療法・認知行動療法　事例概念化（定式化）ワークシート

— 117 —

## VI おわりに

本稿では，実際の症例を提示し，その症例を用い，概念化シートの作成方法を解説した。

認知療法の詳細な治療プロセスについては，専門書，また，厚生労働省ホームページに掲載されているマニュアル等を参照していただきたいが，認知療法では，各セッションの早い段階で，アジェンダを設定するが，このアジェンダ設定が認知療法では，最も重要な部分といっても過言ではない。適切なアジェンダを決めることが出来れば，そのセッションを有効に使うことが出来る。また，アジェンダを設定する際には，繰り返しになるが，治療者が，患者の特徴的な認知ないしは行動を理解していなければ，適切なアジェンダを設定することが出来ない。そのためにも，治療開始早期に，"症例の概念化"が必要になってくる。

最後に，本稿が，これから認知療法を始める治療者，またすでに始めているが，概念化がうまくわからないといった治療者の一助になれば幸いである。

## 文　献

大野裕（2010）認知療法・認知行動療法　治療者用マニュアルガイド　星和書店

林正年・大野裕（2013）うつ病と認知療法．精神療法，39（1）；71-75．

林正年・大野裕（2017）認知療法尺度（CTRS）を用いたケース検討．精神療法増刊第4号；77-8

Beck, A.T., Cognitive Therapy and Emotional Disorders. New York: International Universities Press, 1976（大野裕監訳『認知療法－新しい精神療法の発展』，岩崎学術出版社

Beck, A.T., A.J. Rush, and B.F. Shaw et al., Cognitive Therapy of depression. New York, Guilford Press, 1979（坂野雄二監訳『うつ病の認知療法』，岩崎学術出版社，1992）

Wright JH, Basco MR, Thase ME: Learning cognitive-behavior therapy. An illustrated guide. American Psychiatric Publishing, 2006（大野裕訳『認知行動療法トレーニングブック』，医学書院，2007）

Wright JH, Sudak DM, Turkington D, Thase ME: High-yield cognitive-behavior therapy for brief session. An illustrated guide. American Psychiatric Publishing, 2010（大野裕訳『認知行動療法トレーニングブック，短時間の外来診療編』，医学書院，2007）

# 気分障害：
# 精神分析的ケースフォーミュレーション

Satoko Kamo

加茂　聡子*

## I　はじめに

本稿では気分障害の精神分析的なケースフォーミュレーションについて紹介する。

来談した患者のニーズと診断を見立て，援助者の資源と照らし合わせて援助方針を選択するために我々臨床家は見立て（フォーミュレーション）を用いる。精神分析的，精神力動的な臨床家は見立てにあたり，性心理的な発達段階や各疾患についての精神分析的理解を患者の現病歴，生育史と照合することに加え，患者が来談するに至った文脈，面接場面での様子や治療者との交流のあり方などを見立ての材料として用いる。

本稿では，フォーミュレーション作業の前提として，まず精神医学的な診断カテゴリーとしての気分障害の記述的診断について確認する。次に精神分析における気分障害の病理学，治療についての貢献について概説し，最後に気分障害の事例を用いてケースフォーミュレーションを試みる。

## II　気分障害とは

うつ病性障害，双極性障害はDSM-IIIまでは情動障害（affect disorder）と呼ばれていたが，

*四谷こころのクリニック
〒160-0004　東京都新宿区四谷1-8-14　四谷一丁目ビル10階

気分障害（mood disorder）と呼称が変更された。情動・気分という用語の使い分けについては，情動とは，反応性に生じる一過性の感覚であり，気分とは，情動の持続している状態を指す。つまり，診断に際してはある一定期間の症状の持続が必要とされる。単極性のうつ病性障害と双極性障害（躁うつ病）はDSMでは長らく同一カテゴリ（気分障害）だったが，DSM-5においては双極性障害とうつ病性障害，と分割された。これは，分子遺伝学的には双極性障害はうつ病性障害よりもむしろ統合失調症に類似するという知見に基づいている。

大うつ病エピソードの診断基準を別表に挙げる（表1）。「気分の落ち込み」は日常語であり，またこの別表の項目もわたしたちが日常的に経験し得ることである。しかし，この中の複数項目が数日間続くことはまれであろう。主観的な苦悩を伴い，職業的社会的機能が障害された場合に，DSM-5における「うつ病（DSM-5）／大うつ病エピソード」が診断される。診断に必須の項目は「抑うつ気分」か「興味喜びの喪失（アンヘドニア）」であるが，複数の診断項目をまたがってその根底にあるのが運動面，思考面での「制止」であり，ここで「制止」について説明しておく。

制止あるいは抑制とは文字通り止まってしまうこと，あるいはひどく減速された状態のこと

**表1　うつ病（DSM-5）／大うつ病性障害**

A. 以下の症状のうち5つ（またはそれ以上）が同じ2週間の間に存在し，病前の機能からの変化を起こしている。これらの症状のうち少なくとも1つは（1）抑うつ気分，または（2）興味または喜びの喪失である。
　(1) その人自身の言葉（例：悲しみ，空虚感，または絶望を感じる）か，他者の観察（例：涙を流しているように見える）によって示される，ほとんど1日中，ほとんど毎日の抑うつ気分
　(2) ほとんど1日中，ほとんど毎日の，すべて，またはほとんどすべての活動における興味または喜びの著しい減退（その人の説明，または他者の観察によって示される）
　(3) 食事療法をしていないのに，有意の体重減少，または体重増加，またはほとんど毎日の食欲の減退または増加
　(4) ほとんど毎日の不眠または過眠
　(5) ほとんど毎日の精神運動焦燥または制止（他社によって観察可能で，ただ単に落ち着きがないとか，のろくなったという主観的感覚ではないもの）
　(6) ほとんど毎日の疲労感，または気力の減退
　(7) ほとんど毎日の無価値感，または過剰であるか不適切な罪責感（妄想的であることもある，単に自分とがめること，または病気になったことに対する罪悪感ではない）
　(8) 思考力や集中力の減退，または決断困難がほとんど毎日認められる（その人自身の説明による，または他者によって観察される）
　(9) 死についての反復思考（死の恐怖だけではない），特別な計画はないが反復的な自殺念慮，または自殺企図，または自殺するためのはっきりとした計画
B. その症状は，臨床的に意味のある苦痛，または社会的，職業的，または他の重要な領域における機能の障害を引き起こしている。
C. そのエピソードは物質の生理学的作用，または他の医学的疾患によるものではない。

を指す。たとえばうつ病患者は主観的には「考えられなくなった」と体験し，訴えることがあるし，話を聞いていても途切れがちで，次の言葉が出るまでに長い時間がかかったり，ときに途切れてしまったりする（途絶）。行動を起こすにも一つ一つの動作がゆっくりになり，また行動の目標（たとえば入浴など）を大変遠いものに感じたりもする。精神病理学者の松本（2018）はこの状態を「着衣水泳」に喩えているが，この比喩は体感的に想像しやすいのではないだろうか。また，精神症状のみならず疲れやすさや食欲不振，睡眠障害（寝汗を伴ううつ病患者は多い）といった身体症状を伴うことも問診上重要となろう。

後述する精神分析の気分障害概念への貢献の部分で「メランコリー」という概念が出てくるのでここでメランコリーについて述べておく。メランコリーはギリシャ語で黒胆汁を意味し，もっとも古い精神疾患概念の一つである。DSM-5にも「メランコリアの特徴を伴う」という特定用語があるが，この場合はアンヘドニア，早朝覚醒，体重減少，過度の罪責感をもつうつ病に対して用いられる。

抑うつ症状を呈する疾患は身体疾患を含め多岐に渡っているため，治療選択上のフォーミュレーションにあたっても鑑別，除外が重要となる。

次に表2にDSM-5における躁病エピソードの基準をあげる（軽躁病エピソードはB項目はすべて同じであり症状の程度と継続期間が異なる）。躁病エピソードは気分の高揚，思考の先鋭化，過活動と特徴づけることができる。問診上，特に睡眠相の短縮（眠らなくても日中の活動が障害されない）は重要となる。気分の高揚とは単に楽しく幸せというだけではなく，抑制を欠いた状態であり，快楽の追及が優先された結果，多額の買い物や性的乱脈に至る場合がある。この抑制の欠如がときに易怒性として認められる場合もある。思考はうつ病エピソードの抑制症状とは対比的に，加速しており，重症例であれば観念奔逸と呼ばれる論理的なつながりはあるものの薄い観念が次から次へと浮かぶ思考形式をとる。抑うつ症状を呈する患者の思考抑制は自我違和的に感じられているが，（軽）躁状態の患者は自らの思考の速さに多くの場合違和感を持たず，むしろ満足していることも多い。

表2　躁病エピソード

---

A. 気分が異常かつ持続的に高揚し，開放的または易怒的となる。
　加えて，異常にかつ持続的に亢進した目標指向性の活動または活力がある。このような普段とは異なる期間が，少なくとも一週間，ほぼ毎日，一日の大半において持続する（入院治療が必要な場合はいかなる機関でもよい）。

B. 気分が障害され，活動または活力が亢進した期間中，以下の症状のうち3つ（またはそれ以上）（気分が易怒性のみの場合は4つ）が有意の差をもつほどに示され，普段の行動とは明らかに違った変化を象徴している。

　(1) 自尊心の肥大，または誇大
　(2) 睡眠欲求の減少（例：3時間眠っただけで十分な休息がとれたと感じる）
　(3) 普段より多弁であるか，しゃべり続けようとする切迫感。
　(4) 観念奔逸，またはいくつもの考えがせめぎ合っているといった主観的な体験。
　(5) 注意散漫（すなわち，注意があまりにも容易に，重要でないまたは関係のない外的刺激によってほかに転じる）が報告される，または観察される。
　(6) 目標指向性の活動（社会的，職場または学校内，性的のいずれか）の増加，または精神運動焦燥（すなわち，無意味な非目標指向性の活動）
　(7) 困った結果につながる可能性が高い活動に熱中すること（例：制御のきかない買いあさり，性的無分別，またはばかげた事業への投資などに専念すること）

C. この気分の障害は，社会的または職業的機能に著しい障害を引き起こしている，あるいは自分自身または他人に害を及ぼすことを防ぐため入院が必要であるほど重篤である，または精神病性の特徴を伴う。

D. 本エピソードは，物質の生理学的作用，または他の医学的疾患によるものではない。

---

　先述したように，DSM-5ではうつ病性障害と双極性障害は別項目に分けられたが，近年アキスカルらが双極スペクトラムを提唱している。これは単極性うつ病から双極性障害までを一連のスペクトラムとみようとする考え方であり，この視点からうつ病やパーソナリティ障害と考えられていた患者の病歴をとりなおすと，その中に微細な軽躁エピソードが発見され，治療（特に投薬）戦略が変わる場合がある。

　双極性障害との鑑別診断では，激しい躁病エピソードを呈する患者の場合統合失調症，双極性2型障害の場合境界性人格障害や大うつ病性障害との鑑別が必要になる。

### Ⅲ　精神分析の気分障害への貢献

　うつ病，躁うつ病についての精神分析的な研究は，重篤なうつ病や，躁うつ病から始まった。フロイトの弟子であったカール・アブラハム（Karl Abraham, 1877-1925）は，躁うつ病と強迫神経症の臨床的な類似点に着目し，両者の比較をおこなった。ここでアブラハムは，両者が愛情対象へのアンビバレンスと強い罪悪感に悩まされ，発達上は肛門期的な特性，つまり秩序と清潔を好み，金銭や所有にこだわるといった特徴を持っていることを見出した。そして両者の相違点を以下のように説明した。躁うつ病患者では体質的に口唇期への固着をもっており，対象は自我の内側に取り入れられているために，患者は自分の体験する罪悪感に抵抗することができない。一方，強迫神経症患者では，対象は自我の外側にあって，体験する罪悪感に抗議することができるとした。つまり，強迫神経症患者では対象はまだ失われておらず，対象喪失不安に留まっているが，躁うつ病患者では対象はすでにうしなわれているのである（1911）。

　ジークムント・フロイト（Sigmund Freud, 1856-1939）は，「喪とメランコリー」において，通常の喪（現実的な喪失，つまり対象の死によって引き起こされる悲しみの反応）の過程と，メランコリーを比較することで，メランコリーの病理を描き出そうとした（1917）。ここでフロイトがメランコリーと呼んでいる病態は，重症の内因性うつ病のようである。

　ここで，通常の喪（mourning）の過程について触れておく。大切な何かをうしなった人は，なくしたという事実にすぐには触れることができず，最初は無感覚になる。やがて，喪失の現実に目を向けざるを得なくなるが，依然として受け入れ難く，うしなったものに対する悲しみの気持ちと，捨てられた，置いていかれたとい

う被害的な気持ちという二つのアンビバレント
な感情を行き来する。そのような中，喪失の現
実を受け入れられず，すべてを押しやって躁的
な否認に至ることもある。しかし，徐々に対象
をうしなったことを受け入れざるを得なくなる。
このとき，人はなくした対象の再生や復活を諦
めざるを得なくなり，強い喪失感を体験する。
この喪失感の中で，自らの心の中に，なくした
対象とのよい思い出やつながりを発見する。言
いかえればこれは良い内的対象の再発見となる。
なくした対象に対する償いや哀悼の気持ちとと
もに，自分の内側に向けられていたまなざしは，
再び外に向けられ，新しい外的対象の受け入れ
が可能になるのである。

　フロイトの論考に戻る。フロイトはメランコ
リー患者の特徴として，自尊感情の引下げ，ひ
いては著しい自罰傾向，そして自我の貧困化を
挙げている。メランコリー患者は，失った対象
に同一化し，対象を自我の中に取り入れる。こ
れによって外的対象と自分との葛藤による苦痛
からは逃れられて，対象への愛情は放棄されな
い。また，彼らの自責，自己処罰傾向は，失っ
た対象への怒りが自我に取り込まれた対象へと
向けかえられたものと理解される。この過酷で
サディスティックな自我の一部分はのちに超自
我と呼ばれるが，あまりに過酷であり，死の本
能に由来する破壊的成分とも考えられる（1920，
1923）。

　その後，アブラハムは，フロイトの唱えた性
心理的発達の一段階である口唇期を吸綴期と，
歯が生えて噛みつくことが可能となる口唇サデ
ィズム期に分割した。取り入れ，同一化の起源
は口唇的な活動（吸うことや噛みつくこと）だ
が，口唇サディズム期において，愛する対象を
破壊する，という両価性が初めて生まれる。う
つ病では，主として口唇サディズム期への退行
がみられるが，そこにとどまらず吸綴期へと退
行していくと彼は考えた（1924）。

　このアブラハムの知見は，彼に指導を受けた
メラニー・クライン（Melanie Klein, 1882-

1960）に引き継がれ，抑うつポジションの発
想へとつながっていった。クラインは，幼児の
精神分析を通して，早期の心的発達について考
察した。最早期の乳児は，一つの対象を良い対
象と悪い対象，すなわち満足を与える対象と不
快にする対象に分割して認識している。発達に
伴い，良い部分と悪い部分をあわせて一つの対
象と認識するようになる。このことが対象との
同一化を可能にする。よい対象を貪りたいとい
う口愛的な欲求が強まり，取り入れの機制が活
発に動くようになる。分割されていた対象が一
つになることで，これまで悪い対象に向けてい
た攻撃性でよい対象を傷つけたり死なせたので
はないかという喪失感や罪悪感，また，うしな
われたよい対象を思い焦がれる気持ちが生まれ
る。このような感情が抑うつ不安であり，この
不安に持ちこたえることで，自他の分化が明確
になり，対象への思いやりや感謝の気持ちなど
成熟した情緒をもつことができる。また象徴機
能や想像という思考の能力もこの段階で発達を
遂げる。この一連の心的過程をクラインは抑う
つポジションと呼んだ（1935, 1940）。

　人は愛する対象を喪うと，抑うつポジション
が再活性化される。抑うつ不安が十分に克服で
きていないと，正常な喪の過程に留まることが
できず，うつ病や躁うつ病を発症すると彼女は
考えた。抑うつ不安に耐えかねた心が対応する
やり方の一つに，躁病の症状の基盤となる躁的
防衛がある。躁的防衛の中心は対象をコントロ
ールすることに関する万能感，そして心的現実
に向けられる否認である。原始的な防衛機制の
一つである万能的コントロールと否認について
若干説明を加える。発達的には生まれ落ちた乳
児あるいは幼児が万能感，すなわち自分が外界
に影響を及ぼすことができるという感覚（いわ
ば「お山の大将」のような感覚）をもっている
ことは発達の一過程である。この万能感はやが
て養育者への万能的期待（理想化）に移り，そ
して断念される。そしてこの断念のためには，
逆説的だが「お山の大将」的な時代が乳幼児期

に十分に享受されることが必要だ，と精神分析家たちは考えている。次いで否認だが，文字通り現実を「認めないこと」，さらに言えば「ないこと」にすることである。先ほど述べたように，通常の対象喪失反応や，大きなショックを受ける情報を得たとき，まず否認することは人の通常の反応の一部でもある。しかし否認の過剰な使用は，ときに人を危険に追い込む（健康リスクの否認や，危険行為の危険性の否認）ことになる。これらの防衛によって，悲哀の痛みは心の中にはおかれず，躁的な感情（多幸感，誇大感など）に満たされる。しかし，いつまでもその状態に留まることができず，うつ状態が回帰するのである。

ウィーンの精神分析家エドワード・ビブリング（Edward Bibring, 1894-1959）は，うつ病を一つの自我が寄る辺なく無力な状態であるときの情緒表現であるとした。この寄る辺なく無力な状態は，自我が高度に備給された自己愛的な期待と，この期待にかなった生き方をするには自分は無能で無力であると気づいている自我内部の緊張状態を契機とする。そしてこの無力な自我は，早期に対象を求める自我のニーズに環境が適切に応答しない時に形成されるとビブリングは考えた。それまでうつ病の精神病理は自我と超自我との間の葛藤に注目されていたが，ビブリングは欠損という言葉を用い，早期の母性的養育の欠如を契機とする自我欠損説を唱えた。治療関係において，患者はつねに無力感を感じつつ治療者を求めるというジレンマに置かれており，技法的には治療者の現実的な存在を重視した（1953）。

フロイトやクラインの罪悪感に還元する病理理解に一部異議を呈したのが，ドイツの精神分析家で自我心理学者のE・ジェイコブソン（Edith Jacobson, 1897-1978）である。彼女は，うつ病を神経症性の抑うつと，躁うつ病をはじめとする精神病レベルのうつ病に分けて考えることの重要性を強調した。それは，精神病と神経症では体質的，生理学的な過程そのものが違

っているからである。彼女は，うつ病では，自我の弱さが一次的にあり，その基盤は体質的な神経生理学的過程を含めた多因子によるものであると考えた。そして，うつ病の特徴的な病理を，自我の内部において，情動エネルギーが自己表象から対象表象へと容易に移動するために，表象レベルにおいて自他の融合と分離が容易に起き，その移動に伴い気分の変動が生じることであるとした。また，ジェイコブソンは重症うつ病患者との治療過程を段階を追って詳述し，治療技法上の工夫も提案してた。彼女の治療論については後述する。

一方，フランスでは，ピエール・マルティ（Pierre Marty, 1918-1993）は，心身症の研究を通して，欲動論，経済論的な観点から機械的思考（operational thinking）という概念を提案した。機械的思考を用いている者は，象徴化や空想する能力を持たず，リビドーは外的現実を主とする具体的な現実的要素に過備給されている。身体症状は葛藤状況から欲動を逃す術として用いられている。さらに，マルティは重度の心身症患者が呈するうつ状態として本質的抑うつ（essential depression）という概念を用いた。ここでは，外的な対象にも，自己愛的にもリビドーは備給されずにリビドーの低下が起こっている。マルティはこれを死の欲動のあらわれと考えた。

同じくフランスの精神分析家であるアンドレ・グリーン（Andre Green, 1927-2012）も，欲動論を下敷きとしてうつ病について考察した。うつ病とは幼児期のうつ病の反復であり，早期の母親的対象がうつ病などの理由によって乳児からリビドーを撤収せざるを得ない事態があったのではないかと彼は考えた。母親からのリビドーの撤収は，乳児にとっては母親の心の不在と体験される。このことで乳児の母親との対象関係には穴（不在の母親）があき，無意識に記憶痕跡として残る。この結果，リビドーは破壊衝動をとらえることができず，自由になった破壊衝動がこの「穴」に供給され，結果として憎

しみが表出される。ここで重要なのは，憎しみは二次的な反応ということであり，この母親的対象からのリビドー撤収を，グリーンは白い喪（blanc mourning）と呼んだ。これは，抑うつポジションにおける喪失が自分の破壊性による不安を引き起こす点で赤い（血の色）ということと対比されている（1986）。

次に，精神分析において，うつ病の治療がどのように論じられてきたかについて簡単に述べる。先述したように，抑うつ症状は，対象喪失に伴う悲しみの気持ちを心に抱くことの拒絶に端を発しているとフロイトをはじめとした分析家たちは考えた。クラインを祖とするクライン派においては，転移関係の取り扱いを通して患者がかなしみをより心においておけるようになること，すなわちコンテイナーとしての心を広げることが目論まれる。これは言い換えれば治療者が抑うつ不安を持ちこたえ，患者が治療者の良い側面を取り入れかつ同一化できるようになることでもあるが，治療技術としてはうつ病に特化した工夫は語られていない。

ジェイコブソンはうつ病患者の治療過程を段階を追って描写した。最初は対象にしがみつくような見せかけの陽性転移が形成される。患者は治療がうまくいっていることを強調し，治療者に感謝を示すが実質上の変化は起こらない。そして，隠れた陰性転移とそれに伴う陰性治療反応，すなわち抑うつ症状の動揺や悪化がみられる時期がある。この時期，治療者は罪悪感，無力感に苛まれ，厳しい過程となる。さらに，次には取り入れと自己愛的な引きこもりの時期に至る。この段階で患者は治療者という対象を取り入れ，内的にも治療関係にも没頭している。そしてようやく最後に転移解釈が通じる，葛藤を建設的に解決することが可能になる時期に至る。治療者の態度としては，患者の気分水準にあった柔軟で温かい対応をとること，陽性転移を維持することを彼女は強調した。特に，3番目の自己愛的なひきこもりの危険にさらされている時期には，患者の日常生活への積極的な関

心や，吟味した上でではあるが治療者の自発的な親切やちょっとした怒りの開示が意味をもつと考えていた。

アンドレ・グリーンは，幼児期のうつ病を反復している患者は，治療の中でも死んだ母親をよみがえらせようとし，復活すると再び喪失することを繰り返していると指摘した。憎しみは二次的な反応なので，憎しみ，すなわち陰性転移の解釈について彼は批判的であり，転移の中で愛情が変形，進化することを十分認識した技法が必要であると主張している。母親対象からのリビドーの撤収は，乳児にとっては意味の喪失を意味している。治療では，意味を創造する空間，すなわち可能性空間を生み出す作業が必要であることを主張し，ドナルド・ウィニコット（Donald Winnicott）の「対象の使用と同一化を通してかかわること」で述べられている立場を支持している。

## Ⅳ　うつ病事例のフォーミュレーション

最後に，うつ病の事例を用いた精神分析的ケースフォーミュレーションを紹介する。最初に述べたように，力動的な見立てにあたっては，患者の現病歴や生育史と性心理発達や力動的な精神病理学を照合すると同時に，患者の治療者との関わりの様子や，来談経緯も重要な情報となる。以下，事例概要に解説を挟みながら見立てを試みる。なお，本事例は2016年本誌の誌上事例検討で使用したものであり，患者の情報は事例理解に影響のない範囲で大幅に改変した（2016）。

以下，太字部分が事例情報から見立てのために一般的に考えることや本事例について筆者が考えたことである。

### 患者A　30代独身女性

**患者の年齢，性別からはその世代の抱えやすい困難や経済的問題などを考える。**

主訴：公私共に自信をもちたい。

**「自信」とは何か，自信がないからどのよう**

な困難に陥っていると体験しているのか，治療者側からの吟味が必要な主訴である。本来は来談経緯から主訴までが一続きにまとまるように初回面接で患者と作業できることが望ましい。

来談経緯：うつ病にて通院中のクリニックで子供の頃からの希死念慮について話したところ，心理療法を勧められ，当時筆者が在籍していた自費の心理療法オフィスに来談した。

来談経緯は，すでに援助者がいる場合であれば治療者との今後の転移関係を予想する素材になる。この経緯からは患者はすでに医学的な診断名を得て治療を受けていること，起点の古い「子供の頃から希死念慮」を訴えたことで心理療法を勧められたことがわかる。この紹介を患者がどのように体験しているか確認する必要がある。「より多くの手をかけて世話をされる」なのか「見捨てられた，たらいまわしにされた」なのか。

初回を彼女は体調不良のためにキャンセルした。

安定した来談が可能なのか治療者を不安にさせる出会いそこないが起こっている。患者自身が来談に葛藤的である可能性についても検討する必要がある。

心理療法を勧められたことについて尋ねると「死にたいと思ってきたことと現在の症状に関連があると言われてもぴんと来なかったが，薬で治らないことならと思って来た」と述べた。

主訴である「自信のなさ」と紹介のきっかけになる「死にたいこと」と，さらに投薬されている抑うつ気分が彼女の中ではつながっていないらしい。落ち込みと「死にたさ」が不連続なのは不思議だが，先述したようにこれらをつなげることがアセスメント中の試みの一つになる。

臨床像：常にモノトーンのパンツ姿でありノーメイクの女性。ハキハキと語り，アセスメント中思考抑制は感じられなかった。

経緯に医療での「うつ病」が含まれており，治療者は語り方からうつ病の程度を評価を試み，思考抑制の程度は軽いと判断した。しかし面接

場面での過剰適応の可能性はないか。

現病歴：彼女は大学院を卒業した後に事務職として就職したが仕事の負荷が大きく，半年ほどで眠れなくなり気持ちの落ち込みを感じた。しかし「周りに変に思われること」を気にしてすぐに受診はせずにだましだまし働き続けた。結局その後1年ほど経って希死念慮が強くなり精神科を受診，投薬を受けて改善した。

学歴から知的な高さが伺われる。最初の治療に至る契機となったエピソードは職場での過重な業務負荷である。「周りの目を気にして」精神科受診が遅れることは珍しいことではないが，受診までの相談歴は気になる。彼女を支える対象は誰だろうか。

そんな中海外での仕事を見つけ，関心があった彼女は心身万全ではないことを感じつつも応募，合格した。赴任にあたり不安はあったが，母親が合格を喜んでいたために中止を言い出せずに赴任を決断，内服は多忙に紛れ中断した。

「やってみたいこと」だが「万全ではなく不安」であり，母親には言い出せずに赴任，治療は中断してしまう。期待に応えようとする人であり，面接時の「ハキハキ」が最初の会社や母親への期待に沿った行動の再演である可能性を考える。「やってみたいが不安」は治療関係の入り口でのためらいと読むことも可能ではある。

赴任するとほどなく不眠や抑うつ気分は悪化した。足がガラスを踏んだように痛くて歩けなくなるという症状が出現したことをきっかけに内服を再開して症状は軽快した。

薬物療法が奏功することが再確認されるが，足の痛みはその表現も含め，うつ病の身体症状としては独特だ。人の脚を得た人魚姫のようだと当時筆者は連想していた（人魚姫は足と引き換えに声をうしなっただけではなく「海」というそれまでの居場所も失っている）。

任期を終えて帰国，実家での療養を経て，上京し通院を続けながら派遣社員として働いていた。来談時の職場では，欠員の予定があり派遣されたのだが，結局欠員はなくなったために人

手は余ることとなり，彼女は居心地悪さを感じていた。抑うつ状態が悪化したために来談の3カ月前から休職し，初回面接時も休職中であった。

今回休職に至ったエピソードは，「居場所のなさ」がきっかけになっているように読める。主治医からの心理療法提案はどちらかというとたらいまわし（居場所の喪失）と体験されている可能性を考えたほうがよい。

生育史：3歳年上の姉の下に第二子として地方都市に出生した。

出生地の文化が原家族や個人に与えた影響は通常の見立てでは無視できないがここでは割愛する。

幼少期から身体が弱く，呼吸器疾患，皮膚疾患があり乳児期から就学前までたびたび入院している。

かなり早い段階から養育環境との分離がたびたび起こっていたことがわかる。複数の慢性身体疾患があり，心身症的な機制が今に至るまで作動している可能性を心にとめておく。

再早期記憶は幼稚園の入学式でびたーんと転んだこと。泣かずにむくりと起き上がった。

泣いて助けを呼ぶということをかなり早い段階からしていない様子が語られている。出立でのつまづきでもある。歩き出してはいるが。

両親が共働きだったために，同居していた父方祖母が主に彼女を養育し厳しく躾けた。

「厳しくしつけ」の内実によっては生育史上に外傷の存在が示唆される。

Aの前思春期の頃から祖母の認知症が始まった。祖母は毎日玄関先にたたずみ，登校中の彼女の同級生たちの視線にさらされた。

現病歴上の「周りの目を気にして」受診が遅れたことが思い起こされる。彼女にとっての周りの目は内的な狂った部分を晒す，良くて無関心な悪くて迫害的なまなざしなのではないか。

また，祖母は家族に妄想的となり攻撃した。彼女が祖母の度重なる攻撃に耐えられなくなり自室にひきこもったことを機に両親は祖母を施

設に入れて，彼女が大学生の頃亡くなった。

攻撃された果ての自分の行動が祖母を施設にいれたと体験しているように読める。

また，20代前半の頃，父親が悪性疾患で亡くなった。彼女は彼ら二人を自分が殺したように感じていた。

相次いだ対象喪失に対して抑うつ気分がどうであったかは気になるところである。

交友関係は希薄で，その場では馴染むが，関係はあえて長続きさせないようだった。

治療同盟，治療関係の安定について考えるうえでは難しい情報が続く。ますます彼女の「ハキハキ」は表面的な関係のための防衛であったという考えが強まる。

過去の恋愛経験も身体的な暴力はないものの心理的な支配拘束関係になりやすく，彼女は別れを言い出すことができず何か転居の理由をつくっては距離をとっていた。

精神分析的な見立てにあたっては性的な発達（第二次性徴や性関係の有無，恋愛）についての情報も必要である。このテキスト部分は性関係については触れていないが，彼女は自分の女性性をどう体験したかは気になる。そして同性の関係と同様，男性とも別れは言い出せず自然消滅が繰り返されているということがわかる。

原家族について尋ねると彼女からの情報は希薄で，母親について「自分には関心がないのだと思う」と言っていたのが印象的だった。

関心を持たれると被虐待的な，あるいは被支配的な関係になり（祖母や恋人たち），さもなければ無関心という対象関係が語られる。

彼女の語りは淀みがなく，一方で情緒は排されて平板でもあった。祖母の認知症のエピソードを聞きながら，わたしは自分の頭が痺れるような抑うつ感を感じた。

精神分析的な志向をもつ治療者は自分の内的な感覚（逆転移）をモニターしながら話を聞くように訓練を受けるが，ここで筆者が感じている「頭が痺れるような」抑うつ感は自分があまり経験したことがないものであった。よどみな

く平板な語りから排出された彼女の抑うつ感を筆者は痺れという麻痺に近いかたちで体験したようだ。

父や祖母を殺した，という彼女の罪悪感について触れると彼女は涙を流し，悲しい訳ではないのに涙が流れるのだと言った。

彼女の罪悪感や悲しみは涙となって排出されるがそこでも情緒は体験されない。

当時見立てとして伝えたことは以下の通りである。

依存したいのに依存できない怒りや不満といった情緒から距離をとり，そのために疲弊しているのではないか。また，父や祖母の死に対する申し訳なさから自分を攻撃し，自信をなくしてもいるようだ。

心理療法は役立つだろうが，わたしに依存や怒りの感情を持ったときに中断の申し出があることを危惧する。あわせて，彼女の恋人たちとの受身的な関係に触れ，心理療法についてのわたしの申し出を断れないのではないか，と懸念を示したが，彼女は否定し，週一回，カウチを使用した治療面接が開始となった。

現在の筆者は，見立ては類似だったとしても上記のような提案には至らない。アセスメント過程での患者との対話如何ではあるが，以前の誌上事例検討で妙木が指摘しているように，この患者に対するいきなりの週一回カウチ設定は難しい事態に至ると今は考える。

再早期からの剥奪と虐待的要素の可能性のある養育環境，「死にたい」と言ったら心理療法に紹介された，という来談経緯も含めて，週一回のカウチという治療者が患者の眼前から消える設定の導入は患者にとって治療者との関係をはぐくむことがますます困難となると考えるからである。

二者関係の病理に起源をもつうつ病で，情緒的な体験の難しさには心身症的な機序が関与していることの可能性を念頭におきつつ，結局上記情報からはその起源が語られていない「こどもの頃から死にたいこと」と「現在の落ち込み」「自信のなさ」をつなげる試みを当面のあいだ対面で行うことを提案する。そして治療空間が患者の心にある程度根付いたと考えられるところで改めて設定について考えると思う。

この提案の内容が当時と違っていることは，筆者が経験を重ねたことと，治療現場の変化（現在わたしは開業医で，自分が管理者として心理療法も提供している）が恐らく影響している。治療関係は患者側の病理，来談経緯と治療者側の設定や逆転移で決定される。

## V　おわりに

うつ病，双極性障害は特に精神病症状を伴うような重篤なものでは適切な薬物療法や入院を含めた医学的介入が必須である。一方で本稿で概観したように，抑うつ症状を伴う病態はさまざまであり（発達早期段階のそれも含む），喪失を基盤とした抑うつ症状に対して精神分析的な理解，見立ては有用である。一方で見立てはあくまで仮説であり，患者との出会いと対話の中で何度も作り変えられるものであることは強調しすぎることはないであろう。

### 文　献

Abraham K（1911）Notes on the Psycho-Analytical Investigation and Treatment of Manic-Depressive Insanity and Allied conditions.（1927）Selected Papers on Psycho-Analysis, pp.137-156．Hogarth Press.

Abraham K（1924）A short study of the development of livido, viewed in the light of mental disorders. S（1927）Selected papers on Pscho-analysis, pp418-501．Hogarth Press.

Akisiral HS & Maliya G（1987）Criteria for the "Soft" bipolar spectrum：Treatment implications. Psychopharmacology Bulletin, 23；68-73．

Bibring E（1953）The mechanism of depression, in Affective Disorders. Greenagre P（Ed.）Psychoanalytic Contributions to Their Study. pp.13-48. International Universities Press.

Freud S（1920）Beyond the pleasure principle. SE18；3-64. Hogard Press.

Freud S（1923）The Ego and Id. SE19；3-66. Hogard Press.

Green A（1986）On Private Madness. International Universities Press.

Jacobson E（1971）Depression-Comparative Studies of Normal, Neurotic and Psychotic Conditions. International Press.

加茂聡子・妙木浩之（2016）治療初期の段階で中断となったうつ病女性との心理療法過程．精神療法，42(4)；549-556．

狩野力八郎（2018）気分障害の精神分析―無能力感と境界形成を巡って．（池田暁文他編）精神分析になじむ　狩野力八郎著作集Ⅰ．金剛出版．

Klein M（1935）A Contribution to the psychogenesis of manic-depressive states：The writing of Melanie Klein, vol.1. Hogarth Press.

Klein M（1940）Mourning and its relation to manic-depressive states：The writing of Melanie Klein, vol.1. Hogarth Press.

松本卓也（2018）症例でわかる精神病理学．誠信書房．

Pierre M & Michel de M' Uzan（1963）（2010）Operational thinking Reading French Psychoanalysis. Routledge.

Pierre M（1966）（2010）Essential Depression. Reading French Psychoanalysis. Routledge.

鈴木聡子（2013）「会い方」を決める―方針の決定と契約．臨床心理学，13(6)；788-792．

Winnicott DW（1971）Playing and reality. Tavistok.

# 不安症：
# 精神療法のケース・フォーミュレーション

Masaru Horikoshi
Keiko Yamaguchi

堀越　勝*，山口慶子*

## I　ケース・フォーミュレーションとは

「ケース・フォーミュレーション（Case Formulation）」は，他にクリニカル・フォーミュレーション（Clinical Formulation）やプロブレム・フォーミュレーション（Problem Formulation）と呼ばれる精神療法の専門用語である。日本では「事例定式化」や「症例の概念化」などと訳され，臨床現場で対面する個人とその人物が抱える問題をより深く理解し，介入を個の症例により適合させるためにさまざまな要素を総合して概念化する作業を指す。

認知行動療法（Cognitive Behavioral Therapy：CBT）では特にケース・フォーミュレーションを重視し，研修やテキストの中でも必ず話題として取り上げられる。なぜなら，通常，CBTは短期間で実施され，CBT特有の手法を含んだプロトコルを基に実施されることから，紋切り型で表面的な介入になることを避けるため充実したケース・フォーミュレーションの作成が推奨されているからである。

## II　臨床ツールとしての
## ケース・フォーミュレーション

前述のようにCBTを有効に実践するにはケース・フォーミュレーションが必要不可欠であるが，ケース・フォーミュレーションはCBTだけに限られたものではない。ある意味，日本でいうところの「見立て」に相当する概念と考えられるが，通常どの精神療法の学派でも，症例理解を深め治療計画を最適化するためにケース・フォーミュレーションを行っている。特に欧米の精神療法の場合，技法習得のために訓練を受ける過程で必ずケース・フォーミュレーションについて学び，症例をどう捉えるか，そして技法をどのように応用するかについて検討する能力を身につける。欧米では臨床訓練を受ける中で個人または集団のスーパービジョンを受けることが必須条件になっており，ライセンスを取得するには相当量のスーパービジョンを受けなければならない。ある意味で，優れた臨床的ケース・フォーミュレーションはスーパービジョンを通して学習するのである。

米国における臨床訓練では，スーパーバイザーはその施設の上級セラピストがその任を担い，臨床現場で後進に対して臨床指導をすることがその務めとなる。さらにスーパーバイザーは担当のスーパーバイジーの症例に対する責任を負

---

*国立精神・神経医療研究センター
　認知行動療法センター
　〒187-0031　東京都小平市小川東町4-1-1

わなければならない。スーパービジョンでは，担当症例についての進捗状況と面接内容を定期的に検討し治療計画を調整する。正式に認可を受けた施設であれば，精神分析的精神療法からCBT までさまざまな専門性を持つスーパーバイザーがおり，スーパーバイジーは多方面から助言をもらうことができる。ある意味でスーパービジョンは症例に対する継続的，そして臨床的な査定であり，そこで語られたことを文章化すれば，定まった様式や用紙の有無を問わず，症例が概念化されることになる。スーパーバイザーはスーパーバイジーと伴走しながら臨床的な助言を与え，一方のスーパーバイジーは何人ものスーパーバイザーから助言を受け，将来的には単独でも症例を俯瞰し，さまざまな角度から検討しつつセラピー全体を組み立てることができるようになる。結果的に治療計画が充実し困難事例に対しても有効な手立てを打つことが可能になる。このようにケース・フォーミュレーションは臨床に携わる専門家が持つべき必須の臨床技術として習得され，介入には欠くことのできない臨床ツールとなる。つまり，どのような問題に，どの介入フォーミュラを適応させるかを決めるためのツールなのである。

本稿では，不安症（不安障害）を取り上げ，CBT における一般的なケース・フォーミュレーション作成のステップや困難な症例に対する工夫について述べることで，臨床ツールとしてのケース・フォーミュレーションについての理解を深めたい。

### Ⅲ　不安への介入における ケース・フォーミュレーションの位置づけ

不安は誰にでもある感情で，我々が生活の中でさまざまな危険から身を守るために重要な役割を果たしている。しかし，適切な反応としての不安が過剰な反応となった時に不安症を疑うことになる。過剰な不安であるかどうかを判断する方法もさまざまで，特定の症状が存在するかどうかによって細かくカテゴリーに分類する

方法がある。典型的なものとしてはアメリカ精神医学会の精神障害の診断と統計マニュアル（Diagnostic and Statistical Manual of Mental Disorders：DSM）や世界保健機関の疾病および関連保険問題の国際統計分類（International Statistical Classification of Diseases and Related Health Problems：ICD）などのカテゴリカルな診断基準に基づく分類である。しかし，不安症に対して有効に介入するためにはカテゴリカルな分類を行い診断を下すだけでは十分ではない。DSM の第5 版には診断について以下のように記されている。

「精神疾患の診断は臨床的有用性をもたねばならない。臨床家がその患者の予後，治療計画，期待される治療転帰を判断することに役立つべきである。しかし，精神疾患の診断は治療の必要性と同様ではない。治療の必要性は，症状の重症度，症状の顕著さ（例：希死念慮の存在），症状に関連した患者の苦痛（精神的苦痛），症状に関連した機能低下，選択可能な治療法の危険と利益，その他の要因（例：他の疾患を複雑にする精神医学的症状）を考慮したうえでの複雑な臨床的判断である」（DSM-5，p.20）

精神疾患の診断はクライエントの抱える問題に対する単なるレッテル貼りの作業ではなく，それがさまざまな要因を考慮に入れた臨床的な判断でないならば，診断は臨床的な有用性を持たないというのである。とはいうものの，初回面談だけで問題の全体像を把握することは難しい。そこで，面談を繰り返す内に，本人または周り（家族やスーパーバイザーなど）からの追加情報を参考に，症例に合わせて個人とその問題についての理解をさらに深め，介入をテーラーメイドに整える作業を実施する必要がある。この作業がケース・フォーミュレーションということになる。したがってケース・フォーミュレーションは介入開始時に臨床的な決定を下すために行う一度限りのものではなく，臨床の進

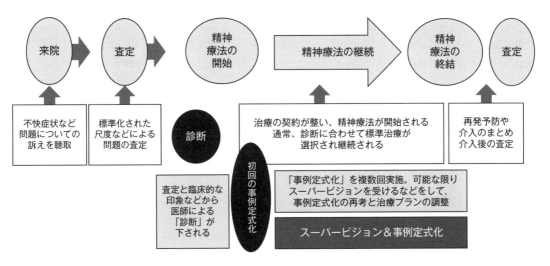

図1 精神療法におけるケース・フォーミュレーション（事例定式化）の位置づけ

行状況に合わせて微調整を繰り返すクライエントとセラピスト間における双方向の動的な作業であり，机上の理論や仮説を臨床現場につなぐ橋渡しの役割りを果たす。

図1は精神療法におけるケース・プレゼンテーションの位置づけをまとめたものである。

## IV 不安症に対する介入

不安症に対する介入は，薬物療法，内面の葛藤への働きかけ，支持的な傾聴などさまざまである。CBTはDSMなどのカテゴリカルな診断基準に合わせて介入のためのプロトコルが作られていること，また診断基準にあげられる精神疾患のほとんどに対して実証的な介入研究が行われていることなどから，その有効性を語るために必要な材料を潤沢に持っている。また，出版されている効果研究の数も膨大で，メタ分析などの手法を用いた有効性の検証もしやすい。最近行われた269以上の効果研究のメタ分析の結果では，CBTは不安障害，身体表現性障害，摂食障害，怒りのコントロール，一般的ストレス関連問題に有効であることが報告されている（Hofmann & Asnani et al., 2012）。また，米国心理学会の第12部会が提供している精神疾患別の有効な介入法のリストや内外の不安症の治療ガイドラインなどを参考にする限り（例：英国医療技術評価機構，2009），不安症に対する介入は薬物療法とCBTが選択される。このように実証的に介入の有効性を語るとしたら，CBTは最も有力な介入候補とされる（e.g. Chambless & Ollendick, 2001）。しかし，CBTは不安関連の疾患に対して同様に作用している訳ではない。プラシボ対象のランダム化比較試験の結果に限っていえば，さまざまな不安関連の精神疾患の中でもCBTは，強迫性障害と急性ストレス障害に対して最も高い効果サイズを示し，パニック症に対する効果サイズが最も低いことが報告されている（Hofmann & Smits, 2008）。

精神疾患に特化した介入法としても，強迫性障害であれば曝露反応妨害法が，また心的外傷後ストレス障害であれば，持続エクスポージャー療法（Foa et al., 2007）や認知処理療法（Resick et al., 2016）が，それぞれ実証的に薬物療法と同等かそれ以上の効果を示している。したがって，こうした介入法を標準的なものとして選択することもできる。しかし，近年では，複数の精神疾患に共通する感情調整過程の不全に焦点を当てた統一プロトコル（Barlow et al., 2011）

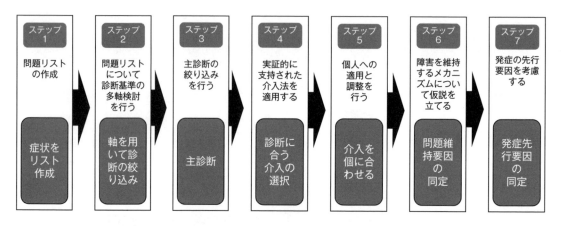

図2 典型的なケース・フォーミュレーションの作成手順 （Persons と Tompkins, 2007）

に代表される診断横断型の介入法の有効性も報告されていることから（Farchione et al., 2012），標準的介入は必ずしも一つだけではなく，選択の余地が残されていると考える方がよい。

## V 不安症のCBTにおけるケース・フォーミュレーション

標準的な介入が順調に進まない，また期待されるほどの改善が見られない場合，ケース・フォーミュレーションはパズルのピースをつなぎ合わせ，症例理解を助ける有益な臨床的ツールとなる。それは，治療関係の中で起こる動的なプロセスであり，クライエントに関する新しいデータが加わるたびに，仮説を再考する機会となる（Teachman & Clerkin, 2007）。このセクションでは不安症（不安障害）に対するCBTのケース・フォーミュレーションについて，①「典型的なケース・フォーミュレーション作成手順」，②「困難事例に遭遇した際の対応策」，③「共通する困難に対する追加の介入戦略」について論じる。

### 1．典型的なケース・フォーミュレーションの作成手順

ケース・フォーミュレーションと一口にいってもそこに含める内容や様式は多種多様である。そこで典型例としてPersonsとTompkins（2007）が示すケース・フォーミュレーション作成のための7つのステップを紹介したい。図2はそれら7つのステップを図式化したものである。

1）ステップ1：
問題リストの作成

ケース・フォーミュレーション作成の第一歩は問題リストを完成させることである。CBTは通常，生物－心理－社会モデル（Bio-Psycho-Social Model）の観点からケース・フォーミュレーションを行うので，クライエントの主訴に対する生物医学的な説明だけではなく，環境や人間関係要素などを含めた広い視野から問題リストを作成することになる。問題リストの作成に関して，Woodyら（2002）は生物－心理－社会モデルに基づき，次の8領域についての評価から始めることを勧めている。

①自傷行為（自殺願望や企図について），
②学校／仕事における機能（例　仕事や学校の安定性，経済状態），
③家族機能（主な家族構成員との関係，ペアレンティング・スキル），
④他の対人機能（ソーシャルサポートの頻度と質），
⑤健康行動（病歴，フィットネス習慣などの健康への試み），

⑥危険行為（アルコール乱用，違法行為の有無），

⑦文化，スピリチュアリティ，道徳的発達（宗教団体への所属など）

⑧動機づけ要因（変化への準備度）

不安診断に対してはすでに明確かつ効果的な標準的な介入法（認知再評価，曝露療法など）が公表されていることもあり，症例を検討する際にはややもすると特定の介入法に関連した事柄のみに目が向いてしまいがちになる。しかし，不安に対する介入を柔軟に，そして充実させるにはクライエントの機能を幅広く検討する必要がある。たとえば，強迫性障害（強迫症）に対する曝露療法の課題を提案する際に，クライエントの経済的な状況や持ち合わせている能力を考慮せず，善意から実施困難な曝露課題を提案してしまい，結果的に課題を実行できずに終わってしまうことがある。広場恐怖のクライエントに対して映画館に出向くこと，運転恐怖の人に対して遠出させるなどは曝露療法の常套手段であったとしても，経済的に困窮しているクライエントにとっては大きな負担となってしまう。課題は実施可能でなければならない。作成した問題リストを参考に，これらの他の生活上の課題が標準的なCBT戦略の実施にどのように影響するかを認識することによって，持ち帰り課題の実施に対するアドヒアランスが高められることがある。

さらに問題リストの作成は，対人関係に起因する介入上の複雑さを認識するのにも役立つ。たとえば強迫症（強迫性障害）や全般性不安症の文脈で頻繁に目にすることとして，カップルの一方が他方に繰り返し保証を求めるといった不健全な巻き込まれ関係が存在する場合である。保証を求める儀式的な行動を変容させることは治療的であるが，対人関係の力動（パートナー，親，教師，友人，その他「儀式を『手伝ってくれる』人との力動を含む）に関する知識を持たないままで介入した場合，簡単に期待外れな結果に終わってしまうことになる。

以上のように，不安症への介入においては，問題リストを生物−心理−社会的観点から包括的に行い，クライエントの機能を幅広く評価することは，ある問題領域と他の問題領域の関連を理解するのに役立つ。

2）ステップ2：
　問題リストについて診断基準の多軸検討を行う

PersonsとTompkinsのケース・フォーミュレーションでは，問題リスト作成の次のステップはそのリストに挙げられた症状とDSMなどの診断基準とのすり合わせを行うことである。これまでDSMは基本的に多軸診断システムを採用しており（近年ディメンション診断（多元的診断）のシステムが取り入れられる傾向にあるが），5軸の観点からクライエントを多面的・網羅的に診断する。それらは，Ⅰ軸：精神疾患　精神症状に影響している身体疾患，Ⅱ軸：人格障害／精神遅滞，Ⅲ軸：一般身体疾患，Ⅳ軸：心理・社会的問題，Ⅴ軸：GAF全体機能評価である。問題リストの症状をこれらの軸に対応させながら，クライエントの抱える不安症状を多面的，そして網羅的に理解する。

3）ステップ3：
　主診断の絞り込みを行う

ステップ2で多軸検討を行い，結果的に診断を絞り込むことができた段階で主診断を決定する。通常，ケース・フォーミュレーションは介入者側（セラピストとスーパーバイザー）だけではなくクライエントとも共有することになる。主診断を巡って，クライエントとセラピストとの間で意見が合わないこともあるが，クライエントの問題を多面的・網羅的に理解し，セラピーが横道に逸れる場合，介入の優先順位を考慮したり，関連症状について検討したりする機会としても有用である。

余談ではあるが，日本では診断を下すのは医師のみで，その他の職種が診断を下すことはないが，米国やカナダなどではライセンスを持った博士レベルの心理士（クリニカルサイコロジスト）は医師と同様に診断基準に基づいて診断

を下すことができるため，ケース・フォーミュレーションの作成に主診断を決定する項目が入れられている。

4）ステップ4：
　　実証的に支持された介入法を適用する

　主診断の決定後には，実証的に支持された介入法を適応する。多くの精神的な障害には有効な介入法が見つかっていないが，不安症に関しては強い実証的基盤をもつ介入の選択肢が存在する。もちろん文化差，年齢，宗教，性的志向などを考慮に入れなければならないが，前述のように一般的な介入のガイドライン等には有効な介入法が示されているので，まずはそこから始めることになる。たとえば，それが強迫性障害の汚染強迫であれ確認強迫であれ，また社交不安や心的外傷後ストレス障害（PTSD）であったとしても，一応不安関連の問題には曝露療法が有効だということは周知の事実である。

　停滞気味なセラピーに対処するという観点で，ケース・フォーミュレーション作成のこのステップでのもっとも有益な教訓は，セラピーの進展を測定する客観的な尺度を用意することである。毎回の面談を通して集めるこうしたデータはしばしば治療の前進を妨害している障壁は何かを同定する鍵となる。

5）ステップ5：
　　個人への適用と調整を行う

　次のステップでは，そのクライエントの問題リストと仮定される対人関係問題などを考慮に入れながら，フォーミュレーションを特定の個人に適用させていく。あるクライエントがPTSD，社交不安または全般性不安症の診断基準を満たすとわかっていれば，試すべき第一選択の介入は容易に推測することができる。しかしそれは，その介入が特定のクライエントにどのように適応するか，またはしないかを説明していない。Wilson（1998）が述べているように，「実証的に支持されたマニュアルに基づく治療は良いが，それで十分ではない」。ケース・フォーミュレーションは，特定のクライエントに

一般的に有効とされている介入アプローチを当てはめるのを助けてくれる。それは，外国語をある人に分かるように翻訳するような作業である。標準的な戦略がうまくいっていないように思えるときには，この翻訳作業が介入における重要な局面を乗り越えるのに役立つ。重要なのは，問題リストにあるさまざまな困難がどのように互いに関連し合っているかを検討することである。

6）ステップ6：
　　障害を維持するメカニズムについて仮説を
　　立てる

　次のステップでは，その障害を維持させていると考えられるメカニズムについての仮説を立てる。ここでは，クライエントの社会的・家族史（家族の精神疾患歴とクライエントがどう育てられたかの両方）を評価する。理想的には，思考と行動が悪循環を維持させる原因について複数の仮説を生成する。これらの仮説は，クライエントが自らの問題の発症についてのナラティブを発展させるのに役立つ。

　このステップは，治療が行き詰まっているときに役に立つ。なぜなら，どのように障害ができあがってきたか（またはそれを維持するメカニズム）についての複数の仮説を生成することが，介入の潜在的な目標を指摘しうるからである。もしクライエントが非機能的な考えや行動についてセラピーを通して気づいたとすれば，彼らはより適応的なアプローチについて学べることになる。

7）ステップ7：
　　発症の先行要因を考慮する

　最終ステップは，考えられる問題発生の先行要因を考慮することである。一つ前のステップでの目的は，不安症の原因を明らかにすることではなく，考えられる引き金や活性化している状況を認識し，クライエントが将来これらの状況を最小限にする方法を学ぶことができるようにすることであった。さらにこのステップで，先行要因が認識されようになると，クライエン

トは，それまで予測不能だった不安反応について より深く理解することができる。そして，そうすることで，不安反応を予測することができたり，コントロールしたりすることができるようになる。こうした作業は，特に介入に行き詰まりを感じるときに役に立つ。このステップにおいて，クライエントとセラピストが先行要因が依然として不安刺激となっているかどうかを検討することで，古いパターンを壊し，症状を和らげることの難しさを理解し共有することができるからである。

## ２．困難事例に遭遇した際の対応策

ケース・フォーミュレーションを行うタイミングやその方法はさまざまである。いくつかのアプローチでは，フォーミュレーションは主にセラピーの開始時点で行われる。たとえば対人関係療法では，焦点となる問題領域が治療早期に選択される（Markowitz & Swartz, 2007）。一方で，他のオリエンテーションでは，もっと後になってからフォーミュレーションが行われる。例えばエモーション・フォーカスト・セラピーでは，安全で信頼できる治療関係があって初めて，クライエントが重要な感情の情報を開示しやすく感じると考えたため，治療関係の安全性がクライエントによって確認された後に作業が開始される（Greenberg & Goldman, 2007）。形態は多様ではあるが，どの立場で実施されるとしてもケース・フォーミュレーションはダイナミックな仮説である。不安症の事例では，障害に特化した標準的なフォーミュレーションが開始時点で採用される。しかし，クライエントに特有のデータを含めたフォーミュレーションを精緻化すべきであり，この作業は治療を通して繰り返されるべきである。

さらに，DSM の障害に基づく標準的なフォーミュレーションは唯一のアプローチではない。例えば，単一の障害を分離するよりむしろ，気分の問題と不安の問題が併存する割合の高さによって，「ネガティブ感情症候群」という枠組みで治療を考える流れもある。他に，先のエモーション・フォーカスト・セラピーでは，治療の初めに特定の障害を重視するよりも，常に起こりつつあるクライエントの感情体験を追い続け，セラピーの中で現れてくる，根底にある感情処理過程の困難（例えば見捨てられる恐怖）に焦点を当てようとする（Greenberg & Goldman, 2007）。

異なるケース・フォーミュレーションの様式を超えて重要なもう一つの区別は，カテゴリカルなモデルかディメンジョナルなモデルの遵守である。カテゴリカルなアプローチはいわゆる医学モデルに従い，障害を「別々の病理が存在し」予測可能な原因と予後があるととらえる（Eells, 2007）。対照的に，ディメンジョナルなアプローチは，精神病理学を正常から病的までの連続体ととらえる。不安に対する CBT のフォーミュレーションは典型的にカテゴリカルなアプローチに従い，その人の問題を理解するために特定の障害を重視する。このアプローチは，カテゴリカルな決定に一致する治療プランを選択するのに非常に役立つが，そのカテゴリーを具体的なものとみなす可能性があり（まるでそれが具体的な存在であるかのように，障害といった抽象的な概念を治療する），また，その障害の起源や経過に対する重要な非カテゴリカルな影響を省いてしまう可能性がある。

ディメンジョンかカテゴリーかどちらに焦点を当てるかに関連して，ケース・フォーミュレーションのアプローチは，人間の弱さか強さか，変化か受容かの強調点で異なる。たとえば，認知行動フォーミュレーションや対人関係フォーミュレーションは，エモーション・フォーカスト・セラピーのフォーミュレーションのようなヒューマニスティック・アプローチに比べて，固定した問題やスキルの欠損に焦点を当てる。

CBT アプローチでもアクセプタンスの価値についてふれてはいるものの，これは弁証法的行動療法（Delectical Behavior Therapy：DBT；Koerner, 2007）などにおいてはるかに

— 135 —

表1　共通困難とその対策

| 困難の種類 | 困難の内容 | 困難への対応策 |
|---|---|---|
| 動機づけの欠如または治療をやり通すことの困難 | 面談に遅刻する，中断する，継続することが非常に困難であるなど，治療的なアドヒアランスの問題を持っている | 面談の中で部分的に動機付けの技法や治療準備療法などの原則を用いて介入する |
| 対人関係の問題 | 回避や依存の関係ができ上がっているために，健全な対人関係をきずくことが出来ない，またセラピーを通じて生まれる対人葛藤に耐えられない | また問題リストに対人関係の問題を入れる，対人関係療法の原則を応用して介入する |
| 感情調整の困難 | 曝露療法などを実施する場合，非常に大きいか小さい感情か，極端な感情評価をするなど，感情の調節に困難を感じる | 弁証法的行動療法などが用意している感情調整技法を面談の中に取り入れる |
| リラクセーションとアクセプタンスの困難 | セラピーを実施し問題に直面することによる緊張に対しリラックスしたり，現実を受け入れるためのアクセプタンスに困難を感じる。 | 生活習慣をチエックし行動からの変化を目指す，また ACT やマインドフルネスの原則を応用する。 |
| 情報処理過程バイアスと硬い思考 | 情報処理過程が回避や非常に凝り固まった考えなどの影響で滞ってしまいセラピーから利益をえることができない | 情報処理における困難があることを査定し，情報処理訓練などのエクササイズを行う |
| 自己効力感が低く，治療で得たことの継続困難 | セラピーからの得る回復は緩やかであるため自己効力感がなかなか持ち上がらない，またセラピーで得たものを継続できないなどの問題 | 協働的，支持的なアプローチを重視することと，ブースターセッションなどを行う |

明確である。アクセプタンスを強調することは，ディストレスとネガティブな状況を受け入れるための作業に焦点を当てることであり，不安症のクライエントにとって非常に価値のあるものになりうる。完璧主義の傾向によって，変化のストラテジーが過度に厳格に適用されることにつながるときはとくにそうである。アクセプタンスまたはマインドフルネスのストラテジーにみられる最近の強調点は，これらの潜在的恩恵を証明している。

　以上のように，大方の不安の問題に対しては，認知 and ／ or 行動ケース・フォーミュレーションから開始するようにする。なぜなら，これらの治療モダリティを支持する豊富な研究基盤があるからである。その一方で，期待される進展がみられないときには他のケース・フォーミュレーションを利用する重要性も気に留めておきたい。

## ３．共通の困難に取り組む：追加の治療戦略

　最後に，追加の治療戦略について述べる。これらはもっとも標準的な CBT アプローチの明確な要素ではないが，ケース・フォーミュレーションが明らかにしてくれる共通の困難に取り組むのを助けてくれる。このセクションでは，①動機づけの欠如またはやり通すことの困難，②対人的問題，③感情調整の困難，④リラクセーションとアクセプタンスの困難，⑤情報処理過程バイアスと硬い思考，⑥自己効力感が低く，治療で得たことの継続困難，の６つの介入困難について取り上げたい。表１は共通困難とその対策をまとめたものである。

### 1）動機づけの欠如または治療をやり通すことの困難

　心理療法におけるもっとも大きな課題の一つは，治療プランやホームワーク課題を最後まで継続することに難しさを持っているクライエント，これまでに受けた数々の治療が失敗に終わったクライエント，変化する能力について希望を失っているクライエントに対して介入することである。こうした問題は，ケース・フォーミュレーション作成のプロセスの早い時期に認識されることがある。それは，過去のうまくいかなかった治療（特に，ドロップアウトを複数の

ケースで経験している）の長い経過について知ったり，持ち帰り課題を出してそれを次の面接までにやってくるか否かを評価したりすることで認識される。したがって，最初の数セッションの間に少しの時間を取って，治療の明確な目標について考え，もし治療が効果的だったら人生が違ったものになるであろう具体的な方法を同定するように言う。この課題をやってくるか，そしてどのようにやってくるかということが，動機や遂行が治療の障壁となるかどうかを早期に教えてくれる。

　幸いにも，こうした困難に取り組むために発展してきた治療アプローチがいくつかある。最近のエビデンスでは，たとえば，Westra & Dozois（2006）は，不安診断が主診断の場合は，はじめに動機づけ面接（Motivational Interview：MI）（Miller & Rollnick, 2002）のセッションに参加するならば大きな恩恵を受けると報告している。治療準備性療法（Readiness Treatment：VanDyke & Pollard, 2005）は，少なくとも第一治療選択肢のアプローチに反応しなかった個人との取り組みに有望なもう一つの方法である。治療準備性療法の基本原理は，治療妨害行動（treatment-interfering behaviors：TIB）は治療を中断させる，というものである。共通するTIBsとは，自分が問題を抱えているとクライエントが認識できない，治療計画に従うのが難しい，しばしば面接に遅れてやってくる，などである。したがって，ここでの認知的介入は，不安症に直接関連した信念に焦点を当てるのとは対照的に，主に治療への準備性やTIBsと関わる信念に焦点を当てるよう計画を立てる。理想的には，TIBsは問題リストに加えられ，ケース・フォーミュレーションでの重要部分となるべきである。

## 2）対人関係の問題

　対人関係の問題は治療を中断させる要因の一つである。対人関係の問題は「行き詰まった」治療の再スタートを切るために特に取り組んでいく必要がある。治療のはじめの時点で十分な生物心理社会的問題リストを作ることが必須である理由の一つがここにある。加えて，不適応的関係のパターンがクライエントの不安症に寄与しているかもしれないときもある。前に述べた，頻繁な確認行為が一つの例である。また，クライエントが治療で改善し始め，回避行動が減るにつれて他者への依存が減少するときに，対人的葛藤が生じてくることもある。このようなとき，関係における役割の再定義が必要なことが多く，関係における力動を劇的に変えうる。治療の進展が明確にみられていても，これらの新しい関係が，（曝露というよりむしろ）回避行動が強化されることを意味しているのならば，治療は行き詰まる可能性がある。こうした場合，セラピストは，テーマ的にまたは時間的にクライエントの不安症と関連していると思われる対人的問題の領域を同定し，それらをケース・フォーミュレーションに包含すべきだろう。

　対人関係療法（IPT；Weissman et al., 2000）からの技法を適用することは，これらの問題に対処する一つのアプローチである。IPTはうつエピソードの発展に関与する対人的問題を同定して変化させることに焦点を当てているが，これらと同じ問題領域のタイプは，不安の問題においてもしばしば重要である。これらには，未解決の悲嘆，友人や親戚との不和，関係を形成し維持することの困難，人生の転換期に対処する問題（例：大学に入学するために家を離れる，結婚する，子どもを持つなど）が含まれる。IPTは，うつと神経性過食症の両方に対して実証的に支持された治療法であり，この二つの障害は不安の問題との併存率が高い。さらに，IPTでは，社交恐怖，PTSD，パニック障害といった不安の問題の代替治療としても有効かもしれない。もし関係の恐怖が全般性不安症（GAD）の主たる心配領域であるとすれば，GADのクライエントは対人関係志向のセラピーから恩恵を受けるのではないだろうか。

— 137 —

### 3）感情調整の困難

重度の感情調整困難は，不安の問題の治療にさまざまな形で影響を与える。例えば，曝露課題に向かい合うときに気分の評価をしてもらうと，曝露によって不安が喚起しているにもかかわらず，特に初期段階に，クライエントから非常に極端な評定の報告がなされることがある。つまり極端に低い不安または高い不安しか出てこないことが多い。このことはケース・フォーミュレーションを行う際に有益な情報である。それは，クライエントが感情を感じたり感情のグラデーションを表現したりすることに問題を抱えていることや，世界を全か無かのやり方で体験しているということを示唆するかもしれない。同様に，クライエントは異なる感情の幅を同定することが難しく，その状況が悲しみ，嫌悪，怒り，別のネガティブ感情を引き出すようなときであっても，初期反応として不安を用いるかもしれない。

幸いなことに，多くの治療アプローチが，治療抵抗性の不安症に対するものも含め，感情調整スキルを高めるために発展してきている。また，DBT は，境界性パーソナリティ障害のために実証的に支持された治療であり，複数の感情調整方略を含んでいる（Linehan, 1993）。Cloitre ら（2002）は，PTSD の人が曝露課題の前に感情調整スキルに焦点を当てた DBT の方略を治療に含めることから恩恵をうけることを見出した。

DBT を組み込むとき，クライエントは，現在の感情状態を（審判せずにありのままに）観察し描写すること，そしてどのように感じているかの描写とその感情に至った行動の描写を区別することを重視するよう教えられる。DBTの技法には，クライエントが感情反応を促進する出来事を同定するのを助け，クライエントに現在の認知，身体的，非言語的行動反応を観察するよう指示し，他者が似たような状況で何を感じるかに焦点を当てることが含まれる。例えば，与えられた状況でどれほど怖いか，予測できないクライエントには，他者が類似した状況に出くわしたときに何を感じるかを想像するように指示する。同時に，感情の幅を同定するのに困難がある不安のクライエントは，自分の感情の複雑さを目立たせる「手がかり（cues）」への身体的・行動的反応に注意を向けるよう教えられる。

### 4）リラクセーションとアクセプタンスの困難

ネガティブ感情や人生のつらい境遇を受け入れることの困難，あるいはリラクセーションの問題を，ケース・フォーミュレーションが浮き彫りにすることは珍しくない。実際にはアセスメントや初期のケース・フォーミュレーションにおいて，余暇の過ごし方などに対する質問からクライエントはリラックスすることができないと判明することがある。リラックスするために何もしない人もいるし，多くの不安傾向のある人は，楽しみのために計画された人生で喜びを感じる活動が欠けていると気づいていない。クライエントがアクセプタンスの問題を抱えていると直接報告することは滅多にないが，これもまた不安症の治療的複雑さを構成しているといえる。このことは，クライエントが（古い関係や認識された軽蔑を）「手放す」ことができない問題について繰り返し話しているときに，ケース・フォーミュレーションを実施する中でよく現れる。ある場合では，その困難は，不安の問題の出現と結び付けて捉えている出来事，否定的評価に関する過剰な心配や恐怖に寄与する幼少期のいじめを反芻することなどに焦点が当たる。リラクセーションとアクセプタンスの困難は明らかに異なるが，多くの CBT フォーミュレーションの一部である標準的なリラクセーション技法が行き詰まりを解決する際にこれらが役に立つだろう。

特に，アクセプタンス＆コミットメントセラピー（Acceptance and Commitment Therapy：ACT）はリラクセーションまたはアクセプタンスの問題をターゲットにした有効なアプロー

チである（Hayes et al., 1999）。マインドフルネス瞑想に基づく集団介入によって，全般性不安とパニック障害の人たちの不安が有意に減少したという報告がある。Roemer と Orsillo（2002）は，マインドフルネスを伝統的ＣＢＴに組み入れるとき，臨床家は不安の応答パターンへの気づきを高めることに焦点を当てるべきだと助言している。彼らは，クライエントに回避の典型的パターンとマインドフルネス技法（漸進的筋弛緩法の間に緊張に「気づき，それを手放す」ような）を対比するよう教えることを提案している。

ACT は，リラクセーションとアクセプタンスの困難に取り組むためのもう一つの技法であり，不安症を含む，さまざまな問題の治療に対して実証的支持を受けている。ACT は，否定的な考えや感情が起こるのを除去しようとする試みが逆効果であるという考えを前提にしている（Hayes et al., 1999）。その代わりに，ACT は，困難なプライベートな体験が精神的に機能するやり方を変えることに焦点を当てる。研究者たちは，マインドフルに観察された，いわゆる「否定的思考」または「否定的感情」は，たとえ他の文脈においても，もはや否定的なやり方では機能しないだろうということを強調している。したがって，ACT の治療の中核的目標がアクセプタンスと「心理的柔軟さ」の感覚を促進することであるならば，不安におけるアクセプタンスの問題に取り組む際に特に役立つと思われる（Hayes et al., 2004）。

## 5）情報処理過程バイアスと硬い思考

不安症の認知モデルは，不適応な不安や回避の維持と発展をよりよく理解するために情報処理パラダイムを頼りにすることが増えてきている（Beck & Clark, 1997）。これらのパラダイムは，潜在的に脅威となる情報を優先的に処理すると不安症状を減らすことができることを提案している。クライエントが脅威の手がかりに注意を向け，それを解釈し，再生するやり方の

バイアスは，しばしばケース・フォーミュレーションに顕著に関係し，また，さまざまなやり方で見つけられる。例えば，はじめのアセスメントで，先行する恐怖に関連した相互作用に関する報告は，クライエントが遭遇するものに関する過剰に否定的な解釈に固執する硬さを調べるために試される。

ケース・フォーミュレーションが脅威素材を選択的に処理する硬いパターンを明らかにするとき，「情報処理トレーニング」として知られる実験的治療アプローチが検討される。このトレーニング中，研究者は，危険な手がかりの解釈と注意におけるバイアスを「再トレーニング」することによって不安を減らそうと試みる。まだ暫定的ではあるが，結果からは，これらの技法が健常者と不安の集団において，バイアスの処理を効果的にシフトするかもしれないことが期待できる。さらに，情報処理トレーニングは，存在する実証的に支持されたアプローチを増やすために用いられるであろうし，それは，クライエントが治療で得たことをより迅速に確固たるものにするのを助ける。しかし，不安症状を減らすためのこれらの介入の最終的なインパクトはまだわかっていないことに注意したい。

## 6）自己効力感が低く，治療で得たことの継続が困難

いくつかの例では，実証的に支持された治療が改善の徴候を示しているが，利益は痛々しくゆっくりである。このような場合，追加の治療を提案することが必要かもしれない。もしケース・フォーミュレーションによって，クライエントの自己効力感が極めて低かったり，日頃セッション間で利益を失っていたり，練習することに問題を抱えていることが明らかになったら，より集中的な治療が暗示される。可能なときはいつでも，治療を高めることについての決定がクライエントとセラピストによって協働的になされるべきである。さらに，より集中的な治療は，クライエントの側の失敗ではなく，追加のサポートとして枠づけられるべきである。

より集中的な治療の紹介は，数回の「ブースター」セッションを加えるというようにシンプルにするか，1週間に一度から1週間に二度のセッションに増やす。問題が自宅でもっとも顕著であるクライエントの場合はとくに，自宅訪問を加えることもまた，役立つだろう。たとえば，ため込みの問題を抱えるOCDクライエントは，セラピストが自宅にやってきて，過剰な所有物を取り除くのに必要な曝露練習を始めるのを手伝うことから大きな恩恵を受けるだろう。別の方法として，著しい治療の利益が標準設定で現実的でない重症患者では，入院によるケアが推奨されるかもしれない。この，より集中的な治療形態は，伝統的な外来患者のケアを越えて，複数の利益を提供する（構造がしっかりとして，サポートがあり，治療的接触があることなど）。たとえば，Abramowitzら（2003）は，週2回の頻度で行った外来患者の取り組み（入院患者と比べて）に対する治療効果はOCD患者に対するものと類似していたが，より集中的なセッティングにいたクライエントはより大きな症状の改善を示す傾向にあったことを見出した。

## VI おわりに

「ハンマーしか持たない者には全ては釘に見える」。アメリカの諺である。心理学者のアブラハム・マズローが自らの著書の中に記した「もし，あなたが持つ道具がハンマーしかなかったとしたら，全てのことを釘のように扱ってしまうだろう」という一文からの引用とされている。持ち合わせている道具によって対処法や問題についての見方が限られることの喩えであるが，このことは精神療法においても同様の事が起こると考えられる。介入の道具が限られていると，全ての問題，またクライエントが同じように見えてくる。だからと言って，道具を多数揃えさえすれば良いと考えるのも危険である。釘を鋸で打つことに成りかねないからである。臨床現場で釘は釘としてハンマーを用い，削るには鉋，切るには鋸と必要に応じて適切な道具

を使い分ける，つまり介入の最適化を図るためにはケース・フォーミュレーションの果たす役割は大きいと言える。さらにケース・フォーミュレーションを臨床現場で活用することができるということは，治療関係を俯瞰し，セラピスト自身の介入スキルを再考することであり，最終的にはクライエントの幸せにつながることになることを覚えておきたいと思う。

## 文　献

Abramowitz JS, Foa EB & Franklin ME（2003）Exposure and ritual prevention for obsessive-compulsive disorder: Effects of intensive versus twice-weekly sessions. Journal of Consulting and Clinical Psychology, 71(2)；394-398. http://dx.doi.org/10.1037/0022-006X.71.2.394

Barlow DH, Farchione TJ, Fairholme CP, Ellard KK, Boisseau CL, Allen LB & Ehrenreich-May J（2011）The Unified Protocol for Transdiagnostic Treatment of Emotional Disorders：Therapist guide. Oxford University Press.

Beck AT & Clark DA（1997）An information processing model of anxiety: Automatic and strategic processes. Behaviour Research and Therapy, 35；49-58. https://doi.org/10.1016/S0005-7967(96)00069-1

Chambless DL & Ollendick TH（2001）Empirically supported psychological interventions：Controversies and evidence. Annual Review of Psychology, 52；685-716.

Foa E, Hembree E & Rothbaum B（2007）Prolonged Exposure Therapy for PTSD：Emotional processing of traumatic experiences. Oxford Press.

Cloitre M, Koenen KC, Cohen LR & Han H（2002）Skills training in affective and interpersonal regulation followed by exposure：A phase-based treatment for PTSD related to childhood abuse. Journal of Consulting and Clinical Psychology, 70(5)；1067-1074. http://dx.doi.org/10.1037/0022-006X.70.5.1067

Farchione TJ, Fairholme CP, Ellard KK, Boisseau CL, Thompson-Hollands J, Carl JR, Gallagher MW & Barlow DH（2012）Unified protocol for transdiagnostic treatment of emotional disorders : A randomized controlled trial. Behavior Therapy, Sep;43(3) ; 666-678. doi: 10.1016/j.beth.2012.01.001. Epub 2012 Jan 18.

Greenberg LS & Goldman RN (2007) Case formulation in emotion-focused therapy. In TD Eells (Ed.) Handbook of Psychotherapy Case Formulation (2nd ed.), pp.379-411. Guilford Press.

Hayes SC, Follette VM & Linehan MM (Eds.) (2004) Mindfulness and Acceptance : Expanding the cognitive-behavioral tradition. Guilford Press.

Hayes SC, Strosahl KD & Wilson KG (1999) Acceptance and commitment therapy : An experiential approach to behavior change. Guilford Press.

Hofmann SG & Asmundson GJG (2008) Acceptance and mindfulness-based therapy : New wave or old hat? Clinical Psycology Review, 28 ; 1-16.

Hofmann SG & Asnaani A, Vonk IJ, Sawyer AT, & Fang A (2012) The efficacy of cognitive behavioral therapy : A review of meta-analyses. Cognitive Therapy and Research. 36(5) ; 427-440.

Koerner K (2007) Case formulation in dialectical behavior therapy for borderline personality disorder. In TD Eells (Ed.) Handbook of Psychotherapy Case Formulation (2nd ed.), pp.317-348 . Guilford Press.

Linehan MM (1993) Diagnosis and Treatment of Mental Disorders. Cognitive-behavioral treatment of borderline personality disorder. Guilford Press.

Markowitz JC & Swartz HA (2007) Case formulation in interpersonal psychotherapy of depression. In TD Eells (Ed.) Handbook of Psychotherapy Case Formulation (2nd ed.), pp.221-250 . Guilford Press.

Miller WR & Rollnick S (2002) Motivational Interviewing : Preparing people for change (2nd ed.). The Guilford Press.

Persons JB & Tompkins MA (2007) Cognitive-behavioral case formulation. In TD Eells (Ed.) Handbook of Psychotherapy Case Formulation (2nd ed.), pp.290-316 . Guilford Press.

Resick PA, Monson CM, & Chard KM (2016) Cognitive Processing Therapy for PTSD : A comprehensive manual. Guilford Press.

Roemer L & Orsillo SM (2002) Expanding our conceptualization of and treatment for generalized anxiety disorder : Integrating mindfulness/acceptance-based approaches with existing cognitive-behavioral models. Clinical Psychology : Science and Practice, 9 ; 54-68. http://dx.doi.org/10.1093/clipsy/9.1.54

Teachman BA & Clerkin EM (2010) A case formulation approach to resolve treatment complications. In Otto M & Hofmann S (Eds.) Avoiding treatment failures in the anxiety disorders, pp.7-30 . Springer.

Weissman MM, Markowitz JC & Klerman GL (2000) Comprehensive guide to interpersonal psychotherapy. Basic Books.

Westra HA & Dozois DJA (2006) Preparing clients for cognitive behavioral therapy : A randomized pilot study of motivational interviewing for anxiety. Cognitive Therapy and Research, 30(4) ; 481-498. http://dx.doi.org/10.1007/s10608-006-9016-y

Wilson GT (1998) Manual-based treatment and clinical practice. Clinical Psychology: Science and Practice, 5 ; 363-375. http://dx.doi.org/10.1111/j.1468-2850.1998.tb00156.x

Woody SR, Detweiler-Bedell J, Teachman BA & O'Hearn T (2002) Treatment planning in psychotherapy : Taking the guesswork out of clinical care. Guilford Press.

VanDyke MM & Pollard CA (2005) Treatment of refractory obsessive-compulsive disorder : The St.Louis Model. Cognitive and Behavioral Practice, 12 ; 30-39. http://dx.doi.org/10.1016/S1077-7229(05)80037-9

# 不安障害：
# 認知療法のケースフォーミュレーション

Kazuomi Inoue

井上　和臣*

## はじめに

　精神療法の基本要件として，①パーソナリティと精神病理に関する理論を基礎とすること，②理論の妥当性を支持する知見が存在すること，③理論との整合性を有する治療法であること，④治療の有効性を支持する科学的根拠が蓄積されていること，という4か条がある。これら4か条をすべて満たすと思われる認知療法（cognitive therapy）について，不安障害を対象とした場合のケースフォーミュレーション・事例定式化（case formulation）を論じることが，拙論には求められている。

　認知療法を含む認知行動療法は，第1世代の行動療法に始まり，第2世代の認知療法の参入を経て，今や第3世代（新世代）の認知行動療法群（cognitive-behavioral therapies）の時代となっている。第3世代の認知行動療法群を第1世代の嫡流と第2世代の系統に分類すると，行動活性化療法，弁証法的行動療法，アクセプタンス&コミットメント・セラピーは行動療法から発展したものであり，マインドフルネスに基づく認知療法，メタ認知療法，感情焦点化／対人的認知療法，認知分析療法，ポジティブ心理学とポジティブセラピーは認知療法ファミリーを形成する，と言えるかもしれない。

　第1世代から第2世代への進展は認知（思考とイメージ）の問題を実証的に扱うことで，成人の気分障害や神経症性障害へと適応を拡大させた。認知革命と称される変革であった。しかし，第1世代において認知が等閑視されていた訳ではあるまい。認知が行動に含まれることは，洋の東西を問わず，自明のことであったと思われるからである。キリスト教改革の中心人物であったルター（Luther M, 1483-1546）はこう述べている。

　　心に思う（meditare），というのは，人間にのみあてはまることである。……思うというのは，真剣に深く，そして誠実に考えることであり，元来，心で熟考することなのだ。したがって，思うとは，まさに内的な場所において行動する（in medio agitare）こと，あるいは，中心的なもの，そしてもっとも深きものそれ自身によって動かされることである。

　仏教では一般にわれわれの行為（業 karman）を3種類に分け，身・語（口）・意の三業と呼ぶ（桜部・上山，2011）。身体上の行為（身業しんごう）は身体で行なうこと，言語上の行為（語業ごごう・口業くごう）は口で語ること，精神上の行為（意業いごう）は心で思うことである。

---

＊医療法人内海慈仁会内海メンタルクリニック・認知療法研究所

〒663-8247　兵庫県西宮市津門稲荷町 5-8 大丸ハイツ

厳密な行動主義を極とする第1世代に始まり，認知中心主義の第2世代を経て，認知の内容から認知との関係性へと重心移動を試みる第3世代に至る，認知行動療法の半世紀以上に及ぶ歴史は，認知というあまりにも人間的な事象をめぐる立論の変遷と考えることができるだろう。

不安障害はもちろん病的な不安という感情の異常を主徴とするが，それぞれの病態を特徴づける認知，行動，身体的変化という軸から概念化することが認知療法を実施する上で重要となる。とりわけ認知の内容に関する理解は必須と思われるので，拙論ではもっぱら第2世代の認知療法を中心に論を進めることにする。ただ，不安障害では脳裡に反復する思考やイメージから距離を置くことが困難であり，認知との関係性を考慮する治療介入も有用であるので，第3世代にも言及することになるだろう。

## I 認知療法という精神療法

認知療法は共同的経験主義を原則とする，時間限定的・構造的・能動的・教育的・問題志向型精神療法である。

治療は臨床診断，問題リストの作成と治療目標の設定，治療計画の立案，問題の観察・記録（セルフ・モニタリング），問題に伴う感情・認知・行動・身体的変化の同定，認知的概念化[注1]，認知再構成法・問題解決訓練・利益-不利益分析・各種の行動的技法などによる治療介入，再燃・再発防止という手順で進められる。

治療マニュアルに依拠して実施されることも認知療法の特徴の一つである。標準化・体系化された手引と言えば，印象が違うかもしれないが，マニュアルと聞くと，今風の，画一的で浅薄な，即席で手間暇をかけない，にわか仕立ての観を招きかねない。しかし，マニュアルに基づく治療の基底には，わが国の健康保険制度下で診療に従事する医師は万人に等質の医療を提供する責務がある，という自覚がある。求められているのは，名人芸ではなく，医療職として一定の基準を満たしているはずの誰もが活用できる手法の普及である。

うつ病を治療対象とすることから始まった認知療法は，患者の困難を問題として外在化し，解決可能な形に変換し，解決の選択肢を可能な限り多く発案し，実行に移す，という方法を採用する。問題解決の取組みは患部を露出し，必要に応じて切除する，といった治療医学的様相を呈する。しかし，目標指向的なリハビリテーション医学としての認知療法も存在する。その場合，治療によって患者が実現したいことを具体的な目標として設定することが治療初期の課題となる。

## II 認知モデルという認知療法理論

2018年11月にリニューアルされた日本認知療法・認知行動療法学会（旧　日本認知療法学会）のホームページでは認知療法の理論的仮説（認知モデル）についてこう紹介されている[注2]。

> 認知療法は，理論的にも，治療実践においても，患者によって意識され自覚された思考や視覚的イメージ（これを認知 cognitions と総称する）に注目します。この認知の特徴的なパターンに関する理論的仮説が，認知療法の基礎となる認知モデル（cognitive model）です。それは，病的な抑うつや不安などを主徴とする感情障害（emotional disorders）を，「認知の障害」という視点から説明しようとする理論であり，一般的には次のような形で定式化されます。

> 「ある状況下における患者の感情や行動は，その状況に対する意味づけ・解釈である患者の認知によって規定される。」

---

注1）小論では「ケースフォーミュレーション（事例定式化）」と「症例の認知的概念化 cognitive case conceptualization」を同義で使用する。

注2）http://jact.umin.jp/introduction/

表1 認知的概念化図の作成過程

| 第1段階 | 否定的自動思考を取り出す |
|---|---|
| 1 | 不快な感情や不適応行動の起こる対人関係状況を特定する |
| 2 | その状況における否定的自動思考を取り出す |
| **第2段階** | **信念の同定を行う** |
| 1 | いくつかの対人場面における自動思考から共通の主題を推測する |
| **第3段階** | **認知的概念化図を作成する** |
| 1 | 不快な感情の起こる状況，自動思考，信念を図示する |
| 2 | 必要があれば，信念を中核的信念，条件的信念，手段的信念（自己教示的信念）に分ける |
| **第4段階** | **認知的概念化図を患者と共有する** |
| 1 | 治療者の作成した認知的概念化図が自分に当てはまるかどうかを，患者は確認し，必要に応じて修正を加える |

認知モデルは認知療法の対象となる病態に応じて，たとえば，うつ病にはうつ病の認知モデルが，パニック症にはパニック発作の認知モデルが提唱されています。ここで挙げた認知モデルはそれぞれの病態を説明するための仮説（explanatory model）として提示されていることを理解しておく必要があります。つまり，認知モデルは病因に関する理論（causal or etiological model）ではなく，「認知の障害がうつ病（あるいはパニック症）を引き起こす」と主張するものではありません。

認知モデルは診察室でわれわれの目の前にいる患者の「今，ここ」を横断的に把握するものである。時間軸に沿った縦断的な仮説は認知・発達モデル（cognitive-developmental model）である。現在と近未来が関心領域である認知療法にあっても，現病歴はもちろんのこと生育歴，既往歴，病前性格などに関わる情報は重要である。認知・発達モデルは，児童青年期の精神病理を理解し治療する上で必須だが，成人の認知療法でも有用である。さらに付言するなら，生物学的基礎としての脳機能異常との関連までを視野に入れた，生物・認知モデル（bio-cognitive model）や認知的生物・発達モデル（cognitive bio-developmental model）という仮説形成が可能となる日も遠くないだろう。

## Ⅲ 認知的概念化という「暫定」診断

拙論の冒頭に挙げた精神療法の基本要件の第一に，パーソナリティと精神病理に関する理論を基礎とすること，とあった。精神病理を俯瞰する普遍的な理論の構築が，認知療法のようなシステムとしての精神療法に要請されるのは言うまでもない。

しかし，実臨床では理論の個別化が不可欠である。治療対象となる各種の病態に特異的な認知モデルを，個々の患者において仮定することが認知療法の視点からなされる診断，すなわち認知的概念化（cognitive conceptualization）である。認知的概念化はしばしば図によって提示される。認知的概念化図（cognitive conceptualization diagram）あるいは認知プロフィール（cognitive profile）である。複数の状況下でみられる自動思考，感情，行動を，個人に特有の信念・スキーマとの関連で図示するものである。認知的概念化図は，認知療法を進める上で海図・道路地図の役割を果たす。

認知的概念化に至る道程には陥穽が潜んでいる。ギリシア神話に登場する盗賊，プロクルーステース（Procrustes）の寝台である（Kuyken et al., 大野監訳, 2012）。帰納的であることが求められるはずの作業行程に，演繹的手法が跳梁する事態が起こりがちであることを銘記する必要がある。

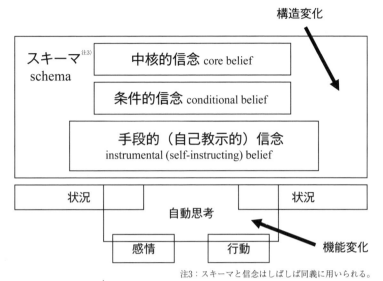

図1　認知的概念化図（認知プロフィール）

注3：スキーマと信念はしばしば同義に用いられる。

　認知的概念化は常に「暫定」診断である。暫定には，とりあえずという消極性がつきまとうが，「暫定」と括弧書きにしてあるのは，情報量に応じて，治療の各段階で変更可能であり，いつでも検証に供する準備ができている，という積極的意味を込めてある。治療に先行するのは診断であるから，治療の失敗やゆきづまりは鑑別診断をやり直し，誤診を正すことを要求する。たとえば，反復性うつ病性障害と双極性感情障害の鑑別や，うつ病性障害や神経症性障害における併存症の有無など，臨床診断の再検討が必要になる。認知的概念化も然りである。視点の固定化に疑問符をつけ，多様性を求め，問いかけることを忘れてはなるまい。ソクラテスの問答法に言及することを常とする認知療法であれば，なおのことである。

　認知的概念化の具体的な手順は表1のようになる。用語について注釈すると，自動思考は状況依存性の認知で，「心のつぶやき」と平易に呼んでいるものである。硬い翻訳調になるが，「まさに今あなたの脳裏をよぎるのは何か（What is going through your mind right now ?）」と問いかけることで得られる。自動思考は多かれ少なかれ患者の愁訴に含まれるので，〈感情は単語で，自動思考は文で表現する〉という原則を守りながら，訴えを聴くことで自ずと知られる。信念・スキーマには3つの階層があり，中核的信念は「私（他人，世界）は〜である」，条件的信念は「もし〜ならば，そのときは〜である」，手段的（自己教示的）信念は「〜しよう」「〜しないようにしよう」となる。とりわけ，「私は無力である」と「私は愛されない」とは，程度の差はあれ，誰もがいだく"超"中核的な信念とされる。

　認知的概念化図（図1）にある信念・スキーマは構造的な認知であり，自動思考は機能的な認知である，と仮定すると，自動思考に対する介入は認知に機能変化をもたらそうとするので効果を得やすいが，信念・スキーマへの介入は構造変化をめざすため時間と困難を伴う。認知療法によって信念・スキーマが変化することは容易でないことが理解できよう。

## IV　認知的概念化：児童青年期の問題

　以下の3つの事例はいずれも大学院生による実践研究からの引用であって，医療機関受診例

ではない。重要なのは，認知的概念化は，不安障害における病的な不安だけでなく，スペクトラムとしての不安に幅広く活用できるということである。

## 1．事例1

事例1は23歳の大学院生で，他人とつきあうとき本心を言わないで笑いでごまかすことがあると訴え，相談に訪れた。問題リストには対人関係の悩みをあげた。「他人にどう思われているのか不安になって，学校やアルバイト先で自分の思っていることが言えない」のが悩みであった。

対人関係問題について作成した認知的概念化図では，「人はいつも私より優先されるべきだ」という中核的信念，「もし私が自分を優先させれば，相手は不快に感じるだろう」という条件的信念，「自分を抑えて相手を優先させよう」という手段的信念を想定した。これらの信念には，「人間関係は対等ではない」「お客様は優先される」という幼児期以来の家庭環境から形成された信念が関与することが示唆された。

## 2．事例2

事例2は22歳の無職の男性で，ひきこもりは3年目に入っており，近所なら一人で外出できたが，日中はほとんど自宅で生活している状態であった。乳児期に発達の遅れがあり，小学校低学年では養護学級に学んだ。高校2年時いじめに遭い不登校になって留年した。卒業後は仕事が長続きしなかった。家にひきこもり何もしなくなり，「どの職場へ行っても対人関係で失敗するのではないか」と考えて，不安を感じ，入眠困難，めまい，ふらつきがみられた。

ひきこもりを持続させる認知・感情・行動をいっしょに確認しながら，「自分はだめな人間だ（中核的信念）」「仕事をしても，使いものにならないと言われるだけだ（条件的信念）」「家にいて，何もしないほうがよい（手段的信念）」という信念を軸に認知的概念化図を作成した。

## 3．事例3

適応指導教室に通室する不登校の中学生5名に対し，認知療法理論に基づき30〜60分の「授業」を15回実施した。中学生に理解しやすいように，自動思考は心のセリフ，スキーマは心のセリフのくせ，認知の歪みは心の錯覚，合理的反応は新しい心のセリフと言い換えた。

最初に，創作漫画等を用いて認知療法理論を提示した。漫画の登場人物に起こった出来事をもとに心のセリフ等を考えてもらい，認知モデル（心のABC）について学習できるようにした。

次に，各参加者が具体的な問題場面をもちより，思考記録表（心のセリフ記録表）を作成し，話し合った。「授業」中に出てきた心のセリフや個人的な情報から心のセリフのくせの仮説をたて，個人面接で確認した。

事例3（中学3年の女子生徒）は，「悪いと思うけど」「心配やから干渉するのはわかるけど」といった心のセリフ記録表の記述から，「けど」と中途で終わる心のセリフが特徴的であった。日常場面でも「けど」の後が出てこないことが適応指導教室の教師から指摘された。心のセリフのくせとして，「人の意見に反対したら，相手は怒ってしまうかもしれない」を想定した。

食事中に電話がかかってくるという出来事があった。電話を切ろうとすると，「もし切ったら，怒ったり嫌われたりするんだろうな」という心のセリフが出現し，不安になり，早く切りたいのに切ることができない，という悪循環を形成していることが確認された。一般的な認知的概念化図でなく，悪循環図にすることによって，問題の理解を促した。

## V　認知的概念化図：治療的意義

認知的概念化図には診断はもちろんのこと治療的意義もある。表1の第4段階では「認知的概念化を患者と共有する」とされている。病理の軽重を考慮する必要はあるが，治療者の作成した認知的概念化図が妥当かどうかを，患

者・クライエントは検討し適宜修正を行う。

認知的概念化図の共有は患者・クライエントの自己理解を深める役割を果たす：①不快な感情に影響する自動思考の存在を自覚できる，②さまざまな問題状況に関与する信念・スキーマの重要性を認識する，③生育歴が信念・スキーマの形成・維持に与っていることを理解する。

認知的概念化図が治療促進的に作用することも見逃せない：①自動思考に対する反証を探ったり，信念・スキーマに関する利益不利益分析を行ったりできる，②新たな信念・スキーマを得る契機となりうる。

医学は視覚優位で，形態を見ることに執心する。認知的概念化図は心的事象の可視化であると言えるだろう。

## VI 認知的概念化：不安障害一般

不安障害の診断がなされ，認知療法の適応があると判断されれば，次に行うべきことは認知的概念化である。不安障害においては不安信念・スキーマが存在しており，ある状況下で活性化された不安信念・スキーマが不安に関連した自動思考を引き起こし，自動思考が不安症状をもたらすというのが，不安障害の認知モデルの骨子である。

不安に関する認知は危険や脅威を内容とする。危険には身体的・精神的・社会的危険が区別できる。パニック発作時には，身体的危険として「心臓発作（呼吸困難）で今にも死にそうだ」，精神的危険としては切迫する精神錯乱といった破局視が認められる。社交恐怖では，「みんな私を嫌うだろう」という社会的危険・破局が最悪のシナリオとして予測される。

不安信念・スキーマは，危険を過大視させ，恐怖の対象に注意を向けさせ，以前の不安体験を選択的に想起させる。不安を軽減するために回避・安全行動を行うと，かえって症状は持続する。不安障害の認知的概念化を行う際には，不安を持続させている不安信念・スキーマや回避・安全行動の存在に注意を払う必要がある。

不安に伴う認知は，「大変なことが起こりそうだ，しかし，私にはどうすることもできない」と平易に表現できる。危険や脅威の過大視とともに自らの対処能について過小視があることも，見逃せない不安障害の特徴である。不安＝危険・脅威／資源・工夫という，不安の方程式は心理教育として活用できる。

## VII 認知的概念化：パニック障害

パニック障害の場合には，危険が身体的なものにせよ，精神的なものにせよ，社会的なものにせよ，「死」が中心的な主題になる。

パニック障害の診断に必須のパニック発作について，DSM-5 では，「抑制力を失うまたは"どうかなってしまう"ことに対する恐怖」と「死ぬことに対する恐怖」が記載されている。これら精神的・身体的破局の予測に関わる症状を軸に，パニック発作を概念化したものが，パニック発作の認知モデルである。たとえば，動悸という身体感覚の変化に対して「心臓発作で今にも死にそうだ」と破局的に解釈することが，パニック発作に至る悪循環の要にあると仮定するのである。

発作に伴う破局的認知は状態的な自動思考である。パニック発作の認知モデルでは，特性的な信念・スキーマが明確に提示されているとは言いがたい。通常，自動思考への介入は急性期症状の軽減を目的とするものであり，信念・スキーマへの介入は再燃・再発防止を意図して実施される。パニック障害が症状の消長はあるものの慢性に経過する病態であるとするならば，信念・スキーマへの認知的介入が自動思考への介入以上に要請されてしかるべきであろう。

図1の信念のうち「もし……ならば，……である」と記述できる条件的信念に相当する認知が，パニック発作に関連する前提あるいは規則として記載されている。①脆弱性：前にも一度ここに来たとき発作が起こったことがある。だから，また同じことが起こりそうだ。②段階的拡大：少しでも不安になれば，その不安はとど

— 147 —

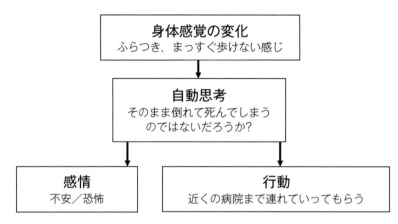

図2　認知的概念化図（心の見取図）：パニック発作

まることなく，どんどん募っていき，極点にまで達してしまう。だから，私が安全でいられるのは，不安がまったくないときだけだ。③対処不能：発作がおこったときには，私はなすすべもなく，まったく無力になってしまう。だから，誰か助けになってくれる人にそばにいてもらう必要がある。

パニック障害では「私は死ぬ存在である」という信念・スキーマが仮定できるだろう。この信念・スキーマが活性化されると，自らの内部にうごめくどんな些細な徴候も「死」を示唆するものと解釈される。「死」ははるか遠くに隠れている終末ではない。突然眼前に出現した現実である。患者は「死」を前にして「ひ弱な」自分を発見し不安定になる。不安定さは「私はひ弱な存在である」という信念・スキーマを強制的に活性化する。患者が安心を得るのは，その「ひ弱さ」を他人に対してはもちろん，何よりも自分自身に対して肯定できたときである。「私は死んでいく，ひ弱な存在である」という信念・スキーマを中核として，パニック障害の認知的概念化図が作成できるだろう。

**1．症例**

症例は30歳台半ばの女性である。最初のパニック発作はふらつきから始まり，倒れそうな感覚に患者は手近にあるものにつかまって難を逃れていた。発作は突然起こってくるので手の施しようがなく，その最中にはとても終わりそうに思えなかった。

患者は『認知療法の7つのステップ』に沿って認知再構成法を学んでいった。ステップ4では，認知が感情や行動にどのように影響しているかを図示することが課題となる。心の見取図すなわち認知的概念化図の作成である（図2）。

最初に患者が自覚するのは，ふらつきとかまっすぐ歩けない感じという身体感覚の変化であった。患者はふらつくから怖くなると訴えた。実際には，ふらつきを感じたとき，「そのまま倒れて死んでしまうのではないだろうか？」といった具合に，患者はふらつきを誤って破局的にとらえてしまっていた。身体感覚の変化に対する破局視が，ふらつきをふらつきだけに終わらせず，パニック発作にまで発展させてしまった，と認知モデルは仮定する。

認知的概念化図から行動実験が導かれる。ふらつきを感じたとき手近な何かにつかまる行動（安全行動）が破局的な自動思考の妥当性を検討する機会を奪い，悪循環をもたらすことを説明する。次に，「そのまま倒れて死んでしまうのではないだろうか？」という予測が適切かどうかを調べるための行動実験を計画する。「最初は短い時間で充分ですから，その間は身体を支えないでいるのです。実験の結果を記録しま

しょう。『そのまま倒れて死んでしまうのではないだろうか?』という自動思考が出てくるたびに書き留めてもらって,次のセッションに持ってきて下さい」とホームワークを提案するのである。

## 2. 不安と回避・安全行動

危険を自覚することは不安をもたらす。安心を得るには危険に直面しないように行動するしかない。危険を回避することが至上命令になる。回避という安全弁が常態化する。

デパートで買い物ができない患者にとって,安全弁はデパートに行かないことである。第1の回避である。それでも必要に迫られたとき,患者は仕方なく人ごみの少ない時間帯に出かける。発作の兆候が患者を襲うと,必死にその場を離れようとする。第2の回避である。さらに,もっと厄介な安全弁が存在する。逃走することも不可能なとき,手近にあるものにつかまって最悪の事態を避けようとする。第3の回避,もっとも微妙な回避である。

## Ⅷ 認知的概念化:社交恐怖

### 1. ベック (Beck AT) の認知モデル

一般に,認知モデルは5つの要素から構成される。状況,感情,行動,身体的変化,そして認知である。社交恐怖における認知は,時間経過に沿って,社交の場に入る前,社交の場の真っただ中にいるとき,社交の場から去った後の認知という形で把握するとよい。

たとえば,会食の場に出かける前には,「大変なことになった」「会話の中に入っていけるだろうか?」「皆が私を馬鹿にしないだろうか?」という認知が脳裏を行き交い,不安にさせる。会食の最中には,「皆が私のことを『面白味のない人間だ』と思っている」という認知が出現し,いたたまれなくなり,早々にその場を離れる。会食から帰った後には,「どうしてもっと別なことを話さなかったのだろうか?」「どうしてずっと黙っていなかったのだろう

か?」という認知にとらえられ,悲しみに沈むことになる。会食に再び誘われる機会があっても,断る以外に選択肢がなくなってしまう。

社交恐怖の病理理解に進化の視点を導入すると,不安は適応的なものであり,脅威に対する反応方略の1つとしてとらえられ,個体の生存に寄与する重要な機能を担う,となる。

「どうしてもっとうまくやれなかったのか?」「私は能なしだ」と,事後に自己批判的な認知が現れる。しかし,社交の場で「人は私のことをどう思うだろうか?」と考え,不安になり,行動に抑制がかかるのは,自己保存機制が働いているにすぎない。自己保存機制は自然なものであるから,それに向けた批判的で過剰な内省は控えることが有用である。

### 2. クラーク (Clark DM) の認知モデル

クラークの認知モデルは,社交状況(たとえば,人前で話す)において自己に関する非機能的信念が活性化される,と仮定する。信念は中核的(「私は人に好かれない」),条件的(「もし不安そうに見えたら,私が馬鹿で駄目な人間だと皆は思うだろう」),手段的・自己教示的(「私はいつでも賢そうに見える必要がある」)信念に分けることができる。

これに自己注目と安全行動という要因が加わる。社会的危険を感知した患者の注意は,自己の外的・内的状態に向けられ,綿密な自己監視が作動する。過剰な自己監視によって,不安や緊張に伴う自己の些細な変化までが知覚できるようになる。一方で,他者から得られる情報を適切に処理する機能が妨げられる。「仮想」他者の視点で自己の状態を眺める傾向が顕著となり,「見られ・あばかれるもの」としての歪曲された自己像が優勢となる。他者に対する自己について誤った破局的解釈がなされる。

他者からの拒絶という社会的破局を回避するために,安全行動が活発となる。低い評価を受けないですむように(たとえば,馬鹿だと思われないために),周到な準備をして他者の前に

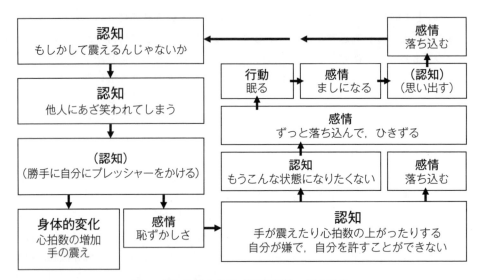

図3　認知的概念化図（悪循環図）：社交恐怖

立ち，懸命に注意を払いながら行動し続ける。他者からの逃走は，破局視を強めることはあっても弱めることには役立たない。破局的解釈の妥当性を検証する機会を自ら封じてしまうからである。

## 3．ホフマン（Hofmann G）の認知モデル

ホフマンは社交恐怖の維持要因に関する包括的病態モデルを論じている。対人状況での不安には，他人に好ましい印象を与えたいと願う，患者の考える社会的標準の高さが関与している。結果として，自己注目が増大し，否定的結末の可能性を強調してしまい，社会的損失を過大評価する。一方，自らの不安反応をほとんど制御することができないと考え，社会的存在としての自己について否定的見解をもち，社会的技能が欠落しているとみる。社会的な不運・破局を予測してしまい，回避・安全行動をとり，事後には繰り返し思い悩むことになる。

## 4．症例

症例は20代女性で，小さな頃から人前で極端にあがっていたという。大学時代アルバイト先で客に飲み物を出すとき，手が震えることがあった。以後，手の震えが気になり，不安や動悸がみられた。外出すると不安が強まるので，外出を控えるようになった。

初診時，病歴等を聴取した後，病態に関わる認知モデルを明確にする目的で，患者とともに認知・感情・行動の悪循環図を作成した。「人前で『もしかして震えるんじゃないか』と考えて，勝手に自分にプレッシャーをかけてしまう」という主訴から始め，感情，行動，身体的変化，認知に関する情報を順に治療者が用紙に書き出していった。

グラスをもつ手が震え，お客があざ笑ったのが今も思い出される，と患者は語った。「お客があざ笑った」という認知の確信度を尋ねると，100パーセントで，反証は思いもつかないとのことであった。「他人にあざ笑われてしまう」という強固な認知を，悪循環図に書き加えた（図3）。

患者にとってさらに重要なのは，「手が震えたり心拍数が上がったりする自分が嫌で，自分を許すことができない」という認知であることが推察された。

## Ⅸ　認知的概念化：強迫性障害

　強迫性障害の認知的概念化では４つの段階が区別される。①引き金となる先行刺激に伴って浸入思考が出現し，②強迫スキーマが活性化され，③不安をもたらす自動思考が引き起こされ，④苦痛を緩和するための中和反応として強迫行為を繰り返し行う。

　強迫スキーマは①自己責任の信念，②「こんなことを考えるなんて，自分はとんでもない人間だ」などの自己非難的信念，③「自分の思考はコントロールしなければならない」などの自己制御に関する信念である。

　過剰な責任の自覚が強迫性障害の認知的概念化の核をなすが，治療にあたっては認知的介入以上に行動的技法（曝露反応妨害法）が不可欠である。

## Ⅹ　第３世代の認知行動療法群

　第３世代の認知行動療法群は，認知の内容よりも認知との関係性に着目し，非機能的認知から距離をとろうとする。事実から遊離しがちな認知の恣意性が強調される。認知に対する事実の絶対的な優位が主張される。認知の実在に疑義が唱えられる。第３世代の認知行動療法群は認知の自己所有性を否定する立場に路を開くことになるのかもしれない。拙論に述べたような，個々人に特有の認知をめぐる「認知的」概念化は，治療上無用となるのであろうか。

## おわりに

　第３世代のマインドフルネスに基づく認知療法で要請される，患者・参加者の体験への「関心と寛容と慈愛」（Kazantzis et al., 2012）は，おそらくすべての精神療法に共通すると思われる。事例定式化・認知的概念化がめざす先にも「関心と寛容と慈愛」が見えるはずである。

## 文　献

ルター. 詩篇講義.（松田智雄責任編集（1999）世界の名著23　ルター　6版. 中央公論新社）

Kazantzis N, Reinecke MA & Freeman A（Eds.）（2010）Cognitive and Behavioral Theories in Clinical Practice. Guilford Press.（小堀修・沢宮容子・勝倉りえこ他訳（2012）臨床実践を導く認知行動療法の10の理論. 星和書店）

櫻部建・上山春平（2011）存在の分析〈アビダルマ〉―仏教の思想2　10版. 角川学芸出版.

Kuyken W, Padesky CA & Dudley R（2009）Collaborative Case Conceptualization：Working Effectively with Clients in Cognitive-Behavioral Therapy. Guilford Press.（大野裕監訳（2012）認知行動療法におけるレジリエンスと症例の概念化. 星和書店）

注：拙論には，すでに公にした下記の論文から適宜引用してある。文献の詳細は下記 URL を参照いただけると幸いである。
https://utsumi-mcl.com/cbt/other/317.html

# 統合失調症：
# 認知療法のケースフォーミュレーション

Takeshi Furumura

古村　健*

## I　はじめに

　統合失調症の認知療法は，1990年代に英国において発展した。まずは慢性的な幻聴や妄想を有する統合失調症患者に対する治療効果が認められ，2002年には英国のNICE（National Institute for Clinical Excellence）ガイドラインに統合失調症への心理的治療として認知行動療法（Cognitive Behaviour Therapy for Psychosis；CBTp）[注1]が登場した。さらに，適用範囲を拡大し，2009年には入院中も含め急性期から慢性期にいたるすべての統合失調症患者にCBTpの実施が推奨されるようになった。

　NICEガイドラインにおけるCBTpは，治療効果が実証された研究で使用されたマニュアル（たとえば，Fowler et al., 1995）にそって行なわれる16回以上の個人面接を指す。そして，治療の原則として，認知行動モデルが使用されている。すなわち，現在や過去の症状および機能は思考・感情・行動と関連しており，知覚・信念・推論を検討していくことで標的症状が変化するという考え方である。治療の目標は，苦痛を減らすことや機能を改善することにあり，感情や社会機能を重視している。

　英国のCBTpは，2000年代に東京大学の丹野義彦によって我が国に紹介された。たとえば，①妄想を有する統合失調症患者に特有の認知バイアスとして結論への飛躍が存在することを明らかにしたロンドン大学精神医学研究所臨床心理学Garety教授，②認知モデルを幻聴に適用したバーミンガム大学心理学部Birchwood教授，③陽性症状への対処行動を強化することで症状が改善するという対処戦略増強法を提唱したマンチェスター大学臨床心理学部Tarrier教授を日本に招聘し，ワークショップを開催した。この記録は書籍にまとめられ，実際の面接スキルやケースフォーミュレーションのあり方が示されている。

　我が国おけるCBTpの臨床現場への導入は，2005年に施行された医療観察法における入院医療が挙げられる。医療観察法では，有効と考えられる治療を積極的に導入する方針にあり，その流れの中で英国のCBTpが紹介された。そして，入院医療においては実施者となる臨床心理士の配置が十分であり，実際の導入に至った。一方，一般精神医療においては，平成30年度の診療報酬点数に収載されている認知療

---

*独立行政法人　国立病院機構　東尾張病院
　〒463-0802　愛知県名古屋市守山区大森北2-1301

注1）「認知療法 Cognitive Therapy 」は，認知モデルに基づいた認知的介入を中心とした研究グループが用いている名称である。「認知行動療法（Cognitive Behaviour Therapy）」は，認知療法だけではなく，行動分析に基づいた行動面への介入を加えた研究グループが用いている名称となる。一般的には，「認知療法」は「認知行動療法」に含まれており，概ね同義として使用されている。

法・認知行動療法の適応疾患に統合失調症は残念ながら含まれておらず，十分に普及している状況とは言えない。

## Ⅱ　統合失調症のケースフォーミュレーション

英国の臨床心理学者タリア（2006）によれば，「ケースフォーミュレーションの目的は，科学的に，また患者にも理解できるようなかたちで，患者の問題を定義し，説明することである」。科学的でありながら，患者にも理解できるような説明とは，いかなるものか？と思う読者もおられるだろう。実際に，唯一の理論やモデルが定まっているわけではない。多くの研究者が積み重ねてきた研究成果を基に，臨床家が科学的態度を保持しつつ，個別の事例に合わせて適用していくことになる。

アメリカ精神医学会が出版したDSM-5（APA，2013）によれば「統合失調症は不均一な臨床症候群であるため，統合失調症をもつ人は，ほとんどの特徴的症状においてかなりのばらつきがある」と指摘されている。そして，妄想，幻覚といった陽性症状が診断基準の中心に据えられているが，診断を支持する関連特徴として，DSM-5では以下のように列挙されている。

・不適切な感情を表出することがある（例：適切な刺激がないのに笑ったりする）。
・不快気分もあり，抑うつ，不安，または怒りの形をとることがある。
・睡眠型の障害（例：日中の睡眠，夜間の活動）があり，摂食に興味を失い，拒食することもある。
・離人症，現実感消失，身体的憂慮も起こり，これらは時に妄想の水準に達する。
・不安や恐怖症はよくみられる。
・統合失調症における認知の障害はよくみられ，職業上ならびに機能上の障害に強く関連する。こうした認知の障害には，陳述記憶，ワーキングメモリー，言語機能，そしてその他の遂行機能の減弱ならびび処理速度の低下が含まれる。

・感覚処理と抑制機能の異常ならびに注意機能減弱も認められる。
・統合失調症をもつ人の一部では，社会認知機能の障害，すなわち他者の意図を察する能力（心の理論）の障害がみられる。
・無関係の出来事や刺激に関心が向き，さらにそれを意味のあるものと解釈し，これが説明妄想の誘発につながることもある。
・これらの障害は症状の寛解の時期にもしばしば持続する。

このような羅列では，どのように事例を理解し，治療に結び付ければよいのかが見えてこない。個別の事例に合わせた問題の理解は統合失調症において特に必要とされる。CBTpは，このような複雑な患者の問題の発生と維持を理解するために臨床研究を積み重ね，力点を変えながらいくつものケースフォーミュレーションの枠組みを作り出してきた。本稿では複雑な統合失調症患者の問題を理解し，治療へとつなげるための3つの理論的枠組みを紹介していきたい。

## Ⅲ　ストレス脆弱性モデル

まずは，包括的な統合失調症の症状を理解するためのモデルとして，ストレス脆弱性モデルがある。図1はGaretyらがストレス脆弱性モデルを土台にしながら，統合失調症の陽性症状の発生と維持に関するメカニズムを図式化したものである。彼女らのグループのCBTpでは，この図式化を念頭に置き，ケースフォーミュレーションが行われている。まずは，この図について解説したい。

統合失調症の発症には，生物学的要因，心理的要因，社会的要因が関係することが指摘されてきた（Birchwood & Jackson, 2001）。生物学的要因としては，たとえば生得的な遺伝的要因や，出生後の胎児期における脳損傷などの影響が挙げられる。次に，社会的要因として，虐待，養育剥奪，貧困やいじめなどの体験が挙げられる。心理学的要因としては，認知障害や認知バ

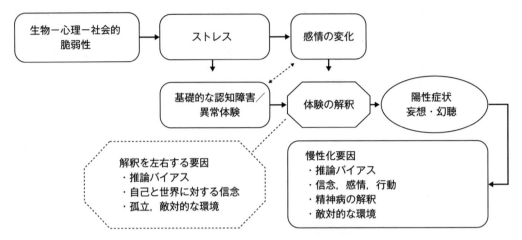

図1 統合失調症の陽性症状の認知モデル
(Garety, Kuipers, Fowler, Freeman & Bebbington, 2001；フィリッパ・ガレティ，2004 から転載)

イアスがある。他者の感情を読み取る感情認知，相手の気持ちを理解することの困難さといった心の理論の障害は認知障害である。ネガティブな出来事があると，うつ病になりやすい人は自責へと強く原因帰属するような認知バイアスをもつが，被害妄想になりやすい人は，他責へと強く原因帰属しやすい。また，妄想を有する人においては，少ない情報で結論を出してしまうという結論への飛躍という認知バイアスが指摘されている。

このような生物-心理-社会的脆弱性を有する人は，些細なストレスが加わると感情の変化も生じやすく，基礎的な認知障害が顕在化したり，異常体験をしやすい。ストレスとしては，社会生活や学業面での課題，対人関係などがある。統合失調症の発症には，生活上の節目や自立の時期に重なることが指摘されてきており，ストレスが発症に影響していると考えることは一般の臨床家にとってもなじみのある考え方であろう。一方，脆弱性をそれほど有しない人であっても，非常にネガティブなライフイベント（事件や事故）を体験したり，強い批判を持続的に受けたり，薬物などの使用をしたりすることで，感情の変化が生じ，認知障害や異常体験へとつながることもある。この脆弱性とストレスの相互作用によって幻覚や妄想といった陽性症状が発症するという考え方がストレス脆弱性モデルの統合失調症への適用である。

Garetyらのモデルでは，このような異常体験と統合失調症の陽性症状の間に「体験の解釈」という認知的要因が挿入されている。たとえば，一過性の幻聴体験をした場合，人によっては「誰かが自分を監視している」と解釈するかもしれないし，「ストレスが溜まっているからだ。少し休もう」と解釈するかもしれない。このような体験の解釈の違いは，推論のバイアスや，自己や世界に対する信念，孤立した環境や逆境などから影響を受ける度合いによると考える。さらに，これらの要因は，陽性症状の慢性化の要因でもあると考えていることが図に示されている。

GaretyらのCBTp（Fowler et al.,1995）は，治療を6段階に分け（表1），フォーミュレーションは第3段階に位置づけられている。治療者は，まずは患者との信頼関係を構築し，問題を共有する。そして，当面のストレスへの対処法を助言し，協力する関係を育てる。その過程で問題を共に把握した結果を，図式化していく。このケースフォーミュレーションの作業を通して，患者がストレスと反応の関連性についての

表1 統合失調症への認知行動療法の6段階
（フィリッパ・ガレティ，2004 から転載）

| 第1段階 | ラポール形成とアセスメント |
| --- | --- |
| 第2段階 | ストレス対処法と症状対処法 |
| 第3段階 | 症状のフォーミュレーション（定式化） |
| 第4段階 | 妄想や幻覚への介入 |
| 第5段階 | 低自尊心と抑うつ・不安への介入 |
| 第6段階 | 再発予防 |

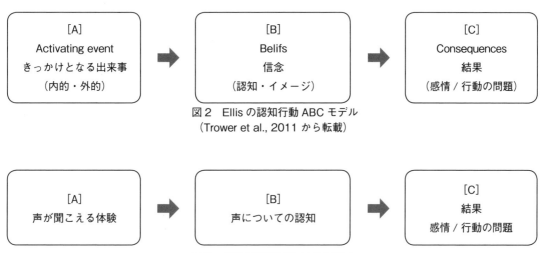

図2 Ellis の認知行動 ABC モデル
（Trower et al., 2011 から転載）

図3 幻聴の認知行動 ABC モデル
（Chadwick, Birchwood & Trower, 1996 をもとに作図）

理解を深めることを支援する。彼女らのケースフォーミュレーションのモデルは，複雑であるが，統合失調症患者を包括的に理解する上では有用である。

## IV 幻聴の認知モデル

統合失調症の特徴的な症状のひとつとして幻聴がある。薬物療法によって幻聴が消失せず，慢性的な幻聴によって不安や怒り，引きこもりや暴力などの問題が生じている事例においては，治療に行き詰まりを感じやすい。感情や行動といった反応は，出来事そのものではなく，出来事に対する捉え方（認知）を媒介して生じている。これが認知モデルの原則である。Aron T. Beck とともに認知療法の祖とされる Albert Ellis が提唱した ABC モデル（図2）を Chadwick と Birchwood は，幻聴に適用した（図3）[注2]。幻聴の認知モデルでは，なぜ幻聴が出現するのかではなく，なぜ幻聴によって苦痛が生じ，問題となる行動をとるのかを説明することができる。認知モデルの鍵は，幻聴に対する認知（解釈）である。このモデルが幻聴の認知療法におけるケースフォーミュレーションの枠組みである。

実際の面接場面では，その「声」を聞き，どう解釈し，どう感じ，どう行動したのかを探索するが，ABC モデルを念頭に置きながら患者の話を整理していくことができる。たとえば，

---

注2）図3では，［A］きっかけとなる出来事に，「幻聴」ではなく「声が聞こえる体験」と表現している。幻聴体験を患者と共有する際には，「声が聞こえる体験」という表現を使うことが妥当な場合が多い。なぜなら，実際に幻聴かどうかは，その場に居合わせていない治療者にとっては判別ができないことが多いからである。幻聴かどうかで議論をせず，患者の心理的体験を理解するためのモデルとなっている。

表2　幻聴の認知行動療法の手順（マックス・バーチウッド，2002 から転載転載）

　1．アセスメント
　　1）声の「全能性」のアセスメント
　　2）ABC 図式による把握
　2．認知的介入
　　1）信念を支持している証拠を調べる
　　2）信念と矛盾する証拠を見つける
　　3）言葉による挑戦（直接的でなく，間接的な方法で矛盾に気づかせる）コロンボ的アプローチ
　　4）信念が間違っていると仮定する
　　5）幻聴をコントロールできるか実験してみる
　　6）幻聴の予言が当たるか検証する
　　7）対人関係スキーマの変容

「幻聴が聞こえて不安になって外出できない」という事例では，話を具体的に聞くと，外出先で「何してるの」という声が聞こえて［A］，不安になって，すぐに家に帰った［C］と語った。声を聞いてどう思ったかを尋ねると，「中学時代の同級生がうわさをしているのかもしれない」「自分の今の状態がばれたらバカにされる」と解釈していた［B］。認知行動 ABC モデルに基づくケースフォーミュレーションは，シンプルであり，患者と共有しやすいという利点がある。患者とともに，ABC モデルを紙面に書き出しながら，整理していくことで，問題の共有と解決に向けた話し合いが進展させやすい。治療の展開としては，認知の修正が目標となる。その手法としては，一般的な認知療法を応用したものとなっている（表2）。

　Birchwood らの認知行動療法は，命令幻聴への介入としてさらに発展した（Byrne et al., 2006）。彼らは，過去6カ月以内に命令幻聴があり，9カ月以内に自傷他害の命令に服従した統合失調症患者を対象に，認知行動療法の効果を確認するための無作為化比較対照試験を実施した（Birchwood et al., 2014）。その結果，介入後から18カ月間の服従行動が，通常治療群で46%だったのに対し，認知行動療法を追加した群では28%であった。すべての患者に対して効果が示されるわけではないが，すでに多職種チーム医療を受けていても治療に難渋する事例において認知行動療法を追加することで，問題行動を減らすことが可能であることが示さ

れた。

　命令幻聴の認知モデルは図4となる。彼らは，［C］の行動として，命令に服従してしまう，あるいは声の主を怒らせないために命令の一部に従ったり，従うふりをするといった「なだめ行動」が生じるのは，信念と感情の両者が影響していると捉える。さらに，信念の背景には，そもそも「自分は人から信頼されていない」「劣った人間である」という支配-服従スキーマが存在することを指摘している。自分は服従すべきような存在であるというスキーマがあると，声が聞こえた時に，「声に操られてしまう」「声の言うとおりにしないと，傷づけられる」という認知が生じ，恐怖感に後押しされて，いやいやながらも危険な命令に従ってしまうというケースフォーミュレーションが成り立つ。

　同じような幻聴内容であっても，患者によって受け取り方が異なる。ここで2つの事例を提示したい。ある女性は，「火をつけろ」という声に従って放火してしまった。彼女は「火をつけろ」と言った声の主を「サタン」だと捉えていた。それ以前の経験を尋ねると，声は数カ月持続し，声に言い返しても，無視をしても，声を減らすことはできずに苦しんでいた。ただし，命令に従うと，一時的に声が消えることがあり，やむを得ず声に従っていたという。「火をつけろ」という命令については，「自分の家が燃えてしまっては，住むところがなくなってしまう」と言い返したが，「火をつけないと殺すぞ」と言われたことに加え，「火をつけても，一瞬

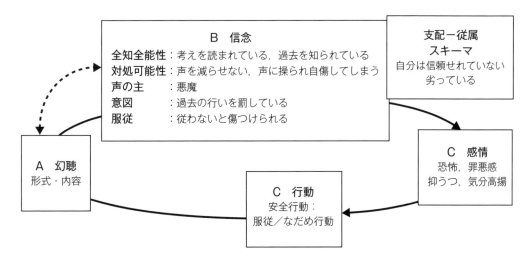

図4 命令幻聴への服従の認知モデル（Griffiths, Michail and Birchwood, 2012）

で消すことができる」というサタンの声にだまされて，火をつけてしまったと語った。彼女は，学業成績が不良で，自信がもてず，虐げられてきた経験から，「自分は劣っている。人に従うのは嫌だけど，従わざるをえない」という考えが根強かった。この事例の場合，実際に声の予言（一瞬で火を消すことができる）は，実現しておらず，薬物療法によって幻聴が消失したことから，声の全知全能性の認知は低下し，再発予防に向けた対策も検討することができた。

別の事例では，「火をつけろ」という命令に従ったが，声の主は神様だと捉えていた。火をつけるのは「神様」という全知全能性を有する存在が，「世の中をよくするため」という善意の意図によるものだと理解し，喜んで「神様の声に従った」と語られた。彼は入院し，薬物治療を受ける中で，情動が安定していったが，幻聴は消失しなかった。彼は，当時の体験を話し合っていくと「神様の声をまねした悪魔の仕業だった」という認識へと変化した。その結果，危険な命令をしたのは，「神様」ではなく，「悪魔」であり，声の意図は「悪意」によるものだったと理解し，その後は声に従わず，抵抗することを選択した。彼の中では，自分に対して肯定的な内容で語りかけてくる声を神と呼び，違法な命令をしてくる声を悪魔として区別することで，対処できた。

ここで示した2つの事例からもわかるように，患者の認知をよく吟味し，行動化に至ったプロセスを理解することが介入において重要となる。

## V　対処行動モデル

3つ目に紹介するモデルは，患者自身が症状のコントロールにおいて，積極的な役割を担っているとする考え方である。この考え方は，統合失調症患者は病気の犠牲者であり，治療を受ける者という考え方と対極に位置するものである。Tarrierは，幻覚・妄想を体験している患者に対して，どのような対処方法をとっているかを尋ねると，72%が何らかの対処法をとっていたと報告している。彼は対処法を認知的，行動的，生理的，感覚的対処という4つに分類した。どのような対処法をとっているか，その効果はどのようなものかを整理していくことが，対処行動モデルに基づくフォーミュレーションとなる。

Tarrierは，対処行動モデルに基づくケースフォーミュレーションの枠組みを図5のように示した。統合失調症の陽性症状の発症は，内的要因と外的要因の相互作用によって生じること

表3　幻覚・妄想への対処法と使用率（Tarrier, 1987；ニコラス・タリア, 2008 から転載）

1．認知的対処法　40%
　a) 注意転換（注意を別の刺激に向ける。気晴らしなど）　12%
　b) 注意狭小化（特定の仕事に集中するなどして，注意の範囲を狭める）　12%
　c) 自己教示（頭の中で，ある行動をとれと自分に命令したり，その出来事の原因を再帰属する）　16%
2．行動的対処法　36%
　a) 非対人活動のレベルを上げる（運動や散歩などの気晴らし活動を始める）　8%
　b) 対人活動のレベルを上げる（人との会話を始めるなど）　16%
　c) 対人活動のレベルを下げる（対人関係から身を引いたり，回避したりする）　12%
3．生理的対処法　20%
　a) 向精神薬を増量する，アルコールを飲む　12%
　b) リラックスする　8%
4．感覚的対処法（テレビの音量を上げて，幻聴をかき消すなど）　16%

が示されている点は，Garety らのモデルと同じようにストレス脆弱性モデルの考え方が取り入れられている。Tarrier のモデルの特徴は，幻覚・妄想への反応として，3つの悪循環のルートがあると指摘している点にある。

　第一に，不安を挙げている。不安や恐怖によって，幻覚や妄想が悪化することはよく知られている。第二に，回避行動である。Garety らのモデルでも，孤立を慢性化の要因として指摘しているが，Tarrier のモデルでは，人目を避けて行動し，引きこもりが持続すると，対人関係スキルは育たず，気晴らしの機会も減り，社会的なサポートも受けられない。その結果，社会的要因としてストレスの高い状態が維持され，幻覚や妄想が悪化してしまう点を指摘している。第三に，症状に誘発された行動を挙げている。たとえば「組織に狙われている」という妄想から，怪しげな人を探すために，きょろきょろとあたりを見渡していると，その不審な行動が呼び水となって，周りの人に警戒され，注目されてしまう。その時の相手の目つきを見て，「監視されている」と確信を強めていく。このように，自身の考えを支持する証拠ばかりを探す確証バイアスによって妄想的信念が強化され，幻覚や妄想が悪化していく。また，危険を冒さずに安全を確保するための行動をとっていると，実際に危険がないことを確かめる機会を失い，妄想的信念が強化されてしまうこともある。このような悪循環を個別の事例に合わせて整理し

ていくことがケースフォーミュレーションとなる。

　ケースフォーミュレーションが出来上がれば，悪化のルートを断ち切ることが，治療の標的となる。すなわち，幻覚妄想に伴う不安を減らすこと，回避行動をとらないこと，症状に誘発された行動を減らし，妄想的信念の強化を防ぐことである。Tarrier の CBTp の介入手順は5段階となっている。段階が上がるにつれて介入は複雑となり，患者の協力も必要となる。介入のレベル1は，「話をしてもよい」と思ってもらえることが大切となる。病識のなさ，医療者への不信感，精神科へのスティグマなどから，治療を拒む患者もいる。まずは話ができる関係になることが課題となる。レベル2は，話ができる関係になった後で，「問題を話題にできる」ということが課題である。病気であるかどうかではなく，何に困っているのかに焦点をあてることが大切となる。患者の抱えている感情と行動面の問題に焦点をあてて，対話をすることは，ABC 認知行動モデルを使った CBTp と同様に有効である。レベル3はフォーミュレーションの作成が課題となるが，事例に合わせた工夫が必要となる。理論的な枠組みを念頭に置きつつ，患者の語る問題を図式化しながら，適切につなげ，患者にとっても納得のいくものを作成する。そして，悪循環を断ち切ることに焦点をあて，介入方法を取り決めて，実行する段階がレベル4である。スキーマは，自分や世界に対する否

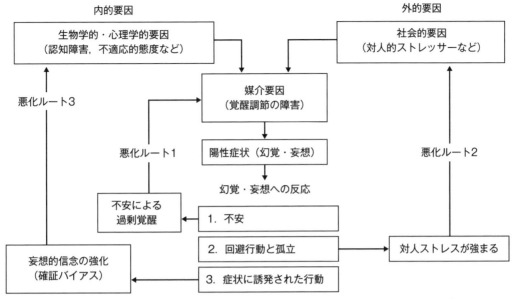

図5 精神病症状の発症と持続の臨床モデル（ニコラス・タリア，2008より転載）

表4 Tarrierの統合失調症への認知行動療法の介入
（ニコラス・タリア，2008から作成）

| |
|---|
| レベル1　関係づくり |
| レベル2　問題の共有 |
| レベル3　問題の同定とケースフォーミュレーション |
| レベル4　フォーミュレーションに基づく介入 |
| レベル5　スキーマへの介入 |

定的で根強い認識を指す。「自分には価値がない」という認識は，自殺のリスクともなるため，自尊心を高めるアプローチをとることなどが検討される。

## VI おわりに

統合失調症の認知療法におけるケースフォーミュレーションは，患者にも理解可能で，科学的にも検証可能なものを共同で作り出す作業を目指す。本稿では，ストレス脆弱性モデル，認知モデル，症状対処モデルという3種類のモデルの統合失調症への適用について紹介してきた。各モデルにおいて力点は異なるが，いずれのモデルも相互に関連している。患者の問題に合わせて，ふさわしいモデルを適用するとよいだろう。治療者は，患者との対話を繰り返し，そして他の専門家と相談しながら粘り強くケースフォーミュレーションを練り直していくことが望まれる。本稿が，困難なことに取り組む際の道しるべとして役に立てば幸いである。

## 文献

American Psychiatric Association (2013) Diagnostic and statistical manual of mental disorders (5th ed.) APP.（高橋三郎・大野裕監訳，染矢俊幸・神庭重信・尾崎紀夫・三村將・村井俊哉訳 (2014) DSM-5 精神疾患の診断・統計マニュアル．医学書院）

Birchwood M & Jackson C (2001) Schizophrenia. Psychology Press.（丹野義彦・石垣琢麿訳 (2006) 統合失調症　基礎から臨床への架け橋．東京大学出版会）

Birchwood M, Michail M, Meaden A et al. (2014) Cognitive behaviour therapy to prevent harmful compliance with command hallucinations (COMMAND): A randomized controlled trial. Lancet Psychiatry (1); 23-33.

Byrne S, Birchwood M, Trower P et al. (2006)

Cognitive therapy for command hallucinations : A social rank theory approach. Routledge.（菊池安希子監訳（2010）命令幻聴の認知行動療法. 星和書店）

Chadwick P, Birchwood M, Trower P（1996）Cognitive Therapy for Delusions Voices and Paranoia. Willy.（古村健・石垣琢麿訳（2012）妄想・幻声・パラノイアへの認知行動療法. 星和書店）

フィリッパ・ガレティ（2004）統合失調症への認知行動療法―ガレティのワークショップ.（丹野義彦・坂野雄二・長谷川寿一他）認知行動療法の臨床ワークショップ2―アーサー＆クリスティン・ネズとガレティの面接技法, pp.137-187. 金子書房.

Fowler D, Garety P & Kuipers E（1995）Cognitive Behaviour Therapy for Psychosis. Wiley.（石垣琢麿・丹野義彦監訳（2011）統合失調症を理解し支援するための認知行動療法（Challenge the CBT）. 金剛出版）

マックス・バーチウッド（2002）精神分裂病の認知行動療法.（丹野義彦編著）認知行動療法の臨床ワークショップ―サルコフスキスとバーチウッドの面接技法, pp.95-119. 金子書房.

ニコラス・タリア（2006）統合失調症および精神病性障害に対する認知行動量夫雄：マンチェスター・モデルに基づく精神病性障害に対する認知行動療法マニュアル, 平成17年度厚生労働科学研究費補助金障害保健福祉総合研究推進事業報告書, 公益財団法人　日本障害者リハビリテーション協会.

ニコラス・タリア（2008）統合失調症に対する対処ストラテジー増強法（CSE）.（世界行動療法認知療法会議神戸大会プログラム委員会編／丹野義彦・坂野雄二代表編者）ワークショップから学ぶ認知行動療法の最前線　PTSD・強迫性障害・統合失調症・妄想への対応, pp.133-227. 金子書房.

Tower P, Jones J, Dryden W et al.（2011）Cognitive Behavioural Counselling in Action 2nd Edition. Sage.（石垣琢麿監訳（2016）よくわかる認知行動カウンセリングの実際―面接の進め方とさまざまな感情への応用. 金子書房）

# 物質使用障害のケースフォーミュレーション

Fumi Imamura
Toshihiko Matsumoto

今村　扶美[*1]，松本　俊彦[*2]

## I　はじめに

　物質使用障害とは，薬物やアルコールといった物質の使用によって，さまざまな不利益や困難が生じており，本人もやめたい，あるいは減らしたいと思っているにもかかわらず，自分では使用をコントロールできなくなる病気である。人はなぜ依存症に陥り，自分に不利益をもたらす物質をやめることができないのだろうか。本稿では，物質使用障害のメカニズムや治療介入を概観しながら，ケースフォーミュレーションについて考えてみたい。

## II　物質使用障害とは

　物質使用障害を，生物・心理・社会モデルで整理してみると，以下のように理解することができる。

### 1．生物学的側面

　薬物やアルコールなどの物質は，脳の報酬系に影響を与える。覚せい剤やコカインなどの中枢神経興奮薬や，大麻やアルコールなどの中枢神経抑制薬のいずれも，最終的には，中脳被蓋野から前頭前野へと投射するドパミン作動性神

＊1 国立精神・神経医療研究センター病院
　〒187-0031 東京都小平市小川東町4-1-1
＊2 国立精神・神経医療研究センター精神保健研究所
　〒187-0031 東京都小平市小川東町4-1-1

経（A10神経）の活性を高め，報酬系と呼ばれる神経回路の神経細胞を興奮させる。その結果，報酬系にはその快感が刻印付けられてしまうために，一度その快感を知った人は，それが報酬となり，再び同じ体験を得ようとして，その物質を欲するようになっていく。このような物質を求めるこころの状態を「精神依存」という。

　なお，「精神依存」の基礎になる報酬は，必ずしも快感である必要はない。くわしくは次節で述べるが，それまで頑固に続いていた苦痛や苦悩が一時的に消えるという，いわば「苦痛の緩和」も十分に報酬となるばかりか，「飽きることがない」「手放しがたい」という点で，快感以上に強力な報酬として機能することが多い。

　一方，身体的には，繰り返しの使用によって耐性が生じ，より多くの量が必要になる，あるいは，効果が薄れた際に離脱症状などの苦痛が生じるなどの「身体依存」が形成される。「身体依存」自体は中枢神経作用物質を摂取した生体の正常な生理学的反応であって，それ単独では中核的な物質使用障害の診断根拠とはならない。しかし，身体依存が存在する場合には，精神依存をいっそう強め，この個人の物質探索行動を引き起こし，物質を手放すのを困難なものにする。これが，物質使用障害の形成プロセスである。その意味では，物質依存症の本質は，

「精神依存」にある。

こうした生物学的な側面に対するアプローチとしては薬物療法があるが，その効果は限定的である。中枢神経抑制薬に関していえば，ヘロインなどのオピオイド類の依存症に対しては，メサドンやブプレノルフィン（オピオイド受容体作動薬），あるいはナルトレキソン（オピオイド受容体拮抗薬）があり，アルコールについてはアカンプロサートやナルトレキソンが一定の効果がある。しかし，コカインや，日本での主たる乱用物質である覚せい剤（メタンフェタミン）に対しては，現在までのところ有効性が確立された治療薬は存在しない。

## 2．心理的側面

心理的な側面からとらえると，物質依存は不適切な学習によって生じた行動上の問題と理解することができる。すなわち，物質使用に条件づけられた刺激（人や場所，音楽等）への反応として欲求が生じ，使用によって短期的には快楽や苦痛の軽減といった報酬が得られることによって行動が強化され，長期的にはさまざまな不利益による苦痛を一時的に減じようとして，再び使ってしまう頻度が増えていく，というものである。

心理的な要因に関しては，認知行動療法的アプローチが有用とされている。介入においては，自分が物質を使ってしまいやすいハイリスク状況を同定し，より適応的な認知あるいは行動上のコーピングスキルを身につけることが重視され，物質を乱用しない生活を目指していくことになる。

## 3．社会的側面

薬物やアルコールなどの精神作用物質は，脳の報酬系に変化をもたらし，また，物質のもたらす快楽は，再使用を強化する。しかしながら，アルコールを飲む人の誰もが依存症になるわけではないのと同じように，覚せい剤や大麻，有機溶剤などの使用者の中で，依存症にまで至る

のは，その一部に過ぎない。「若いころに薬物を何度か使ったが，自分には合わないから，使うのをやめた」という経験者はそれほど珍しくないのである。なぜ，一部の人だけが依存症になるのか，という問いに対する回答としては，1980年代半ばにカンツィアンらによって提唱された「自己治療仮説」が有用だろう（Khantzian & Albanese, 2008）。

この自己治療仮説は，依存症の本質を「快楽の追求」ではなく，「心理的苦痛の減少・緩和」ととらえる理論であり，「物質依存症者は，物質使用を開始する以前から，心理的苦痛を抱えていること」を想定している。実際に，心理的苦痛が物質使用を促進することを示す研究は多く，例えば，思春期における自尊心の低下や抑うつの存在は，後年におけるアルコールやニコチンへの依存を予測する危険因子である（Fergusson et al ., 1996），あるいは，幼児期や思春期において感情的苦痛を体験することは，成人期における重篤なマリファナ依存を予測することなどが示されている（Shedler&Block, 1990）。

物質使用を促進する心理的苦痛とは，カンツィアンらによれば，自尊心・自己評価の低さ，社交場面での緊張，人間関係のトラブルが引き起こす苦悩などが含まれる。これらは，家庭での養育環境，あるいは，学校や職場といった，それまでの生活環境の中で培われるものである。このような苦痛や困難を抱え，孤立している人ほど，痛みを緩和する作用を持つ物質に依存しやすいことが考えられる。

物質使用以前も含めた生育過程の中で形成されてきた感情的苦痛に対しては，自助グループへの参加やカウンセリングなどを通じて，時間をかけて自分を癒し，認めていくプロセスが必要となろう。

以上をまとめたものを図1に示す。物質依存の中核は，物質を使いたいという欲求・渇望が生じること，すなわち精神依存にある。使用した結果，短期的には快体験あるいは苦痛の軽減，

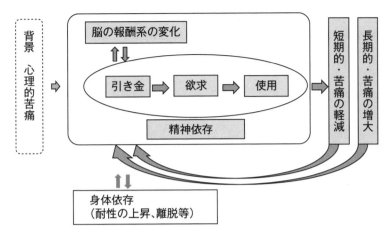

図1　物質使用障害のメカニズム

長期的にはさまざまな弊害・不利益による苦痛の増大が生じるが，そのいずれもが再使用を強化する。物質使用による脳の報酬系の変化や，耐性の上昇や離脱といった身体依存はこのサイクルに影響を与える。また，背景として物質使用以前から心理的苦痛を抱えている人は，こうしたサイクルにはまりやすく抜け出しにくいため，依存を形成しやすい。

## III　物質使用障害のアセスメント

すでに述べたように，物質使用障害は，乱用物質による生理学的異常だけで説明がつくものではなく，患者を理解する上では，物質を使用する人間がどのように生き，どのような形で物質を使用してきたか，というプロセスを丁寧に聞き取る必要がある。患者のアセスメントを行い，治療戦略をたてるためには，下記のような情報を収集する必要がある。なお，こうした情報を得るにあたっては，物質使用の背後にあると思われる本人の苦痛，正直に話すことへの不安や恥の感情などに十分な共感と理解を示すことが前提となる。

### 1．背景要因

①家庭環境：どのような家庭環境で生育したか。虐待やネグレクト，家庭内暴力への暴露，家族のアルコール問題などは，物質使用障害を促進しうる要因である（Harrison, 1997）。成育歴上の外傷体験に対する自己治療のために物質を使用している患者の場合は，たんに物質をやめるだけではなく，複合的な手当てが必要である。

②学校：児童期・青年期における学校での生活状況や学業正接に関する情報収集も必要である。幼少期における注意欠如・多動性障害（ADHD）の存在は物質使用障害のリスクを高め（Brown et al., 1993），また，学校生活における達成感の乏しさやいじめ被害体験は，薬物乱用の危険因子として知られている（Dadd et al., 2002）。学校生活における成功体験の乏しさは，自尊感情の低さをもたらし，治療の動機づけにも影響を与えうる。

③仕事：職業的活動と薬物使用との関連にも注意を払う必要がある。過酷な職業的活動は物質使用の頻度を高める。ある者は，平日の過酷な仕事をやり終えたことに対する「自分へのご褒美」として，週末に物質使用に耽溺し，別の者は，疲労感を払拭し，その日のハードな仕事をやりとげる意欲を高めるために平日に薬物を使う。最終的には，物質使用の影響で職業的活動が困難な状況に陥ってしまうことが少なくないが，ある時期には，このよう

に職業活動に対する肯定的な影響期待して薬物を使う，いわゆるワーカホリックな物質使用者もいる。こうした人にとっては，回復後に就労することが，再使用のリスクを高めることにもつながりかねない。一方で，断続的かつ短期間の単純労働以外，就労経験を持たない者もおり，職業的活動によって生じるストレスや自尊心の傷つきが物質使用を促進している者もいる。そのような者では，職業的なスキルの不足が断薬後の社会復帰を困難にするかもしれない。

④恋愛や婚姻：物質使用障害患者の恋愛・婚姻関係はしばしば不安定である。物質を使用しての衝動的な性行動が認められたり，「セックス・ドラッグ」として薬物が使われたりすることもある。そのため，性的活動は再使用のきっかけとなることがある。

⑤心身の健康：物質使用以前に，何らかの精神医学的問題を抱えていないだろうか。抑うつや不安，緊張といった不快感情への対処として物質を使用する者，あるいは，摂食障害があり，体重コントロールのために覚せい剤のような食欲抑制効果を持つ薬物を使用するようになった者などがいる。こうした場合は，以前から抱えている疾患も含めた包括的な治療や介入が必要である。

## 2．物質の使用状況

①重症度：使用の量や頻度，使用方法，生活への障害の程度など。DAST-20 などの評価尺度を用いることも有用である（嶋根ら，2015）。

②使用の引き金とパターン：物質使用の引き金となる人，場所，状況は何か。一人で使用しているのか誰かと一緒か，どのようなタイミングや場所で使用しているか，物質の入手はどのようにしているか。物質使用につながりやすい感情状態は何か（怒り，不安，喜び等），物質使用につながりやすい思考は何か（「どうなってもかまわない」，「何をしてもう

まくいかない」，「楽になりたい」等），物質を使うことは本人にとってどのような意味やメリットがあるのだろうか，など。

## 3．維持要因と保護要因

①維持要因：問題が解決されないまま続いている要因は何であり，不足しているスキルや資源は何なのか。心身の状態，法的な問題，家庭環境，雇用，ソーシャルサポート等。

②保護要因：本人の強みやスキル，活用できる社会資源にはどのようなものがあるか。本人の長所や好きなこと，コーピングスキル，サポーターの存在等。

## Ⅳ　物質使用障害の治療

　物質使用障害の治療では，心理社会的治療が主役となる。薬物やアルコールに対する渇望を緩和する治療薬はいまだ十分なエビデンスが蓄積されておらず，単独で大きな効果を期待することは難しい。そのため，アセスメントに基づいて，心理的および社会的側面に対してアプローチしていくこととなる。物質使用障害の心理社会的治療の代表例としては，動機付け面接法，認知行動療法，自助グループなどがあげられる。ここでは，物質使用障害に対する心理社会的治療の代表的な治療コンポーネントについて概観するとともに，筆者らが実践している認知行動療法を活用した薬物・アルコール依存に対する治療プログラム「SMARPP（スマープ）」について紹介したい。

## 1．物質使用障害に対する心理社会的治療

①動機づけ面接法：物質使用障害は，「やめた方がいいと思ってはいるけれどもやめられない」「やめたいけれども使いたい」ことを特徴とする病である。また，周囲からの要請や現実困難によって消極的に受診につながり，本人の治療意欲が不十分なケースが少なくない。動機付け面接法は，「変化を求める気持ち」と「変化への迷い」との間で揺れ動いて

| | |
|---|---|
| 第 1 回 なぜアルコールや薬物をやめなくてはいけないの？ | 第 12 回 マリファナはタバコより安全？ |
| 第 2 回 引き金と欲求 | 第 13 回 薬物・アルコールに問題を抱えた人の予後 |
| 第 3 回 薬物・アルコールのある生活からの回復段階　最初の 1 年間 | 第 14 回 回復のために　信頼，正直さ，仲間 |
| 第 4 回 あなたのまわりにある引き金について | 第 15 回 アルコールをやめるための三本柱　抗酒剤について |
| 第 5 回 あなたのなかにある引き金について | 第 16 回 危険ドラッグと睡眠薬・抗不安薬 |
| 第 6 回 薬物・アルコールを使わない生活を送るための注意事項 | 第 17 回 アルコールによる身体の障害 |
| 第 7 回 依存症ってどんな病気？ | 第 18 回 再発を防ぐには |
| 第 8 回 これからの生活のスケジュールを立ててみよう | 第 19 回 再発の正当化 |
| 第 9 回 覚せい剤の身体・脳への影響 | 第 20 回 アルコールによる脳・神経の障害 |
| 第 10 回 精神障害と薬物・アルコール乱用 | 第 21 回 性の問題と休日の過ごし方 |
| 第 11 回 合法ドラッグとしてのアルコール | 第 22 回 あなたを傷つける人間関係 |
| | 第 23 回 「強くなるより賢くなれ」 |
| | 第 24 回 あなたの再発・再使用のサイクルは？ |

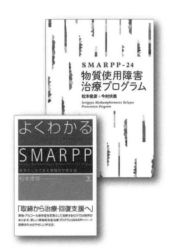

図 2　「SMARPP-24」ワークブックの目次，ならびに，市販版 SMARPP ワークブックと解説書の表紙

いる患者に対し，共感的な態度と介入によって，自分の中の矛盾した考えに気づかせながら，「変化できる」という効力感や変化への動機を高めていく技法である。この治療法は，依存症のみならず，生活習慣病の治療など，さまざまな領域で活用されている。依存症の治療においては，他の心理社会的治療と組み合わせて実施されることが多いが，敵意の強い薬物依存患者には最も有効な治療法である（Project MATCH Research Group, 1998）。

②認知行動療法（対処スキルトレーニング）：物質依存は「日々のさまざまなストレスに対処しようと試みる，非適応的かつ習慣的な行動パターン」であり，その行動は内的な刺激（怒りや不安といった不快感情など）や外的な刺激（飲み仲間や注射器など）が引き金となって生じ，報酬や不快感情の回避によって強化される。認知行動療法では，自分の物質欲求を刺激する内的・外的引き金の分析を通じて，再発リスクの高い状況を回避し，より適応的な対処スキルを習得する。コカインなどいくつかの物質依存では，認知行動療法の有効性が証明されているものの，近年は，他の治療法と組み合わせた統合的治療プログラムとして提供されていることが多い。その代表である Matrix Model については後述する。

③自助グループ：自助グループとは，共通も問題や悩みを抱えた当事者の会であり，その対象は，アルコール依存症，薬物依存症，ギャンブル等，幅広い。さまざまなタイプの自助グループがあるが，物質使用障害の自助グループとして最も伝統があり，全世界に広まっているのは 12 ステップに基づく自助グループである。薬物依存症を対象としたナルコティクス・アノニマス（Narcotics Anonymous; NA）アルコール依存症を対象としたアルコホリクス・アノニマス（Alcoholics Anonymous; AA）などがある。参加者は，ミーティングに参加し，同じような問題を抱える他者の言葉に耳を傾け，自らの体験を振り返って語るという取り組みをしたり，スポンサーシップと呼ばれる個別的支援を受けることを通じて，薬物やアルコールなどを使わない生き方を目指すこととなる。

## 2．物質使用障害治療プログラム「SMARPP（スマープ）」

筆者らは，薬物やアルコール使用の問題を抱えた患者のための回復支援プログラムを実践しており「SMARPP（Serigaya Methamphetamine

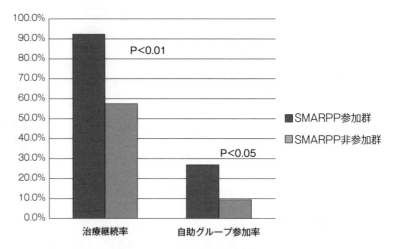

図3 国立精神・神経医療研究センター病院薬物依存症専門外来通院患者の初診後3カ月時点における治療継続率と自助グループ参加率の比較：SMARPP参加群・非参加群の比較（H24年度厚労科研松本班）

Relapse Prevention Program;スマープ）」と名付けている（松本・今村，2015）。このプログラムは，1980年代後半より米国で広く行われている統合的覚せい剤依存外来治療プログラム「マトリックス・モデル（Matrix Model）」を参考にして作られたものである（Obert JL, McCann MJ, Marinelli-Casey P, et al., 2000）。マトリックス・モデルとは，1984年に設立されたマトリックス研究所のクリニックで開発された，覚せい剤・コカイン依存に対する統合的外来治療プログラムであり，ワークブックとマニュアルに基づいた初期回復プログラムと再発予防プログラムに加えて，動機付け面接，薬物使用モニタリング，家族教育プログラム，自助グループなどを組み合わせた統合的な治療モデルとなっている。

SMARPPは，マトリックス・モデルを参考にしながら，日本の実情に合うように改変した集団プログラムであり，通常，週に1回，約90分かけて行われる。プログラムの運営は，医師や心理職等の医療スタッフと，自ら薬物依存症の経験を持つ当事者スタッフとで行うことを基本としている。

毎回のセッションは，アルコール・薬物の使用状況について赤・黄・青の3色シールで視覚化したカレンダーをもとに，最近の使用状況や渇望，生活上の出来事を話し合うことから開始する。その後取り組むワークブックでは，依存症に関する心理教育のほか，どのような時に渇望が生じやすく，今後はどう対処すれば再使用を防止できるかといった対処スキルの習得に重点を置いている。自分にとっての「引き金」を同定すること，再発の注意サインが思考・感情・行動面でどのように表れるのか，自分自身のパターンを知ること，具体的な対処方法と援助の求め方を考えることなどは，ワークブックの中で繰り返し扱われるテーマである。その他にも，薬物やアルコールの脳や身体への影響，薬物依存と食行動・性的な問題との関連，自助グループ等について扱っている。そして，セッションの最後では，内容の理解度や薬物をやめていく自信を数値化しながら，次回までの懸念事項やその対策について共有する。終了後には尿検査を行い，使用状況の客観的なモニタリングを行っている（この尿検査はあくまで治療目的であり，司法的な対応には用いず，患者の家族にも伝えない）。

SMARPPにおいても最も重要視している治療上のアウトカムは必ずしも一定期間の断薬ではない。短期的な断薬は必ずしも長期的な断薬

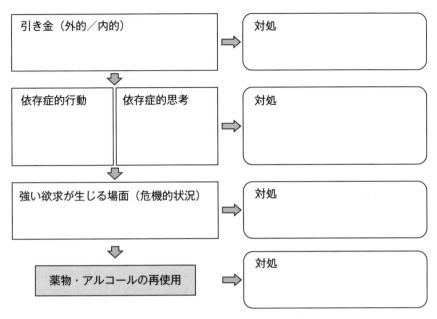

図4 再発のメカニズムを取り上げたワークブックの部分

や回復を約束するものではない。我々が重視しているのは，第1に，治療の継続性であり，第2に，治療の継続性を担保する要因である他の社会資源の利用である。平成22〜24年度厚生労働科学研究班（研究代表者 松本俊彦）で実施された効果検証（松本, 2013）では，SMARPPの効果は，治療の継続性を高め，自助グループのような他の支援資源の利用率を高める点にあることが明らかにされている（図3）。つまり，「より長く，より多くの社会資源とつながれる可能性を高める」という効果である。これこそが，薬物依存症の治療に必須の要件といえるであろう。薬物依存症は，糖尿病と同じような慢性疾患である。であれば，治療の目標は，1〜2年といった短期的断薬ではなく，地域でのケアの継続性にこそ置くのは当然であろう。

## 3．SMARPPにおける　ケースフォーミュレーション

SMARPPのワークブックの最後では，それまでの学びをもとに，自分にとっての再発・再使用のサイクルとそれらに対する対処法を整理した一覧を作成する（図4）。この用紙は，患者と支援者が問題の生じやすい状況および対策を共有し，治療や援助について話し合う上で有用であり，ケースフォーミュレーションのツールとしても活用できる。各欄は以下のような内容を記載するようになっている。

①自分にとっての引き金（外的なものと内的なもの）とその対処：薬物やアルコールに対する欲求を高める刺激のこと。人や場所や道具などの自分の周囲にある外的な引き金と，不安や苛立ち，痛みや疲労感等の感情や体調といった自分の内側にある内的な引き金を同定し，記載する。また，そうした引き金を避ける方法，避けられない場合の対処方法について記載する。日頃の生活で，こうした工夫を行うことにより，安定した状態の維持を目指す。

②依存症的思考・依存症的行動（思考や行動面での再発の注意サイン）とその対処：薬物やアルコールを使用していた時期によく見られた思考・行動パターン，使用につながりやすい思考や行動のこと。まだ再使用には至っていなくても，思考パターンや行動パターンな

どが，使用していた頃近くなっている状態は，再発・再使用の前兆・注意サインと考えられる。このような，いわば「黄色信号が点滅している状態」に早め気づき，対処する方法を挙げておくことで，問題が大きくなること防ぐことが可能となる。

③強い欲求が生じやすい状況（危機的な状況）と対策：日頃から引き金に気を付け，また，リスクが高まった際に早めの対処を行っていたとしても，逆らい難い強い欲求が生じる危機的な場面は生じうる。その際の，緊急対応として取りうる方法を記載する。

④再使用とその対処：依存症からの回復途上で再使用はつきものである。たとえ使ってしまったとしても，問題の程度を少しでも軽減したり，その後の治療につなげていくための対策を記載する。

## 4．ケースフォーミュレーションの例

ここで，架空事例をもとにし，治療の場でのケースフォーミュレーションツールの活用法について見ていきたい。

Ａは29歳男性。両親と弟と4人家族の長男として，中学・高校まで大きな問題もなく成長した。大学に入学後，バイト先の知り合いに誘われ，遊びの場で大麻を数回使用したことはあったが，機会的な使用にとどまっていた。大学卒業後は会社員として就職。27歳頃，配属先が変わったころから，新しい仕事内容や人間関係になじむことができず，ストレスや疲労を感じることが増えた。休日は出かけることが億劫になり，ふさぎ込みがちであったが，偶然昔の知り合いに遭遇し，誘われるままに大麻を吸ったところ，心身ともに楽になる感覚があり，以来，休日になると使うようになった。最初は週末だけだったが，次第に平日の帰宅後も使うようになり，仕事に遅刻したり，ミスをする場面が増えた。本人がうつ状態になっているのではないかと心配した交際相手から医療機関の受診をすすめられたのをきっかけに，自分でもまず

いと感じ，数カ月ほどやめた時期があった。しかしながら，職場での居場所のなさや，将来への希望の持てなさ，交際相手との関係悪化から，アルコールの量も増え，再び大麻に手を出すようになった。会社を欠勤する日が多くなり，交際相手にも大麻の使用について知られたことから，薬物依存症の専門外来受診へとつながった。Ａの再発・再使用のサイクルと対処法の表は以下に示す（図5）。

Ａの外的引き金は，給料の日の後の週末，仕事帰り，一人で家にいる時であり，内的引き金は，疲れや苛立ち，焦燥感であった。医師からは短期間の休職をすすめられたが，決心がつかなかったＡは，一時的に実家に身を寄せて，一人でいる時間を減らすとともに，生活面での負担の軽減を図った。実家では，湯船につかる，犬の散歩に出かけるなど，リフレッシュできる時間を持つこととした。

Ａの依存症的思考は，「どうにでもなれ」「どうせ自分はダメな奴だ」といった投げやりで自己卑下する考え方，依存症的行動は，人と会うことを避ける，インターネットへののめりこみ，交際相手との口論，飲酒量の増加，生活リズムの乱れなどであった。Ａは医師の紹介により，同じような問題を抱える他者と話せる場として定期的にSMARPPに参加することにしたほか，休肝日を設けたり，早めに就寝するといった工夫を行った。また，交際相手は地域の精神保健福祉センターで行っている家族教室に足を運んでみることになった。

Ａにとって抗いがたい強い欲求が入る危機的な状況としては，職場でミスをしたり上司から叱責を受けるなどして強いを抱えている際に，売人からの連絡が入る場面が想定された。危機的な場面が生じた際の対策としては，SMARPPの当事者スタッフに電話することとした。連絡ルートを断つために携帯電話の番号を変えることも検討したが，すぐには困難と思われ，今後の課題とした。

再使用してしまった際の対策としては，医師

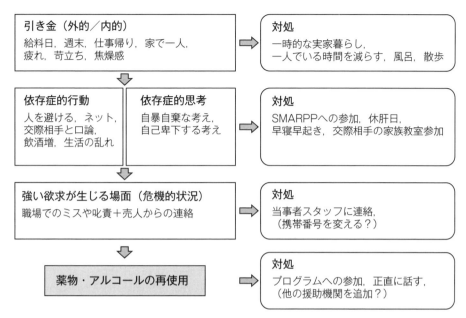

図5 再発のメカニズムを取り上げたワークブックへの記入例

やSMARPPの場などで正直に話すこと，また，その後も再使用が続くようであれば，NAや他のグループなど，通う支援機関を増やすことも念頭に入れることとした。

このように，それぞれの項目を記載できるように話し合いをすすめ，医療・地域・家族等のさまざまな立場の支援者と本人が内容を共有しながら，完成後も適宜加筆・修正を続けていくことで，多角的・連続的な支援を実現しやすくなるものと思われる。

## IV おわりに

今日，欧米の先進国では，アディクション（依存症）とは「孤立の病」であり，その対義語は「しらふ」や「クリーン（薬物を使っていない状態」ではなく，コネクション（つながり）であるという認識が広まりつつある（松本，2018）。筆者らが実践してきたSMARPPもまた，再使用の有無よりも「つながり」を重要視したプログラムである。「つながり」の一つは，治療継続性であり，たとえ治療途上で再使用してしまう場面があったとしても，そこでドロップアウトすることなく治療の場にとどまり続け，物質を使わずに過ごせる日々を増やしていくことである。もう一つは，援助資源とのつながりであり，プログラムをきっかけにして，自助グループのような地域の援助資源にさらにつながり，回復に役立つネットワークが広がっていくことである。さらに付け加えるならば，援助職の依存症に対する苦手意識を低減し，援助者と当事者との距離を縮めるツールとなることも挙げられる。

そうした意味では，ケースフォーミュレーションというプロセスそのものが，治療者と患者，問題とそれに対する解決法，弱みと強み，これまでとこれからをつないでいく機能を有しており，物質使用障害患者が社会とのつながりを回復していく上で，活用が期待されるものと言えよう。

## 文　献

Brown SA（1993）:Recovery patterns in adolescent substance abuse. In JS Bear, GA Marlatt & RJ McMahon（Eds.）Addictive Behaviors Across the Life Span: Prevention, treatment, and policy issues, pp.161-183. Sage.

Dadd MR, McAloon J（2002）Chapter 6 Prevention. In CA Essau（Eds.）Substance Abuse and Dependence. Brunner-Routledge. pp.143-184.

Fergusson MT, Lynskey MT & Horwood LJ（1996）Comorbidity between depressive disorder and nicotine dependence in a cohort of 16-year-olds. Arch. Gen. Psychiatry 53 ; 1043-1047

Harrison PA, Fulkerson JA, Beebe TJ（1997）Multiple substance use among adolescent physical and sexual abuse victims. Child Abuse and Neglect 21; 521-539

Khantzian EJ & Albanse MJ（2008）Understanding Addiction as Self-medication : Finding Hope behind the Pain. Ranham: Rowman&Littlefield Publishers.（松本俊彦訳（2013）人はなぜ依存症になるのか―自己治療としてのアディクション. 星和書店）

松本俊彦（2013）薬物依存症に対する認知行動療法プログラムの開発と効果に関する研究. 平成22年度～平成24年度厚生労働科学研究費補助金障害者対策総合研究事業（精神障害分野）「薬物依存症に対する認知行動療法プログラムの開発と効果に関する研究（研究代表者　松本俊彦）」総合報告書 ; pp1-10.

松本俊彦（2018）薬物依存症. 筑摩書房.

松本俊彦・今村扶美（2015）SMARPP-24　物質使用障害治療プログラム. 金剛出版.

Obert JL, McCann MJ, Marinelli-Casey P, et al.（2000）The Matrix Model of outpatient stimulant abuse treatment: History and description. J. Psychoactive Drugs, 32; 157-164.

Project MATCH Research Group（1998）Mating alcoholism treatment to client heterogeneity: Project MATCH three-year drinking outcomes. Journal of Studies on Alcoholism 58; 7-29.

Shedler J &Block J（1990）Adolescent drug use and psychological health : A longitudinal inquiry. Am. Psychologist 45 ; 612-630.

嶋根卓也, 今村顕史, 池田和子ほか（2015）DAST-20日本語版の信頼性・妥当性の検討. 日本アルコール・薬物医学会雑誌, 50（6）; 310-324,

# パーソナリティの病理：
# 精神分析的ケースフォーミュレーション

Natsuko Hirashima

平島　奈津子*

## はじめに

　精神医学領域で使用されている操作的診断分類では，精神の病的な状態を包括して，疾患（disease）ではなく，障害（disorder）という術語が採用されている。疾患とは，身体疾患のように一定の病因によって症状を呈し，一定の経過や病理組織の所見を有する病的状態を指す。一方，疾病（illness）とは，健康に対置される概念で，疾患によるものだけでなく，その人の心理や社会的な生活に不利な状態を呈している場合を意味する。たとえば，厳密には，脳損傷によるパーソナリティの病的な変化は疾患だが，器質的異常を伴わないパーソナリティの病的な状態は疾病と呼べたとしても，疾患とは定義づけられない。このような混乱を避けるために，「障害」という術語が用いられている。

　ちなみに，その病的な状態が障害と診断されるかどうかは，社会的な逸脱や葛藤が認められるだけではなく，個人的な機能不全を伴っていることが重要な要件となる。つまり，病的な症状が認められるだけでは障害とは診断できず，その症状によって社会的にも，職業上でも，家庭内でも，その人が普段のようにパフォーマンスできないという要件が必要である。

　本稿で精神分析的定式化（psychoanalytic formulation）について概説するパーソナリティの様式（style）は，健康度の高い水準から重篤な病的水準までの，どの水準でも認められるもので，常に「障害」と評価されるわけではないため，「障害」という術語は使用していない。また，とりあげたパーソナリティの様式は，一般的な操作的診断分類にとりあげられているものとは一致しないことも，あらかじめ申し上げておく。

## I　ケースフォーミュレーションのための面接

　精神分析的定式化のための面接では，認知行動療法などで用いられるようなツールやシートの類いは用いない。代わりに，面接者の「訓練された主観」（McWilliams, 1999）が用いられる。すなわち，面接者が被面接者に対してもつ情緒や思考が重要な役割を果たす。

　被面接者が自分について思いつくままに語る内容だけではなく，その語り口や，面接者の介入への応答や，沈黙する契機や態度さえも，彼らのパーソナリティの表現として面接者に受けとめられ，理解される。パーソナリティの精神分析的定式化とは，面接者がそれらの情報を関連づけ，未だ語られていないミッシング・ピースは何かを見出し，目の前の被面接者が「どのような人間」なのかを理解しようとする一連の

---

*国際医療福祉大学三田病院精神科
〒108-8329　東京都港区三田1-4-3

表1 パーソナリティの機能水準 (Kernberg, 1976)

| | 神経症水準 | 境界水準 | 精神病水準 |
|---|---|---|---|
| 自己表象と他者表象の境界 | 明瞭 | 明瞭 | 不明瞭 |
| 自己同一性 | 自己の矛盾するイメージは統合され，同一性は保たれる | 自己は断片化し，拡散される | 自己は断片化し，拡散される |
| 防衛 | 高次の防衛（抑圧，反動形成，知性化など） | 原始的防衛（分裂，否認，投影同一化，理想化，行動化，解離など） | 原始的防衛（分裂，否認，投影同一化，理想化，行動化，解離など） |
| 現実検討能力 | 保たれている | 現実検討能力は維持されているが，現実と現実感覚との関係が変転する（点滅する病識） | 欠如している |

営みから描出されるものである。その営みは，単なる行動の特徴的なパターンを探索することではない。また，彼らの認知や情緒のパターンをとらえるだけにとどまらない，それらすべての隠された動機や，彼らが無意識に繰り返し体験している「人生のテーマ」の探索である。

アセスメントのための面接は，通常，1回につき45〜60分ほどのまとまった時間をとり，数回ほど，静かで安全な面接室において実施されるが，引き続いて精神分析的精神療法が開始された場合には，治療者の患者理解が深まったり，治療的な変化が現れたりする中で定式化はその都度アップデイト（改訂）され，患者と共有されるべきものである。

## II パーソナリティの発達・機能水準

まず，パーソナリティの様式に先立って，発達・機能水準（以下，水準）のアセスメントについて触れておきたい。図式的にいえば，パーソナリティの様式を横軸，発達・機能水準を縦軸にとり，その交わったところがパーソナリティの在り様となる。

Kernberg O は，パーソナリティの水準を自己同一性，防衛機制，現実検討能力などの違いによって，「神経症（高次）水準」，「境界（中間）水準」，「精神病（低次）水準」の3段階の連続体（スペクトラム）として論じ，現在でも，その概念は広く用いられている（Kernberg,

1976 ; Clarkin et al, 2006）。その概要は表1に示す通りである。

「境界水準」は，境界性パーソナリティ構造（Borderline Personality Organization : BPO）」として提唱されたが，BPO を有する人の特徴は，第一に自我の脆弱性にあり，それは不安耐性の低さ，衝動制御の悪さ，昇華経路の欠如などで示される。第二の特徴は，スプリッティングや投影同一化に代表される原始的心的防衛機制が優勢であることである。ちなみに，米国精神医学会による診断分類（通称DSM）に採用された境界性パーソナリティ障害（Borderline Personality Disorder; BPD）は BPO 水準の病理の表現型として理解できる。

なお，これらの水準は，環境の影響を考慮にいれてアセスメントする必要がある。たとえば，普段は神経症水準で機能できていた人が外傷的な状況におかれた時，境界水準の機能で反応するということが起こりうる。

その他，水準に関する定式化の際に，筆者は，Stern D が提唱した自己感の発達（Stern, 1985）や，Klein M が提唱した「妄想分裂ポジション」と「抑うつポジション」の概念（Hinshelwood, 1989）なども参考にしている。

## III パーソナリティの様式

Freud S は精神の発達論を人間の欲動を中心に据えて構築し，特定の発達段階への「固着」

がその人のパーソナリティの様式を形成すると考えた。現代の精神分析的パーソナリティ論はFreudに比べると「中性」的だが、それでも依然として彼の精神・性的発達論は、パーソナリティを理解する上で有用である（Tyson et al, 1990）。しかし、本稿では紙幅が限られているため、Freudの固着理論に基づいた概説は省略した。また、パーソナリティ様式についても主要な8つに絞った。

## 1．抑うつ的パーソナリティ （depressive personality）

抑うつは悲哀に対する防衛である。抑うつ的な傾向が生じる要因には、素質に加えて、早すぎる自立や拒絶された体験、あるいは幼少期の親の離婚や死別などの喪失による悲哀が何らかの理由で十分に処理されなかったことが考えられる。その際、子どもが適応のために用いた主な防衛は、理想化と取り入れである。すなわち、彼らは、失った対象の肯定的な側面を理想化し、否定的な側面を自己の一部として感じることによって、喪失体験を克服しようとする。そして、さらなる喪失を防ぐために、怒りは自己へと向け換えられる。その結果、抑うつ的パーソナリティの成人は、見かけ上は快活に見えたとしても、悲哀感情を潜行させ、意識的な自責の念をもつようになる。彼らは内心、「喪失の原因は自分にあり、それを知ったら誰もが自分から去っていく」という恐れ（信念）を抱いている。つまり、彼らの自尊心は損なわれている（Busch et al., 2004）。たとえば、より健康な抑うつ的パーソナリティの人では「もっと親切にすべきだった（だから自分は悪い）」と思い悩み、精神病的水準では「うつ病になったのは悪い自分への罰だ」と確信する。また、理想化は彼らの自責と呼応するもので、道徳的な面で他者を理想化する。この点で、自己愛性パーソナリティのような社会的地位や権力に関する理想化とは鑑別できる。

しばしば、抑うつ的パーソナリティの人は、愛他的行動や社会的な貢献によって自責感を打ち消そうと試みる。それゆえ、これらの活動の中断によって、抑うつ状態に陥ることがある（McWilliams, 1994）。すなわち、一連の防衛が破綻した時に、彼らは抑うつ的になる。

以上の精神分析的な定式化に基づくと、抑うつ的パーソナリティ患者の治療では、彼らが治療者に対して抱くネガティブな情緒や考えを歓迎し、患者自身に対するネガティブな空想をとりあげ、検討することは役に立つことが予想される（Lingiardi et al., 2017）。また、治療関係の中での（沈黙やセッション間での治療者との分離などの）喪失体験を通して、患者が親密さの意味を学ぶことも新たな心の視野を獲得することにつながるだろう。

## 2．躁的パーソナリティ（循環気質型パーソナリティ）（manic personality）

悲哀に対して、躁的防衛が用いられることがある。躁的防衛はどの水準においてもみられ、その第一の特徴は万能感である。万能感に基づいて、苦痛な現実を否認し、対象の重要性を否認（侮蔑）し、対象を支配しようとする試みが躁的防衛である（Hinshelwood, 1989）。躁的防衛はしばしば破綻し、抑うつ的パーソナリティ様式が露わになるため、躁的パーソナリティは循環気質型パーソナリティと呼ばれることがある。

躁的パーソナリティの成人は、高揚した気分のもとで、社交的、精力的に活動する。彼らは耐えず動き回っているが、それは彼らの不安な、落ち着きのなさを表してもいる。

躁的パーソナリティの人は、抑うつパーソナリティの人よりも、その幼少期に、より外傷的な喪失や虐待に繰り返し見舞われながら、情緒的に十分なケアを受けられないまま、大人になっている。それゆえ、彼らは他者に愛着を示すことを危険なことだとみなしている（McWilliams, 1994）。彼らの饒舌さや冗談は他者を楽しませるが、同時に、彼らの本心に触れさせな

い煙幕の役目も果たしている。また，何かに失望した時，彼らは悲哀よりも怒りで反応し，それは制御不能の激しさを帯びることがあるが，これもある種の万能的な支配の試みであると考えられる。

躁的パーソナリティの特徴的な防衛である否認は，時に逃避行動として現れるが，その極端な例として，不意に自殺企図におよんで周囲を驚かせることがある。

以上の定式化に基づくと，躁的パーソナリティ患者の治療では，途中で患者が治療から逃げ出すことが予想できる。これに対して，あらかじめ，「つらい気持ちに直面することに耐えられずに回避する傾向があり，それはこの治療の中でも起こる可能性がある」ことを伝えた上で，一方的な中断を防ぐような何らかの「取り決め」をしておく治療者が少なくない（Lingiardi et al., 2017）。

なお，抑うつ的となった循環気質型パーソナリティの人に対して薬物療法を施す場合，抗うつ薬の服用によって彼らの気分変動性が助長されることがあるので注意を要する。

## 3．自虐的（マゾヒスティック）パーソナリティ（masochistic personality）

自虐的に振る舞う人は，意識的・無意識的に，何らかの目的をもって，彼らの痛みや苦しみに耐え忍んでいる。つまり，痛みや苦しみ自体が彼らに快楽をもたらしているわけではない（McWilliams, 1994）。たとえば，手首を自傷して痛みを体験することによって現実感を取り戻せたり，恋人の関心を引いたりすることを期待している人がいる。また，自虐的な人が抑うつ的になった場合に，「私はこんなに苦しんでいる」ということを示して，他者からの攻撃や非難をかわそうとする無意識的心理が働いていることがある（Busch et al., 2004）。逆に，自分の痛みや苦しみを通じて，相手を苦しめよう（報復しよう）とする意図が込められていることもある（Reich, 1949）。しかし，より健康な

水準にある自虐的パーソナリティの人は，自己犠牲的，あるいは献身的に振る舞い，その中には聖人や英雄と呼ばれる人も含まれる（McWilliams, 1994）。

自虐的パーソナリティは，「自己の苦痛」と「他者の愛情や関心，あるいは自尊心の高まり」とが関連づけられた反復強迫によって構造化される。反復強迫とは，類似のストレス状況に繰り返し陥る人間の習性のことである（Freud, 1914）。反復強迫の動機の一つには，他者との関係を維持する方法として過去の関係性を利用することがある。たとえば，子どもが親にどんなに虐待されたとしても，それが親との唯一のつながりであった場合，それは子どもにとって快感や愛情の源泉となるため，その後の対人関係でも愛着を維持する手段として過去のやり方が使用される（Gabbard, 1992）。その意味では，自虐的なパーソナリティ構造は対象関係的で，彼らは「自分に苦痛を与えた（サディスティックな）他者」像を内在化しているが，それを自己から分裂排除して，現実の他者に投影し，さらに「自分がどんなに不当な扱いを受けているか」を理解してもらえる相手を求める。境界水準の自虐的パーソナリティの治療では，怯えた被害者のように振る舞っていた患者が一転，治療者をサディスティックに攻撃し始める場面に遭遇することが珍しくないが，これは彼らの内的な対象関係が如実に表れている例である。このように，加虐と自虐は表裏の関係にあるので，加虐－被虐（サド－マゾヒスティック）パーソナリティとして概念化する研究者もいる（Clarkin et al., 2006）。

以上の定式化に基づくと，治療者は，万能的に振る舞ったり，自虐的な患者を模倣したりしないように心がける－自己犠牲的な治療者にならない－ことが重要となる。たとえば，治療者は自分が「できること」と「できないこと」を認識し，場合によっては，そのことを患者と言語的に共有したり，転移－逆転移関係と同じくらい患者の現実的な関係にも注意を払ったりす

ることによって，患者はこれまでとは異なる生き方を発見しようとする動機をもてるようになる。

なお，自虐的パーソナリティの人で，苦痛や恥辱によってオーガズムを体験するような性的マゾヒズムを有することはむしろ珍しい（McWilliams, 1994）。

### 4）強迫性パーソナリティ（obsessive-compulsive personality）

強迫性パーソナリティの人は，「生きている機械」（Reich, 1949）と評されるように，感情を「コントロールを失わせる危険なもの」と見なして排除し，合理的，理性的であろうとする。彼らは完璧主義で，頑固で，融通がきかない。そして，常に「自身の関心とは異なる何物かに強いられ，動機づけられている」ように見える（Shapiro, 1965）。精神分析的には，彼らは内なる超自我の命令に突き動かされていると解される。彼らは自分を自律的にコントロールできない無力感を抱いているため，その反動形成として「コントロールすること」にこだわり，エネルギーを消耗させる。より健康度が高い水準であれば，強迫は適応的に作用するが，仕事中毒（ワーカーホリック）の状態になっている人が多い。境界水準や精神病水準では，過食，飲酒，ギャンブルなどへの強迫的な耽溺に陥ることがある（McWilliams, 1994）。

彼らの超自我は，古典的には，彼らに高い社会的規範を突き付けてコントロールしようとした親や養育者が内在化されたものだが，現代的には，逆に「規範のない，崩壊した」家庭の中で生き延びるために，子どもによって幻想的に作り上げられることがある。いずれにしても，彼らには，子ども時代に満たされなかった依存欲求と，親に対する怒りが根深く存在する。しかし，彼らにとって依存欲求も怒りも受け入れ難く，知性化，隔離，打消し，反動形成，受け身的攻撃性などの防衛によって否認されている（McWilliams, 1994）。

以上の定式化に基づくと，治療者は「コントロールしたがる親」のように振る舞わないように注意し，安定した暖かな関わりを続けることが治療的となる。彼らが覆い隠そうとして隠し切れずに醸し出す「非難の雰囲気」に対して，治療者が距離をとることなく，仕返しすることもないことが彼らに理解される必要がある。なお，自己破壊的な強迫症状（薬物依存や性的逸脱行為など）を有する人に対しては，治療の中で扱うことが望ましいか，あるいは「アルコール依存症の治療プログラム」との併用を義務付けるなどの何らかの取り決めをあらかじめする方がよいかを検討しておく（McWilliams, 1994）。

### 5．自己愛性パーソナリティ（narcissistic personality）

自己愛性パーソナリティの人は，「自分はどこか欠けている」という無意識的な空虚感や劣等感を抱き，そのような自分が「他人の目にどう映っているか」ということに夢中になっている。その内的な態度がそのまま表れると，彼らは内気で，他者から侮辱されたり恥をかかされたりすることに怯える人と化す。これはKohutが論述したタイプに近い（Ornstein, 1978）。Kernbergは，自身の不完全な感覚や無力感を補うために理想化や脱価値化の防衛を最大限に駆使した，尊大で，特権意識が高く，非共感的で，他者を利己的に扱うようなタイプを描写した。後者がみせる烈しい攻撃性は欠落感から生まれる羨望に由来する。大抵の自己愛性パーソナリティでは，この両方の特徴が混在している（McWilliams, 1994）。

親が子どもを自分の自己愛を満たすための延長物として扱い続けたり（Miller, 1975），子どもに対して「おまえはよくない存在だ」というメッセージを伝え続けたりするような生育環境は，自己愛性パーソナリティを構造化しやすい。また，常に賞賛し続ける親の態度からは，子どもは偽りの調子を読みとり，「自分は賞賛に値

しない」という疑念を植えつけられる可能性がある。その結果，このような環境に反応した「偽りの自己」（Winnicott, 1965）が肥大化し，他者と本当には心を通わせることができなくなる。それが彼らの愛する能力を害する要因のひとつと考えられている。

以上の定式化に基づくと，自己愛性パーソナリティに対するKohutとKernbergの治療的アプローチは異なるが，臨床家の多くは折衷的なアプローチを実践しているようである。すなわち，防衛が明らかになったら直面化し，そして，傷つきや弱さの感情に触れられるようになったら，それに対して共感的態度を示すというものである。いずれにしても，治療の進展は，患者にとって「改善しなければならない何かが元々あった」ことを明らかにすることであるため，傷つきとなり，恐怖でもある（Lingiardi et al., 2017）。また，逆転移として「治療者として欠けているものがあるのでは」と自信をなくしたり，「患者の自己愛を満たすためのモノとして扱われている」と感じたりすることは，通常，不可避的に体験されるものであることを認識しておくことは，有用である（McWilliams, 1994）。

## 6．猜疑的（パラノイド）パーソナリティ（paranoid personality）

猜疑的パーソナリティの人は，妄想分裂ポジションの世界に生きている。妄想分裂ポジションとはKlein Mによって提唱された最早期の心の状態を表した概念であるが，その対象関係や不安などの様式は生涯を通じて存続する心理学的構造の水準と考えられている（Hinshelwood, 1989）。妄想分裂ポジションにある人は，世界が信頼も予測もできない異邦人でいっぱいであると確信した，終わりのない不安状態を呈している。その主な不安は，自分と価値ある対象の絶滅の恐れである（Ogden, 1986）。彼らにとって，その恐れは耐えがたいため，投影と投影同一化の防衛機制を駆使して，「内なる不安」

を「外界からの脅威」へとすり変える。その結果，彼らは他者を「自分を騙そうとする危険な存在」とみなして警戒し，親密になることを避け，しばしば好戦的となる。

このような過剰な投影によって，彼らの自己は「枯渇」する（図式的にいえば，自己の中身を次々に外に放り出して空っぽになる）ため，彼らは自分を「ちっぽけな存在」だと感じている。その劣等感が他者への羨望や「他者に支配される恐れ」を惹起し，その防衛として「他者を支配したい」という願望が構築される。すなわち，猜疑的パーソナリティの自己は「誇大的・支配的な自己」と「無力で虐げられた自己」との両極間の緊張状態におかれている（Shapiro, 1965）。

神経症水準の猜疑的パーソナリティの人は，より適応的で，たとえば「邪悪な勢力に対抗する」政治的な活動に没頭するような表現形をとることがあるが，自身の投影の結果としての他者イメージについて現実検討できるだけの自己観察力を備えており，その客観性を回復することが比較的容易である（McWilliams, 1994）。

以上の定式化に基づくと，彼らは他者を信頼していないため，彼らの猜疑的な側面が最初から明らかにされない可能性が予想される。その場合，逆転移は，防衛されている情緒を理解するための手がかりとなる。よほど治療が進んでいない限り，彼らのパラノイックな内容を直面化しても，彼らは治療者が自分を狂っていると批判したととらえるだけで，自分が認識している世界が間違っているとは考えない。同様に，彼らの質問に対して答えずに，その背後にある考えを尋ねるような介入は，彼らに「治療者の計略」を疑わせるものになる危険性があるので，むしろ，質問に答え，そのことについて話し合う方が建設的である（McWilliams, 1994）。

## 7．スキゾイド（分裂気質）・パーソナリティ（schizoid personality）

一般的な操作的診断分類に記述されているス

キゾイド・パーソナリティの心理的特徴は，これから概説する精神分析的定式化による心性とは，大きく異なる。

DSM-5の診断基準によれば，彼らは「社会的関係からの離脱と対人関係場面での限定された情緒表現を特徴としており，他者と親密な関係をもちたいと思わず，親密な関係を発展させる機会に無関心，他者の批判や賞賛に対しても無関心，さらには性的欲求に関しても無関心であるように見える。彼らの態度はよそよそしく，怒りなどの情緒反応にも乏しい印象を与える」という。これに対して，精神分析的な臨床家は，「これらの特徴は彼らの防衛的な姿であり，内面は対人関係に過敏で，情緒的にもむしろ貪欲である」と，批判的である。すなわち，DSM-5の診断基準は彼らの見かけ上のひきこもりを観ているにすぎないと考えている。

精神分析的定式化では，スキゾイド・パーソナリティの最大の特徴は，精神の深層において，自己が分裂（split）していることである（Fairbairn, 1952）。彼らの自己イメージは断片化していて，未だ統合されていない。つまり，「自分が何者なのか」という確かなアイデンティティを持てない未熟な心の状態が優勢であるため，彼らの心はもろく，葛藤的な情緒や願望などに圧倒されやすい。

スキゾイド・パーソナリティの人が抱く不安は「赤ずきん空想」（Fairbairn, 1952）に喩えられることがある。赤ずきんとは，誰もが知っている童話の主人公のことである。彼によれば，愛するおばあさんを大きな口でのみこんでしまうオオカミは赤ずきん（スキゾイド心性をもつ彼ら）の願望的な姿を表しており，愛するおばあさんを自分のものにしたいという赤ずきんの願望によって，目の前からおばあさんは消え去り，オオカミ（危険な自己を投影した他者）だけが残るという空想が彼らの不安の根底にあるという。すなわち，「赤ずきん空想」は，彼らにとって他者を求め愛することが「他者を食い尽くす」ことと同じであると感じるような情緒

の貪欲さを示したものである。それに呼応して，彼らは自分に近づく他者に対して「のみこまれ，食い尽くされる」不安を抱いてもいる。彼らの「のみ込まれる不安」とは，自分を見失う不安である。

このような対人恐怖によって，彼らは，普段は人と距離をとり，内的な空想の世界に閉じこもっている。そして，外見的には，そっけなく，感情を露わにすることもほとんどなく，他者にどう評価されているかなど気にもせず，超然とした印象を与える。このような孤高の態度は，その内面にある「おびえる自己」の防衛である。したがって，ひとたび，彼らが侵入的な人物や過酷な現実（外的なストレス因）にさらされる危険に直面すると，彼らは豹変し，攻撃的で激しい一面を見せて，周囲の人間を驚かせることがある（牛島, 2012）。

スキゾイド心性のもう一つの特徴は「情緒的に与える」ことによって「自分の中身が空っぽになる」と感じられてしまうことである。彼らが情緒を抑圧し，他者と距離をとるのは，それゆえでもある。特に，高機能のスキゾイド・パーソナリティでは，「与える」代わりに「示す」ことで代償しようとする試みとして芸術作品などの自己表現が使われるが，その行為も「暴露される」不安に転化することがある。このように，スキゾイドの人たちには「内的な現実へのとらわれ」が特徴的に認められ，それは自身の思考過程に対する過剰な価値づけにもつながる。彼らは知性化の防衛を好んで用いる。また，外的現実が内的現実の代理になったり，内的現実が外的現実と同一視されたりする（Fairbairn, 1952）。

子どもをスキゾイド的なひきこもりへと向かわせる関係性として，理不尽なメッセージが繰り返されたり，過度に労力を注ぎ込んだりするような，子どもを「精神的に窒息させる」養育があげられる。また，それとは逆に，ネグレクトに伴う孤独を防衛するために，内的にひきこもる子どももいる（McWilliams, 1994）。あら

— 177 —

ゆる防衛を動員してもなお心が侵襲される危険を感じ続けると，子どもはスキゾイド心性で対抗するしかなくなるのかもしれない。

以上の定式化に基づくと，治療者は，（初期には解釈を控えるなど）侵入的にならないようにし，彼らの心的空間を尊重し，彼らが親密な関係を渇望しながらも怖れてもいることを理解していくと，治療は実り多いものとなる。しかし，スキゾイドの人たちには治療関係を面接室の外の生活を高めるためではなく，その代替物にしようとする傾向があるため，治療者はそれと共謀しないように注意する必要がある。

## 8．ヒステリー性パーソナリティ
　（hysteric-histrionic personality）

ヒステリー性パーソナリティの特徴は，彼らの心がジェンダー（セクシュアリティ）とパワーとの関係で占められている点にある。彼らは自身の性別を異性に対して弱く，劣っていると感じていて，異性を羨む傾向がある（Lingiardi et. al, 2017）。

これまで，このパーソナリティの振る舞いの特徴は「女性性を戯画化したもの」として描写され，女性性と関連づけられて論述される傾向にあったが，その一因として，それらの論文のほとんどが「男性によって書かれた」ことをあげる研究者もいる（Chadoff & Lyons, 1958）。すなわち，ヒステリー性パーソナリティは男性にも珍しくない。男性の場合，その行動上の特性は，男性性を戯画化したタイプと，受け身的で女性的なタイプに大別されるという（Luisada et al., 1974）。

DSM分類がⅡ版からⅢ版に改訂された時，ヒステリー性（hysterical）パーソナリティ障害という診断は消え，代わりに演技性（histrionic）パーソナリティ障害という診断が採用された。しかし，演技性パーソナリティ障害の診断基準は境界性パーソナリティ障害の臨床像と重複するという議論がやまず，改訂されるたびに削除や追加が行われている。

歴史的には，ヒステリー性パーソナリティは，高機能の「よいヒステリー（good hysteria；以下，ヒステリック型）」から，低機能の「悪いヒステリー（bad hysteria／hysteroid personality；以下，ヒストリオニック型）」までのスペクトラムとしてとらえられてきた（Zetzel, 1968）。演技性パーソナリティ障害は「悪いヒステリー」の極に相当し，境界水準にあたると考えられる。すなわち，ヒストリオニック型のヒステリー性パーソナリティの防衛は分裂などの原始的防衛機制が主に働いているため，本来のヒステリー性の定式化よりも境界水準の力動的・行動的な特徴が際立っていることがある。

ヒステリー性パーソナリティの認知様式は特徴的で，細部に注意を払わず，直感や印象に頼る。そして，このような認知に対して反射的に反応するように感情を表出するため，彼らはその表面的で浅薄な感情に惑わされ，自己の深いところにある本当の感情に触れることができない。これは，彼らが内面の感情状態に圧倒されているために，それらを防衛している結果である（Shapiro, 1965）。

ヒステリー性パーソナリティに特徴的な防衛には，抑圧（ヒストリオニック型では分裂が優位），退行，転換，解離，対抗恐怖的行動化などがある。対抗恐怖的な行動化とは，無意識に恐れているものに接近してしまう行動をとることである。たとえば，彼らは，他人に対して劣等感を抱いている時に注目の的になるように振る舞ったり，性交への不安を抱えている時に誘惑的に振る舞ったりしてしまうことがある（McWilliams, 1994）。この点でも，ヒストリオニック型は華やかで，あからさまに誘惑的な態度をとるのとは対照的に，ヒステリック型の誘惑性はむしろ無意識的で，それに応じた相手の態度に戸惑いさえするのが特徴的である。

以上の定式化に基づくと，治療者は，彼らの曖昧な認知にアプローチし，主観的・客観的事実の細部を丹念に見ていく営みを続けることを

通して，彼ら自身が内面の感情状態にアクセスできるように援助することが有益であることが理解できる。

　ヒステリー性パーソナリティに限ったことではないが，特に，ジェンダー（セクシュアリティ）とパワーとの関係に心を奪われている彼らとの治療では，性愛性転移（erotic transference）の問題には慎重に取り組む必要がある。

　ヒステリック型では，性愛性転移はゆっくりと出現し，患者はそのことに戸惑い，その願望が満たされることは適切ではないことを知っている。性愛性転移は抵抗であることには違いないが，患者の内的な葛藤や治療関係の力動を理解する上で貴重な素材を提供してくれる。治療者が逆転移を検討することを通して，患者の転移感情に圧倒されないで踏みとどまることができたなら，自らの内的な感情状態に圧倒されている患者に新たな視野を提供できるように思う。

　一方，ヒストリオニック型の性愛性転移は趣が異なり，急速に発展し，激情の中で執拗に性的な関係を迫るような即物的で，患者にとって自我親和的な性質をもっている。彼らは治療者と性的な関係を結ぶことに違和感をもっていない。これを Blum は性愛化された転移（erotized transference）と呼んで，性愛性転移の亜型として位置付けた（Blum, 1973）。すなわち，性愛化された転移は境界水準にあり，投影同一化によって内的現実と外的現実の境界が不明瞭な状態で起こっているものと理解できる。この場合，治療者は心して，境界を越えようとする強い引力を俯瞰する客観性を保ち続けねばならない。

## おわりに

　本稿では紙幅の限りがあり，パーソナリティの精神分析的定式化と，それに裏打ちされた精神分析的精神療法の技法上の工夫について，ほんの触りの部分しか紹介できなかった。とかく精神分析はその実証研究の乏しさを批判されるが，精神分析的定式化から得られた知見は，実際の治療実践から導き出されたものであり，限定された条件下での人工的な実証研究からは得られない豊かなエビデンスを提供しているように思う。

## 文　献

American Psychiatric Association（2013）Diagnostic and statistical manual of mental disorders fifth edition.（高橋三郎・大野裕監訳（2014）DSM-5　精神疾患の診断・統計マニュアル. 医学書院）

Bulm HP（1973）The concept of erotized transference. Journal of the American Psychoanalytic Association, 21；61-76.

Busch FN, Ruddwn M, Shapiro T（2004）Psychodynamic treatment of depression. American Psychiatric Publishing（牛島定信・平島奈津子監訳（2010）うつ病の力動的精神療法. 金剛出版）

Chadoff P & Lyons H（1958）Hysteria, the hysterical personality and "hysterical" conversion. American Journal of Psychiatry, 114；734-740.

Clarkin JF, Yeomans FE & Kernberg OF（2006）Psychotherapy for borderline personality：Focusing on object relations. American Psychiatric Publishing.

Fairbairn WRD（1952）Schizoid factors in the personality, In Fairbairn WRD Psychoanalytic studies of the personality, Routledge.（相田信男監修・栗原和彦編訳（2017）人格におけるスキゾイド的要因. 対象関係論の源流　フェアベーン主要論文集. 遠見書房）

Freud S（1914）Erinnern, Wiederholen und Durcharbeiten.（小此木啓吾訳（1970）想起・反復・徹底操作. フロイト著作集6, 人文書院）

Gabbard GO（1992）The therapeutic relationship in psychiatric hospital treatment. Bulletin of the Menninger Clinic, 56；4-19.

Hinshelwood RD（1989）A Dictionary of Kleinian thought.（衣笠隆幸監訳（2014）クライン派用語事典. 誠信書房）

Kernberg O（1976）Object relations theory and clinical psychoanalysis. Jason Aronson.（前田重治監訳（1983）対象関係論とその臨床. 岩崎学術出版社）

Lingiardi V, McWilliams N（eds.）（2017）Psychodynamic diagnostic manual. Guilford Press.

Luisada PV, Peele R, Pitard EA（1974）The hysterical personality in men. American Journal of Psychiatry, 131；518-521．

Malan DH（1979）Individual psychotherapy and the science of psychodynamics. Butterworth.（鈴木龍訳（1992）心理療法の臨床と科学．誠信書房）

McWilliams N（1994）Psychoanalytic Diagnosis：Understanding personality structure in the clinical process. Guilford Press.（成田善弘監訳（2005）パーソナリティ障害の診断と治療．創元社）

McWilliams N（1999）Psychoanalytic Case Formulation. Guilford Press.（成田善弘監訳（2008）ケースの見方・考え方―精神分析的ケースフォーミュレーション．創元社）

Miller A（1975）Prisoners of Childhood：Drama of the gifted child and the search for the true life. Basic Books.（山下公子訳（1996）才能ある子どものドラマ．新曜社）

Ogden TH（1986）The matrix of the mind：Object relations and the psychoanalytic dialogue. Jason Aronson.（狩野力八郎監訳・藤山直樹訳（1996）こころのマトリックス―対象関係論との対話．岩崎学術出版社）

Ornstein PH（ed.）（1978）The Search for the Self-Selected Writings of Heinz Kohut：1950-1978 Volume1.（伊藤洸監訳（1987）コフート入門　自己の探究．岩崎学術出版社）

Reich W（1949）Character analysis. Orgone Institute Press.（小此木啓吾訳（1984）性格分析　その技法と理論．岩崎学術出版社）

Shapiro　D（1965）Neurotic Styles. Basic Books.

Stern DN（1985）The Interpersonal World of the Infant. A view from psychoanalysis and developmental psychology. Basic Books.（小此木啓吾・丸田俊彦監訳（1989）乳児の対人成果　理論編．岩崎学術出版社）

Tyson P, Tyson RL（1990）Psychoanalytic theories of development：an integration.　Yale University Press.（馬場禮子監訳（2005）精神分析的発達論の統合①．岩崎学術出版社）

牛島定信（2012）パーソナリティ障害とは何か．講談社現代新書．

Winnicott DW（1965）The maturational processes and the facilitating environment. Hogarth Press.（牛島定信訳（1977）情緒発達の精神分析理論．岩崎学術出版社）

Zetzel ER（1968）The so-called good hysteric. The International Journal of Psychoanalysis, 49；256-260.

## パーソナリティ障害：
## Young のスキーマ療法

Emi Ito

伊藤　絵美*

### I　はじめに：スキーマ療法概論

#### 1．スキーマ療法とは

　スキーマ療法（Schema Therapy：以下 ST）は，米国の心理学者ジェフリー・ヤングが構築した統合的な心理療法である（Young et al., 2003）。「統合的」というのは，ST の理論モデルや技法において，認知行動療法（CBT）を中心に，アタッチメント理論，ゲシュタルト療法，力動的アプローチなどが，多角的かつ整合的に統合されているアプローチであるという意味である。主にうつ病や不安障害に対して短期的に適用されるのが CBT だとすると，ST は当初からパーソナリティ障害，特に境界性パーソナリティ障害（BPD）を対象としており，長期の治療過程が想定されている。後述するが，今世紀に入り BPD に対するエビデンスが示されたことをきっかけに世界的に注目されることとなり，現在，BPD 以外のパーソナリティ障害や慢性化した精神疾患などにその適応を広げている。

#### 2．スキーマ療法の理論モデル

　ST には「早期不適応的スキーマ」と「スキーマモード」という 2 つの理論モデルがあり，各事例においてはそれらを相補的に用いる。

---

＊洗足ストレスコーピング・サポートオフィス
　〒145-0062　東京都大田区北千束 2-29-4

#### 1）早期不適応的スキーマ

　ST の構築当初から提唱された ST に欠かせない理論モデルが，「早期不適応的スキーマ（Early Maladaptive Schema：EMS）」である。EMS とは，「人生の早期に形成されたスキーマで，当初は適応のためだったのかもしれないが，その後の人生においてかえって不適応をもたらすことになったスキーマ（認知構造）」のことである。CBT の基本モデルと EMS を視覚的に表したのが図 1 である。瞬間的に頭をよぎる自動思考にぶら下がる形で，認知の深いレベルに位置するのがスキーマであり，通常多くのスキーマは適応的であるはずなのだが，上記の通り時間の経過に伴いそれが不適応的になってしまった場合，EMS とみなす。

　たとえば幼少期に養育者や周囲の人たちに虐待されたりいじめられたりするなどひどい目に遭い，誰からも助けてもらえなかった場合，「人は自分にひどいことをする存在だ。誰も信じてはならない」と深く信じるようになるのは，その時には適応的であるかもしれない。しかしその人が大人になった後でも，そのような思いを保持し，自分を取り巻く全ての人を「信じられない」と思い続けてしまったら，その人は誰とも信頼感を持ってつながることはできないだろうし，さぞかし生きづらくなってしまうだろう。そのような深い思いや信念のことを EMS

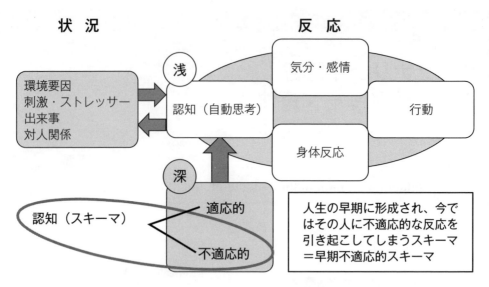

図1　CBTの基本モデルと早期不適応的スキーマ

と呼ぶのである。

　STでは18のEMSが定式化されている（表1）。理論的には，5つの「中核的感情欲求」が5つの「スキーマ領域」に対応し，それぞれの領域に複数のEMSが属する，という構造である。中核的感情欲求とは，「全ての人において満たされて然るべき欲求」のことであり，特に幼少期や思春期にそれらの欲求が適切に満たされないと，その領域において傷つきが生じ，それがそれぞれのEMSの形成につながる，という考え方である。

　STでは，より生きづらい人，人と関わることがより難しい人，自分のことがより受け入れられない人は，より多くのEMSをより強烈に有する，と想定する。そして「より生きづらい人」の中心に位置づけられるのが，BPDをはじめとするパーソナリティ障害を持つ人であると考える。EMSの理論モデルには他に「スキーマに対するコーピング」という重要な概念がある。これは，EMSに対して「服従する（スキーマの言いなりになる）」か「回避する（スキーマが活性化する状況を避ける）」か「過剰補償する（スキーマと逆の行動を過剰に取る）」か，というスキーマに対する不適応的なコーピングのことで，この3つはストレッサーに対して「麻痺する」「逃走する」「闘争する」という3つのストレス反応に対応している。EMSに対して不適応的なコーピングを取ることで，EMSはますます強化され，その人はますます生きづらくなる，というのがSTの理論である。

2）スキーマモード

　STにおけるもう一つの理論モデルが「スキーマモード（以下モード）」である。これはYoungら（2003）が初めて提唱した新たな概念で，「"今・ここ"におけるその人の状態（感情，自動思考，身体反応，行動）のことで，スキーマモードはその時々に活性化されているEMSや，それに対するコーピングによってさまざまに変わりうる」というのが，その定義である。Youngが新たにモードという概念を提唱したのは，BPD治療のために構築されたEMSという理論モデルではあるが，BPD当事者は18のEMSのほとんどを強く有することが多く，さらにそれらの多くのEMSに対し，時と場合によって「服従」「回避」「過剰補償」という3つの不適応的なコーピングをそれぞれ取るため，目の前の当事者の状態を理解するには，EMSの理論モデルでは複雑になりすぎる

表1　18の早期不適応的スキーマ

| 中核的感情欲求 | スキーマ領域 | | 早期不適応的スキーマ |
|---|---|---|---|
| 安定したアタッチメント | 断絶と拒絶 | 1 | 見捨てられ／不安定スキーマ |
| | | 2 | 不信／虐待スキーマ |
| | | 3 | 情緒的剥奪スキーマ |
| | | 4 | 欠陥／恥スキーマ |
| | | 5 | 社会的孤立／疎外スキーマ |
| 独立性と有能性 | 自律性と行動の損傷 | 6 | 依存／無能スキーマ |
| | | 7 | 損害や疾病に対する脆弱性スキーマ |
| | | 8 | 巻き込まれ／未発達の自己スキーマ |
| | | 9 | 失敗スキーマ |
| 自らの感情と欲求の表出 | 他者への追従 | 10 | 服従スキーマ |
| | | 11 | 自己犠牲スキーマ |
| | | 12 | 評価と承認の希求スキーマ |
| ポジティブ感情と遊び | 過剰警戒と抑制 | 13 | 否定／悲観スキーマ |
| | | 14 | 感情抑制スキーマ |
| | | 15 | 厳密な基準／過度の批判スキーマ |
| | | 16 | 罰スキーマ |
| 適度な自己制御 | 制約の欠如 | 17 | 権利要求／尊大スキーマ |
| | | 18 | 自制と自律の欠如スキーマ |

ことに気がついたためである。したがって「特性」を示す EMS ではなく，「状態」を表すモードという概念を提唱し，その時々で大きく変わる BPD 当事者の状態を理解しようとした。モードモデルで重要なのは，その分類である。BPD 当事者はその時々に活性化されたスキーマおよびそれに対するコーピングによってさまざまな状態を示すのだが，それを表2にあるように，「チャイルドモード（子どもの感情状態）」「不適応的コーピングモード（スキーマへのコーピングが前面に出ている状態）」「非機能的ペアレントモード（幼少期にクライアントを傷つけた養育者の声に乗っ取られている状態）」「ヘルシーアダルトモード（健全な自我状態）」の4つのカテゴリーに基づき，「今，このクライアントはどのモードに入っているのか」ということを理解することが重要である。

## 3．スキーマ療法の進め方

ST の進め方は CBT と全く同じで，前半がケースフォーミュレーション（以下 CF）で，後半が介入である。Young ら（2003）は前半を「アセスメントと教育のフェーズ」，後半を「変化のフェーズ」と呼び，伊藤ら（2013）は前半を「スキーマ分析」，後半を「スキーマワーク」と呼ぶが，呼び名はともかく，前半において行われるのが，EMS やモードという理論モデルに基づき，クライアントの抱える生きづらさを整理して理解し，それを外在化してセラピストとクライアントが共に眺められる形にしていくプロセスであり，これが本稿のテーマである CF そのものである。

CBT でもスキーマ療法でも，「ターゲットとなる症状や問題のメカニズムを，理論モデルに基づき，クライアントとセラピストが共に理解し，外在化するプロセス」を非常に重視しており，治療を効果のあるものにするために欠かせないものと考えている。平たく言えば，「どうなっているのか」というメカニズムがわかって初めて，「どうしたらよいか」という介入や変化の道筋が見えてくる，ということであり，セラピストは治療開始時に CF の重要性それ自体についてもクライアントに心理教育を行う。ST の場合，この CF のプロセスにおいて，後

表2　スキーマモードのカテゴリーとその例

| チャイルドモード | 脆弱なチャイルドモード |
| | 怒れるチャイルドモード |
| | 衝動的チャイルドモード |
| | 幸せなチャイルドモード |
| 不適応的コーピングモード | 従順・服従モード（スキーマへの服従） |
| | 遮断・防衛モード（スキーマの回避） |
| | 過剰補償モード（スキーマへの過剰補償） |
| 非機能的ペアレントモード | 懲罰的ペアレントモード |
| | 要求的ペアレントモード |
| ヘルシーアダルトモード | ヘルシーアダルトモード |

述する「治療的再養育法」という治療関係を形成し，クライアントが安心感を持ってセラピストと関われるようになることや，自らの認知や感情をモニターし，それらをマインドフルに受け止められるようになることが，後半の介入に対する「お膳立て」として非常に重要である（伊藤他，2013）。

ST の後半では，ありとあらゆる介入技法（認知的技法，体験的技法，行動的技法，モードワーク，治療関係の活用）を用いて，クライアントが自らの EMS を手放し，より適応的なスキーマを構築するのを手助けしたり，より健全なモード（幸せなチャイルドモード，ヘルシーアダルトモード）を強化し，それらのモードに長く留まれるよう手助けしたりする。最終的にはクライアント自身がスキーマレベルで健全にセルフケアできるようになることを目指し，それが達成されると，当初抱いていた「生きづらさ」が解消し，充実感や幸福感を持って生きられるようになっていく。

### 4．スキーマ療法で用いる技法

ST で用いる主たる技法は，①認知的技法，②行動的技法，③体験的技法，④治療関係の活用，の4つである。そのうち①と②は CBT と全く同様で，セルフモニタリング，認知再構成法，フラッシュカード，問題解決法，アサーション，マインドフルネス，SST など，CBT で用いるあらゆる技法を ST でも適宜用いる。③

の体験的技法とは，イメージワークやゲシュタルト療法の技法（チェアワークなど）を用いて，クライアントの感情を動かしていく技法のことである。④の治療関係が CBT と最も相違するところで，CBT が「協同的実証主義」に基づくフェアな治療関係を構築するのに対し，ST では「治療的再養育法（limited reparenting）」と呼ばれる養育的な関わりを形成していく。すなわち中核的感情欲求が満たされなかったクライアントに対し，セラピストが治療という「制約のある（limited）」設定の中で，あるときは母親的に，またあるときは父親的にクライアントに関わり，欲求を満たしていく，ということをするのである。これは上のモードの理論に基づけば，セラピストが「よい親」として関わることによって，クライアントの「脆弱なチャイルドモード」を癒し，それが最終的にクライアントの「幸せなチャイルドモード」と「ヘルシーアダルトモード」の強化につながる，という考え方である。この「治療的再養育法」という技法は非常に強力であり，特に幼少期に安定したアタッチメントを与えられなかった BPD のクライアントにとっては，これなくしては回復が見込めないほど，重要で不可欠な技法であると考えられている。

### 5．パーソナリティ障害に対する
### ST のエビデンス

ST は CBT と同様にエビデンスベースの

アプローチであるので，無作為化比較試験（RCT）を中心にさまざまな臨床研究が行われており，少しずつ成果が報告されつつある。初めにエビデンスが示されたのはBPDに対する治療効果であり，たとえばGiesen-Blooら（2003）では，BPD当事者をST群と転移焦点化療法（精神分析）群に無作為で割り付け，ST群が有意に治療効果が高く，中断率が低く，QOLが上昇し，しかもBPDそれ自体が寛解することが示され，世界的に注目された。他にもBPDを対象としたRCTにおいて，Nadortら（2009）では個人療法におけるSTの効果が同様に示され，Farrellら（2009）ではグループ療法におけるSTの高い効果が示された。さらにBamelisら（2014）では，BPD以外のパーソナリティ障害（例：回避性，依存性，自己愛性，妄想性，演技性など）を含めたパーソナリティ障害それ自体に対するSTのRCTを行っており，先行研究と同様に，STのパーソナリティ障害や精神症状に対する治療効果やQOLの上昇やドロップアウト率の低さが示されている。

今後はパーソナリティ障害に対するSTのRCTがさらに増え，メタ分析が行われることが期待される。

## II　スキーマ療法における
## ケースフォーミュレーション

### 1．CFの重要性とその効果

前述の通りCBTにおいてCFは不可欠であり，CBTの発展型であるSTでも同様にCFは不可欠である。CBTもSTも「解決志向」ではなく「問題解決志向」のアプローチである。すなわち最初から解決を目指すのではなく（解決志向），むしろ解決に向けてまずは目の前にある問題に焦点を当て，問題についての情報を収集し，問題のメカニズムを明確化，共有するところから始めるのである（問題志向）。この「共有」というのが非常に重要で，セラピストだけがクライアントの抱える問題を理解するのではなく，クライアントと共にCFの作業を進

め，理解したことは全て共有するプロセスを通じて，両者の共通理解を練り上げていくこと自体が治療的に機能する。特にCBTもSTも理解したことを外在化する（紙などの媒体に書き出す）作業を重視しており，CFの成果が目に見えるものとなることの効果が大きい。今まで自分の中でもやもやしていた正体不明の「生きづらさ」が，外在化され，眺められる形になるからである。

実際に筆者が担当するSTのケースでも，CFを通じて自己理解が深まった時点で，だいぶ回復が進むことが少なくない。自分の抱える生きづらさを，自らの成育歴を振り返り，それがいかなるスキーマ（EMS）やモードにつながっているか，そのことで日々どのようなストレス体験をするに至っているのか，といったことを，単に頭で理知的に理解するだけでなく，感情を含めて「腑に落ちる」体験となる。また治療的再養育法に基づいてCFが進められるため，クライアントは「自分の苦しさをセラピストにわかってもらえた」「幼少期の傷つき体験をセラピストに共有してもらえた」といった実感を持つことができ，これが修正感情体験につながる。さらにBPD当事者には幼少期や思春期に被虐待体験などトラウマを有する人が多く，CFを通じて，「自分はよく生き延びてきた」「こんな大変な中，死なずによく頑張ってきた」というように，自己認識が肯定的なものに変化し，セルフコンパッションが進むこともよくある。このようにSTにおけるCFは「問題の理解」を促進するのみならず，CFそれ自体がさまざまな効果を生み出すのである。

### 2．スキーマ療法における
### ケースフォーミュレーションの進め方

STのCFにおいて重要なのはまずはスキーマ（EMS）を中心とした自己理解である。クライアントが成育歴においてどのような体験をしたか，それがいかなるEMSの形成につながっているのか，それらのEMSにどのような対

— 185 —

処をしていきているか（コーピング），それら
のEMSやコーピングが今現在のストレス体験
においてどのように機能しているか，それらを
「スキーマモード」の視点から見るとどうなっ
ているか，といったことについての理解を，順
を追って進めていく。

　具体的には，①STに関する心理教育，②安
心できる治療関係の構築，「安全なイメージや
儀式」の準備，③成育歴（特に幼少期，思春
期）における種々の体験（特に傷つき体験）の
ヒアリングと外在化，④EMSに関する質問紙
の実施，⑤EMSのリストの共有とその評価，
⑥理解し共有したことの総まとめ（何らかのフ
ォーマットへの外在化），⑦外在化に基づくセ
ルフモニタリングとモードへの気づき，という
流れでCFが行われる。

　①の心理教育，②の安全の確保は重要で，
STそれ自体についてクライアントがしっかり
と理解し，さらに安全が確保された中で，CF
を先に進めていく必要がある。その上で③の
「成育歴の振り返り」をじっくりと行うのだが，
EMSの根底にあるのは多くが傷つき体験やト
ラウマなので，ここでクライアントのネガティ
ブ感情が生々しく語られることになる。④の質
問紙は今現在日本語で実施できる尺度には限り
があり，筆者はBell（2003）の翻訳書に掲載さ
れている「スキーマ質問紙」「養育態度質問紙」
の簡易版を用いている。そして③と④を踏まえ
て，EMSの名前と解説が記載されているリス
ト（伊藤，2015）を共有し，どのEMSがどの
程度自分の中にありそうか，というのを主観的
に判断していく。最後に③④⑤の総まとめを，
後述するフォーマット（A4一枚のツール）に
外在化し，眺められる形にする（上記⑥）。そ
して，そのフォーマットをクライアント自身に
日常的に持ち歩いてもらい，日々の体験がいか
にEMSと分かち難く結びついているのか，と
いうことを実感してもらう。そして日々の自ら
の体験を「スキーマモード」の視点から理解で
きるようになってもらう。

　このような流れの中で，従来は自我親和的で，
場合によってはクライアントのアイデンティテ
ィそのものだったEMSが，「自分に生きづら
さをもたらすもの」として次第に自我違和化さ
れ，それを手放したいという思いが醸成されて
いく。ここまで来て初めて，STの後半段階，
すなわち「変化のフェーズ」（Young et al.,
2003）に入ることができるが，実際にはこの
時点で上述のようなさまざまな望ましい変化が
すでに起きていることが多い。

## 3．スキーマ療法のケースフォーミュレーションで用いられるフォーマット

　CFを外在化するにあたっては，さまざまな
フォーマットが考案され，クライアントやケー
スに合わせて柔軟に使い分けられている。たと
えばYoungら（2003）では，「スキーマ療法事
例概念化」という表が紹介されており，そこに
はクライアントの基本情報の他，EMS，現在の
問題，スキーマの引き金，コーピングとモード，
気質や素因，発達的な起源，幼少期の中核的な
記憶やイメージ，中核的な認知的偏り，スキー
マへのコーピングとしての行動的特徴，治療関
係の特徴などが記載できるようになっている。

　筆者は自ら実践するSTのCFにおいて，次
の事例で紹介するA4判用紙一枚のフォーマッ
ト（図2）を用いることが多い。そこには，成
育歴，家族歴，生得的特徴，中核的なEMS，
媒介的（二次的）なEMS，EMSへの埋め合わ
せ対処（コーピング），EMS活性化の例を記載
するようになっている。これはSTの二つの理
論モデルのうち，主にEMSモデルを中心とし
たCFのフォーマットであり，筆者はこれをク
ライアントと作り上げ，共有した後に，このフ
ォーマットに基づいたセルフモニタリングを続
けてもらい，モードへの気づきにつなげていく
ようにしている。STを開始し，さまざまな作
業を行い，それをこのフォーマットに集約する
のであるが，ほとんどのクライアントがその出
来上がったA4判用紙を手に取って眺め，「こ

こに自分の全てがまとめられている」「自分の生きづらさの全体像が見える気がする」といった感想を述べるようになる。

他にも Farrell ら（2018）は，セラピスト向けの ST のワークブックの中で，モードを中心としたシンプルなフォーマットをいくつか紹介しており，主にモードモデルに焦点を当てる場合は，むしろこれらのフォーマットを使うとよいかもしれない。さらに国際スキーマ療法協会（ISST）では，「Schema Therapy Case Conceptualization Form」というフォーマットを継続的に改訂しており，現在「Version 2.18」というのが訓練や審査のために使用されている（ISST の会員だけが使えるフォーマットであり，公表はされていない）。これは未記入の状態でも A4 判で 11 ページにもわたるボリュームのあるフォーマットであり，クライアントの基本情報の他，操作的診断基準に基づく診断，機能レベル，生活上の問題や症状，現在の問題の起源となる幼少期および思春期の体験，満たされていない中核的感情欲求のリスト，気質や生物学的な要因，文化的要因，主たる EMS，主たるモード，治療関係，治療目標とその妨げとなるもの，といった情報が具体的に記載できるようになっている。これはクライアントとの継続的なセッションの中で，多様な情報を詳細に共有し，それを ST のモデルで精査していない限り，到底記載できないフォーマットであり，筆者が ISST のライセンス（上級セラピスト＆スーパーバイザー）を取得する際にも，提出を求められ，審査された。ST がいかに CF を重視しているかということの証左となろう。

### Ⅲ　事例紹介：
### BPD 当事者と実施したスキーマ療法

ここでは伊藤ら（2013）で紹介した BPD の当事者と共に実施した ST の事例をもとに，CF の具体例を提示する。クライアントは「さゆりさん」（仮名），28 歳の女性。さゆりさんは 18 歳頃より断続的に精神科や心療内科を受診するも通院が続かなかったが，「少し信じてもいいかも」と思える医師にようやく出会え，その医師の紹介で当機関（民間カウンセリングオフィス）につながった。紹介状に記載された診断は「気分変調性障害」「境界性パーソナリティ障害」であった。インテーク面接で語られた主訴は，「①気分の波が激しすぎる，②何のために生きているかわからない」というものであった。しかしながら開始当初，激しい自傷行為（壁への頭の打ち付け，リストカット），タオルを用いた自殺企図（首を絞める），過度の飲酒と過量服薬，リスキーな性行動，万引き依存といった問題が噴出し，落ち着いて継続的な CBT や ST を実施できる状態ではなく，まずは「応急処置」と称して上記の問題を，CBT のコーピングシートを使ってどうにかしのぐ，ということに時間を費やした。

その後，まずは「気分の波が激しすぎる」という第一の主訴に焦点を当てて CBT を実施した。まずは CBT の基本モデルを用いて，気分が激しく変化した際の状況や反応を整理し，自傷行為をせずに対処するスキルを身につけてもらった。図 2 の上部にさゆりさんの気分が激しく変動する例が記載されているが，それは「彼からメールの返事が来ない」「電車で知らない人と目が合った」というごく日常的で小さなストレッサーに対して，「もう終わった」「馬鹿にされた」といった自動思考が生じ，極端にネガティブな気分に陥り，自傷行為等に走る，というものである。CBT が進むにつれて，さゆりさんの中には，「なぜこんなささいなことで，自分はこれほどまでに動揺するのか」という疑問が生じ，筆者が ST や EMS について紹介したところ，その問いに対する回答を得るためにも，また主訴②（なんのために生きているかわからない）に対応するためにも，ST が奏功するのではないかということになり，ST を開始することで合意した。

ST ではまず，治療的再養育法について心理教育し，安全なイメージと儀式を設定したうえで，幼少期や思春期の体験（主に傷つき体験）

精神療法　増刊第6号 2019

## スキーマを理解するためのワークシート

クライアントID: ●●●

スキーマ／信念同定ワークシート：自動思考のもとになっているスキーマ／信念を同定する

X＋3年12月●日（●曜日）　氏名：●●さゆり様

**ストレス状況**

・彼からメールの返事が来ない
・電車で知らない人と目が合う

**自動思考とその他の反応**

**自動思考：**
極端にネガティブな自動思考
「ほらやっぱり」「もう終わった」
「馬鹿にされた」
「どうせ自分はダメ人間だ」

**その他の反応：**
極端にネガティブな気分と身体反応
→その結果，自分を大切にしない行動を取る（例：自傷行為と食べ吐き）

**スキーマ**

**媒介信念（思いこみ）**

例：「仕事がうまくいかなければ，社会から脱落してしまう」「気の利いたことを言わないと，つまらない奴だと思われてしまう」

**媒介信念（思いこみ）**
「私がしっかりして，家族(特に母)を支えなければ」
（巻き込まれ／未発達の自己スキーマ）
（自己犠牲スキーマ）（厳密な基準／過度の批判スキーマ）
「本当のこと(悩み事,本当の気持ち,打ち明け話)を言ったら,嫌われてしまうだろう」(不信／虐待スキーマ)
（社会的孤立／疎外スキーマ）（感情抑制スキーマ）

**中核信念（コアビリーフ）**

例：「自分はダメ人間である」「自分は何一つちゃんとできない」「自分はつまらない人間だ」「皆に好かれなければならない」「嫌われたらおしまいだ」

**中核信念（コアビリーフ）**
「自分はつまらない，ダメ人間で，何をやってもうまくいかない」
（欠陥／恥スキーマ）（無能／依存スキーマ）
（失敗スキーマ）（否定／悲観スキーマ）
「誰も自分のことをわかってくれないし，愛してくれないし，助けてくれない」
（情緒的剥奪スキーマ）（不信／虐待スキーマ）
（社会的孤立／疎外スキーマ）

**スキーマを埋め合せるための対処（コーピング）**

・誰にも心を開かない（回避）
・必死で頑張る（服従）
・リストカット，食べ吐き（回避）
・男性とつき合う（過剰補償）
・気持ちを抑え込む（回避）

**埋め合せのための対処：**

例：何事にも必死で頑張る。他人に弱みを見せない。ラクをしない。他人の要求に合せる。他人を信用しない。何でも自分のせいにする。何でも他人のせいにする。自分の気持ちを無視する。

**スキーマの起源：** 家庭環境，幼少期の体験，生得的な特徴 など

・両親は男の子を欲しており，弟を溺愛
・父親はいつも酔って母親を罵倒
・父親に「つまらない女でどうでもいい」と言われた
・母親はいつもおどおどしていた
・弟も父の真似をして私に威張った
・小2〜4　東北に転校していじめられた
・父親がますます家で荒れた
・小3時，性暴力を受け，さらにそのことを父親になじられた
・関西に行っても学校になじめず

・小6の担任にも相談できなかった
・母親に「あなただけが頼り」といつも言われていた
・小6時，父親の浮気相手の家に行ったことが騒ぎになって父親に罵倒された。結局両親は離婚
・離婚後母親は何もかもを私に頼った
・だからあんなに必死に頑張ったのに，母親が急に再婚を決め，私はお払い箱になった
・いつもバイトが長続きしない

備考：

©洗足ストレスコーピング・サポートオフィス

図2　事例におけるケースフォーミュレーションの例

をありありと語り，質問紙を実施し，EMS の
リストを一緒に眺めてあれこれと思いをめぐら
せ，それを最終的に図 2 に示すフォーマットに
外在化した。

　図 2 のフォーマットを見ると，さゆりさんが
家庭や学校でさまざまな過酷な体験をし（それ
はさゆりさんのせいではない），その結果，「欠
陥／恥スキーマ」「否定／悲観スキーマ」「情緒
的剥奪スキーマ」といったさまざまな EMS が
形成され，それらの EMS に服従したり過剰補
償したり回避したりしながら（コーピング），
10 代から 20 代の長い年月を何とか生き延びて
きたことが具体的によく理解できるだろう。筆
者とさゆりさんは，ST 開始後，約 1 年かけて
このフォーマットを作り上げたが，ここにきて
ようやく彼女は，苦労して生き延びてきた自分
を労うことができるようになり，同時に，これ
まで抱えてきた生きづらさの正体について
EMS を中心にして客観的に理解できるように
なった。

　その後しばらくの間，さゆりさんはこのフォ
ーマットを持ち歩き，日々の生活において自分
がいかに EMS に動かされているか，その結果
いかにたやすく「不適応的コーピングモード」
や「非機能的ペアレントモード」に入りやすい
か，いかに「チャイルドモード」が傷つきやす
いか，といったことをリアルタイムでモニター
できるようになり，「EMS を手放したい」「よ
り適応的なスキーマを手に入れたい」「傷つい
たチャイルドモードを癒したい」「ヘルシーア
ダルトモードを強めたい」という動機づけが高
まり，我々は ST の後半段階である「変化のフ
ェーズ」に入ることにした。ここまでが本事例
における CF の部分である。

　紙幅の関係で「変化のフェーズ」については
詳述しないが，筆者とさゆりさんは ST におけ
るありとあらゆる技法を駆使し，2 年ほどかけ
て，EMS や不適応的および非機能的なモード
を手放し，新たな適応的なスキーマ（ハッピー
スキーマ）を構築し，チャイルドモードの欲求

を満たし，ヘルシーアダルトモードを強化する，
ということを協同作業で行っていった。その過
程においてさゆりさんは，日常生活において新
たな行動パターンや対人関係を手に入れていっ
た。最終的には気分変調性障害も BPD も寛解
し，やりがいのある趣味や仕事を見つけ，友人
やパートナーとの安定した関係を継続できるよ
うになり，満たされた思いを持てるようになっ
た時点で，セッションの頻度を落とし，フォロ
ーアップに入り，最終的にはセラピーを終結と
した。セラピーの期間は 5 年以上にもわたった。

## Ⅳ　まとめ：<br>ケースフォーミュレーションは<br>スキーマ療法の屋台骨

　上記のさゆりさんとの事例は，BPD に対す
る ST の典型例である。ST といえども，いき
なり幼少期の傷つき体験を聴取したり，EMS
に焦点を当てたりすることはなく（それはあま
りにもリスキーである），まずはセラピストと
クライアント間に安心できる関係を築き，ST
に入るときに，さらに「治療的再養育法」とい
う ST ならではの技法に基づく関係を形成する。
また BPD のクライアントの場合，セラピー開
始当初は，自殺企図や過量服薬など，治療の継
続をも揺るがしかねない，「自分を大切にでき
ない行動」を頻発することが多いので，まずは
それらの行動に対する応急処置を CBT 的に行
い，さらに CBT のスキルを習得してもらい，
セルフケアの力を底上げする。これだけでも 1
〜 2 年かかるケースはざらにある。たいていの
場合，さゆりさんと同様に，CBT の枠組みで
自らのストレス体験をモニターするうちに，そ
れらのストレス体験がストレッサーと釣り合わ
ないこと，すなわちさほどでもない小さなスト
レッサーに対して，あまりにも大きな苦痛を自
分が感じてしまうことに対して，クライアント
自身が疑問を抱くようになる。

　そうなると「スキーマ」という概念の出番で
ある。ここで CBT の基本モデルにスキーマが

— 189 —

ぶらさがっている図（図1）を改めて示し，状況因のみならずスキーマという要因が自分の反応（自動思考，気分感情，身体反応，行動）に大きく影響を与えているかもしれないという仮説を示すと，ほとんどのクライアントがスキーマという概念に非常に興味を示す。そこでST というアプローチがあることを心理教育的に提示し，本格的なST に入っていくのである。

　このようにまとめてみると，実はST に入る前のお膳立てが非常に重要なことが改めて確認できる。そしてST に入ったら，どんなに時間をかけてでも，というよりじっくりと時間をかけて丁寧にするべき作業がCF なのである。CF の過程を通じて行われるのは，「謎解き」のようなものである。ST の理論モデルと，クライアントが体験してきたこれまでの人生とを交錯させて，自分の生きづらさの根っこを知り，眺められるようになるのがCF のゴールである。ST の後半段階である「変化のフェーズ」に入らずとも，CF を終えた時点で，自分自身を見つめる「マップ」を手に入れ，自己理解が深まった多くのクライアントに相応のポジティブな変化が見られることは，不思議ではないだろう。その意味でも，CF はST における屋台骨であると言えるだろう。

## 文　献

Bamelis LL, Evers SM, Spinhoven P et al.（2014）Results of a multicenter randomized controlled trial of the clinical effectiveness of schema therapy for personality disorders. American Journal of Psychiatry, 171(3)；305-322.

Bell L（2003）Managing Intense Emotions and Overcoming Self-Destructive Habits. Rougtledge.（井沢功一朗・松岡律訳（2006）自傷行為とつらい感情に悩む人のために．誠信書房）

Farrell JM, Shaw IA & Webber MA（2009）A schema-focused approach to group psychotherapy for outpatients with borderline personality disorder：A randomized controlled trial. Journal of Behavior Therapy and Experimental Psychiatry, 40(2)；317-328.

Farrell JM & Shaw IA（2018）Experiencing Schema Therapy from the Inside Out：A Self-Practice/Self-Reflection Workbook for Therapists. Guilford press.

Giesen-Bloo J, van Dyck R, Spinhoven P et al.（2006）Outpatient psychotherapy for borderline personality disorders：Randomized trial of schema-focused therapy vs transference-focused psychotherapy. Archives of General Psychiatry, 63(6)；649-658.

伊藤絵美・津高京子・大泉久子他（2013）スキーマ療法入門―理論と事例で学ぶスキーマ療法の基礎と応用．星和書店.

伊藤絵美（2015）自分でできるスキーマ療法ワークブック Book 1 & 2．星和書店.

Nadort M, Arntz A, Smit JH, Giesen-Bloo J, Eikelenboom M, Spinhoven P & van Dyck R（2009）Implementation of outpatient schema therapy for borderline personality disorder with versus without crisis support by the therapist outside office hours：A randomized trial. Behaviour Research and Therapy, 47(11), 961-973.

Young JE, Klosko JS & Weishaar ME（2003）Schema Therapy：A Practitioner's Guide. Guilford Press.（伊藤絵美監訳（2008）スキーマ療法―パーソナリティ障害に対する統合的認知行動療法アプローチ．金剛出版）

# 自殺関連行動のケースフォーミュレーション

Atsushi Imai

今井　淳司*

## I　はじめに

　わが国の自殺者数は 2012 年に 15 年振りに 3
万人を下回り，2018 年には 2 万 598 人にまで
減少した（警察庁，2019）。

　一方，精神科患者に限定した自殺や自傷数の
推移に関する詳細なデータはないが，例えば，
筆者が勤務する都立松沢病院における措置入院
患者のデータでは，2012 年の患者には 299 名
中 68 名（22%），2016 年の患者には 344 名中
82 名（23%），に自傷既遂を認めるなど，一定
数，割合で推移しており減少していない（江越
ら，2018）。

　また，これらの患者の診療にあたっていると，
背景に複合的な問題を抱え，治療が一筋縄には
いかない患者が一定程度存在する。このような
一群に，個別性を重視し複雑な事例にも介入可
能とされる"臨床的見解"であるケースフォー
ミュレーションは役立つと思われる。

　加えて，ケースフォーミュレーションの提唱
者である Turkat は，「ケースフォーミュレー
ションは，問題の本質を扱っている。対して，
診断は，現状の知識に基づく単なる記述で，専
門的情報交換と分類の目的で利用され，本質を
扱うことはできない」（Bruch & Bond，1999）

と述べている。この視点に立てば，診断別より
も，自殺や自傷のような現象の方が，よりケー
スフォーミュレーションの対象として適してい
るといえるかもしれない。

　このように，自殺や自傷はいまだ臨床的重要
課題であり，ケースフォーミュレーションが役
立つ可能性が高く，相性もよいと考えられるが，
筆者の知る限り，これらの問題に特化したケー
スフォーミュレーションの報告は見当たらない。

　本稿では，既存のケースフォーミュレーショ
ンの手法，自殺や自傷に関する知見を概観し，
それらを統合することにより，自殺関連行動
〈自殺企図および自傷行為などを包含した概念
（林，2006）〉のケースフォーミュレーション作
成を試みたい。

## II　既存のケースフォーミュレーションの概観

　自殺関連行動のケースフォーミュレーション
を検討する前に，その基盤となる既存のケース
フォーミュレーションがどのように行われてい
るかを概観する。ここでは，ケースフォーミュ
レーションが開発され，発展，実践されてきた
ロンドン大学，とりわけ Turkat の手法を基盤
にした下山によるケースフォーミュレーション
を参照する。

---

＊東京都立松沢病院精神科
　〒 156-0057　東京都世田谷区上北沢 2-1-1

**表1　ケースフォーミュレーションにおける介入法（下山, 2008）**

● 言語的－認知的モード：自己教示訓練法，思考妨害法，読書療法，認知再構成，イメージ技法，心理教育
● 生理的－身体的モード（感情次元を含む）：薬物療法，バイオフィードバック，リラクセーション，自律訓練法，呼吸法，フォーカシング，催眠法，不安/怒りのマネジメント法
● 行為的－動作的モード：セルフ・モニタリング，モデリング，ロールプレイ，行動リハーサル，トークン・エコノミー，系統的脱感作法，エクスポージャー，反応妨害法，ソーシャル・スキル・トレーニング，アサーション・トレーニング
● 刺激状況：刺激コントロール，危機介入，コンサルテーション，家族療法，親訓練

## 1．下山によるケースフォーミュレーション （Bruch&Bond, 1999；下山, 2008）

### 第1段階：問題の明確化

治療者はクライエントに，現在経験している問題について自分の言葉で説明するように求め，問題を明確化していく。具体的に特定された問題が介入の標的（ターゲット）となる。目標が明確であればあるほど，クライエントがその目標を達成できる可能性が高まる。

### 第2段階：仮説探索

機能分析

機能分析は，心理的問題を引き起こす要因となっている変数を特定する方法である。機能分析を行うため，①問題を引き起こす刺激（刺激），②刺激に対するクライエントの反応（反応），③反応から引き起こされる結果（結果），の3点について情報を収集する。

発達分析

問題行動がどのように発展してきたかに関する情報を収集する。"問題の発生"と"問題の発展"を区別する。問題の発生は，生物学的脆弱性や不安定な乳幼児期といった，問題の発生に関する事情で，問題の発展は，例えば「失職してから，さらに具合が悪くなりました」というようなものである。

スキーマ分析

スキーマとは，乳幼児期から形成され，人が自己・他者・世界についてどのように考え，感じ，振る舞うかを決定する心的活動を行う際の見取り図のようなものである。スキーマの根底にある信念を中核的信念（core belief）という。中核的信念を含むスキーマの修正を介入の根本原理としている認知行動療法のプログラムもある。

### 第3段階：フォーミュレーション

仮説の完成

機能分析で得られた随伴性の中で，問題がどのように維持されているかについての仮説を立てる。

臨床実験による仮説の検討

臨床実験と呼ばれる方法によって仮説検証する。例えば，機能分析によって分析した刺激－反応－結果の現れ方や頻度を一定期間記録する，などがあげられる。

### 第4段階：介入

介入目標を定める

問題のフォーミュレーションに基づいて介入目標を明らかにする。クライエント自身の理解に基づいて具体的な目標を設定してもらう。治療者は，どのような介入方法を用いればその目標が達成できるかを探り，介入プログラムを提案する。

プログラムに基づいて介入する

介入目標に応じ，「言語的－認知的モード」，「生理的－身体的モード」，「行為的－動作的モード」，に対して介入する（表1）。

### 第5段階：評価

介入の効果を問題行動の頻度や継続時間などを測定することによって評価する。その結果をクライエントと話し合い，必要に応じてフォーミュレーションに修正を加える。

## Ⅲ　自殺関連行動のエビデンス，見立て

　自殺関連行動のケースフォーミュレーションでは，自殺や自傷に特異的な視点や変数も加えて検討する必要がある。ここで，現在までに蓄積された自殺および自傷に関する知見を確認し，それらを前述した既存のケースフォーミュレーションに統合する準備としたい。

### 1．自殺関連行動の危険因子

　自殺関連行動のアセスメント，緊急対応の要否の判断，を行う際に，自殺の危険因子についての理解は不可欠である。

　高橋は，自殺の危険因子として，自殺未遂歴，精神障害の既往，サポートの不足，性別（自殺既遂者：男＞女，自殺未遂者：女＞男），高齢，喪失体験，性格，自殺の家族歴，事故傾性（事故や病気を防ぐのに必要な処置をとらない），虐待歴，加えて身体疾患（腎不全，がん，HIVなど）をあげている（高橋，2006）。

　また，林らは，自殺関連行動の既往，精神科診断（気分障害，不安障害，神経症性障害，摂食障害，統合失調証，パーソナリティ障害），ライフイベント（対人関係や生活状況），社会的状況（サポートの有無や経済状況），虐待の有無，などに注意しながら，自殺関連行動を評価することを推奨している（林，2012）。

### 2．自殺関連行動のアセスメント

　自殺関連行動そのものから得られる情報は多く，「自傷行為に関心を持ち，支持的な雰囲気の中で丁寧かつ詳細に情報を収集し，評価するだけでも自傷行為の頻度を減少させることがある」（Walsh，2012）ともされる。アセスメントにあたり，松本は下記の様な着眼点を挙げている（松本，2009）。

①行為の意図・身体損傷の程度・非致死性の予測

　自傷行為が自殺の意図から行われている場合，致死性の高い身体損傷をもたらしている場合，は自殺企図として対応する。

②自傷の部位・方法

　腕に限局する自傷は，自殺念慮より習慣性が高度で，手首に限局する自傷は，習慣性は目立たないが，自殺念慮を認めやすい。衣服で隠れない部位の自傷はより深刻で，自傷をコントロールできなくなっている可能性が高い。自傷する部位や方法が増えるのは，「心の痛み」を緩和する効果に耐性が生じている証拠である。

③自傷創の状態と自傷後の医学的処置

　自傷創が整然と並んでいる場合，自分なりに自傷行為をコントロールができているが，乱雑で汚い創ではコントロールができなくなっている可能性が高い。自傷後に処置をしたり受けたりする場合に比べ，放置している方が自暴自棄や自己嫌悪が強い。

④自傷行為に用いる道具

　刃面が不整あるいは不潔な道具を用いているほど，衝動性と自己破壊的意図が強い。道具を用いない自傷行為は「道具を探す猶予もないほど」切迫し混乱した精神状態にある可能性を示唆する。

⑤自傷を行った場所・時間帯

　他人がいない場所や時間帯に行う場合，自傷を周囲に知られたくない意図が推測される。反対に，人の目に触れる状況で行う場合には，援助希求の意図がある。前者の方が，基本的信頼感が損なわれており信頼関係の構築に時間と労力を要する。

⑥自傷行為に対する衝動性の強さと抵抗する試み

　自傷行為に及ぶまでの時間，自傷衝動への抵抗をしたかどうか，を評価する。時間の短さは，自傷衝動の強さを，衝動に抵抗する努力や試みは，どの程度自傷行為をやめたいかを推測するのに有用である。

⑦自傷に際しての痛み・記憶・解離

　痛みの有無，行為の記憶に関する情報は解離症状の重症度を評価するのに役立つ。重篤な解離状態では，致死的な結果を招くリスクが高い。徐々に痛みに鈍くなり，自傷行為がよりエスカレートしたり，二次的に解離症状が発展する場合がある。

⑧自傷行為に先行する物質摂取

　アルコールやベンゾジアゼピン系の抗不安薬・睡眠導入剤は，衝動性を亢進させ，自傷の誘因となることがある。これらの物質の影響下では痛覚が鈍麻するため，意図せず致死的な結果をもたらす可能性が高い。

⑨自傷後の感情の状態

　自傷行為の多くは，援助者に報告に来た時点ではすでに落ち着いていることが通常である。報告時点でまだ焦燥や興奮を呈している場合は，自傷行為が持つ治療的効果の耐性が上昇しており，自殺の危険が高く，入院などの精神医学的治療も検討しなければならない。

⑩自傷の告白と周囲の反応

　自傷を告白する者の方が，人間に対する信頼感が残っており援助は容易である。自傷の告白に対して「死ぬ気もないくせに」などの矮小化や挑発的態度，「見て見ぬふり」のような無視や否認といった反応が見られる場合，自傷行為がエスカレートする可能性が高い。

　以上のような自殺関連行動そのもののアセスメントから得られる所見はケースフォーミュレーションに多いに役立てられる。

## 3．自殺関連行動に対するコーピング

　自殺関連行動に対する介入には，通常の認知行動療法で用いられる手法と一部重複しつつも，Walsh によりさまざまな置換スキルが推奨されており，その一部を紹介する（Walsh, 2012）。

①消極的な置換行動

　自分を傷つける状態を変えないため，再発を招きやすいが，なじみやすい方法であり，自傷から別の対処行動への橋渡しとして機能する。以下のようなものがある。

　・切る代わりに，赤いマーカーでしるしをつける。
　・消炎鎮痛軟膏を塗る。
　・輪ゴムをはじいて当てる。
　・氷や携帯用の保冷剤を当てる。

　・冷凍ミカンを握る。
　・ブラシで優しくなでる。
　・身体に自傷の絵を描く。
　・自傷のエピソードを詳細に書き出す。

②マインドフルネス呼吸スキル

　「いまこの瞬間を，しっかりと，穏やかに認識する」呼吸法である。Walsh は，「私はここにいる……私は落ち着いている」と心の中でいいながら行う呼吸法，「1〜10まで吐く（息を吐くときだけ数を数える）」呼吸法，「……（不安や怒り）を手放す」と心の中でいう呼吸法などを推奨している。

③視覚化テクニック

　快適でリラックスできる情景を探し出し，それらを鮮明に想起する。マインドフルネス呼吸法と組み合わすこともできる。

④身体的エクササイズ

　散歩，ランニング，など身体を使うエクササイズ。自傷と同様の攻撃性を持つボクシングなどの暴力的なエクササイズは避ける。

⑤書くこと

　日記のように出来事を書く。自身の体験から距離をとって文章に書くという方法は，行動化ではなく言語化するための重要なステップである。

⑥芸術的表現

　高度な技術を身につける必要はなく，芸術を活用したいという意欲が重要である。

⑦音楽を演奏する・聴く

　能動的に演奏するほうが，受動的に聴くだけより効果がある。

⑧他者とのコミュニケーション

　間違いなく役立つ。相手は誰か，コンタクトをとるのはどの程度可能か，その人達の判断力，影響力，支援能力の程度，などをあらかじめ明らかにしておく。電話サービスのホットラインも役立つ。

⑨気紛らわしのテクニック

　テレビを見る，猫をなでる，ゲームをする，掃除をする，本を読む，などがあるが，危機をかわす役割をするだけで根本的問題解決の方法ではない。その他の置換スキルを身につけるよ

うにクライエントに促すことが必要である。

以上のようなスキルを通常の認知行動療法などで提唱されている介入法と組み合わせ，介入法として組み込んでいくことが有用であろう。

### 4．自殺関連行動のモニタリング

自殺関連行動のケースフォーミュレーションの評価には，Walsh も提唱している自傷記録が役立つ（Walsh, 2012）。形式は，自殺関連行動の頻度，手段，状況，自動思考などがわかり，クライエントとセラピスト，セッション間をつなぐツールとして機能すれば，どのような形式のものでも良いと思われる。

## Ⅳ　自殺関連行動の
## ケースフォーミュレーション

ここまでに，既存のケースフォーミュレーションの手法，自殺関連行動の危険因子，アセスメント，コーピングに関する知見を確認した。これらを統合することにより，自殺関連行動のケースフォーミュレーションの作成を試みる。加えて，全般におけるクライエントとのやりとりには，筆者が専門とする動機づけ面接のエッセンスを取り入れた（今井ら，2016）。

### 第1段階：問題の明確化

自殺関連行動に至った気持ちを「クライエントは最善を尽くしており現在の反応は当然のものである」と承認（Linehan, 1993）しながら，開かれた質問を中心にクライエント自身の見方を引き出していく。自殺念慮を抱きつつそれでも生き延びてきたことを是認しながら，十分に関係性を構築することを最優先する。時折，クライエントのコメントをサマライズ（要約）しながら，クライエント自身が語った問題が，具体的にどのようなプロセスにより自殺関連行動につながっているのかを整理していく。また，それらの行動を維持した場合に将来的に生じる結果を想像させ共有し，何のために行動を変

容させるのかいうクライエントの価値感を掘り下げ明確化することによりケースフォーミュレーションおよび行動変容への動機づけを高める。

### 第2段階：仮説探索
#### 機能分析

機能分析を行うために，①自殺関連行動を引き起こす刺激〈Antecedent（刺激）〉，②刺激に対するクライエントの反応，つまり刺激によって引き起こされる自殺関連行動（Behavior（反応）），③その反応から引き起こされる結果（Consequence（結果）），の3点について情報を収集する。

#### 発達分析

介入の標的となる自殺関連行動がどのように発展してきたかに関する情報を収集する。

“問題の発生”には，パーソナリティ障害や自閉スペクトラム症，精神遅滞，統合失調症，うつ病，その他の精神疾患など，自殺関連行動の背景にある精神障害などを可能な範囲で特定する。この段階で，うつ病の微小妄想や統合失調症の幻覚妄想が顕著だったりする場合には，介入は心理学的介入よりも薬物療法などの生物学的介入がより優先される。

“問題の発展”では，例えば「交際相手との関係不良から，彼の気持ちを引くためにリストカットをすることが増えました」というような，自殺関連行動を維持していると思われる外的刺激や環境変化，ライフイベントを特定する。

#### スキーマ分析

各エピソードに関して，①自殺関連行動を引き起こす刺激〈Activating-event（刺激）〉，②刺激に対する自動思考（Belief（認知）），③自動思考から引き起こされる行動〈Consequence（結果）〉の3点について情報を収集する。複数のパターンの分析で得られた自動思考に共通し背後にある信念をスキーマとして特定し共有する。

機能分析とスキーマ分析のどちらの ABC 分析を行うかは自殺関連行動の特性やセラピストの流派により使い分けてよいものと思われるが，

行動の維持要因の分析に関してはより機能分析が，認知面への介入を想定する場合には，認知面にフォーカスをあてた分析が適している。複数の自殺関連行動を認める場合は，各エピソードについて機能分析もしくはスキーマ分析を行い，自殺関連行動をパターン化していく。

### 自殺関連行動の分析

この段階で，自殺の危険性が逼迫していると判断した場合は，応急処置としての危機回避を優先する。場合によっては入院治療も考慮するが，入院や隔離など，強制的安全確保による自己決定権の剥奪は逆にその後の自殺リスクを高めるという副作用にも，十分に配慮しながら決定する必要がある（Chiles, 2008）。

これらの分析を行いながら，ケースフォーミュレーションシートへ外在化していく。この過程においても，「どんな状況だったのですか？」「その時，どんな考えが思い浮かびました？」「その結果どのような行動をとったのですか？」などと，開かれた質問を中心にクライエントから考えを喚起する試みを一貫して続け，クライエント主体で作成していくように心がける。自殺関連行動の原因について尋ねる際，責任追及や非難のニュアンスの強い「なぜ？」という質問は避けるように注意する。

当初はセラピスト主導で記載の仕方を見せることも必要だが，可能な限りクライエント自身に記入を行ってもらうことにより，より実感のこもったクライエントが受け入れやすいケースフォーミュレーションシートの作成が可能となる。

### 第3段階：フォーミュレーション

#### 仮説の完成

機能分析で得られた，刺激－反応－結果という随伴性の中で，問題がどのように維持されているかについての仮説を立てる。複数のエピソードについてケースフォーミュレーションシートが完成したら，それらに共通する要因を抽出していく。分析段階で得られた自動思考に共通

し背後にある信念がスキーマとして特定される。スキーマまで特定されたら，まとめのケースフォーミュレーションシートをクライエントと協働して作成し，仮説を共有する。

#### 臨床実験による仮説の検討

作成されたケースフォーミュレーションを元に，今後の行動が仮説の範囲内で起こっていくかどうか臨床実験する。筆者は自殺関連行動のモニタリングおよび日常生活や全体的な精神状態の推移，思考の把握のために，表2に示すようなセルフモニタリングシートを使用している。自殺関連行動の頻度を記録し，セッションの中で，各自殺関連行動がケースフォーミュレーションの仮説通りに生起しているのか評価する。ケースフォーミュレーションから逸脱するような自殺関連行動を認めるような場合は仮説を修正し，より精度の高いケースフォーミュレーションとなるように仮説を洗練させていく。

### 第4段階：介入

#### 介入目標を定める

各エピソードもしくはまとめのケースフォーミュレーションシートに基づいて，どの点に介入すれば，自殺関連行動への連鎖を断ち切れるのかという介入目標を明らかにする。クライエント自身の理解に基づいて具体的な目標を設定してもらうのが良い。

#### プログラムに基づいて介入する

介入目標に応じ，介入する。具体的な介入策も可能な限りクライエント自身から引き出すことが望ましいが，精神科治療の非専門家であるクライエントから有効な介入策が引き出せることはそれほど多くない。そのような場合は，クライエントに許可を得た上で，クライエントに役立つと思われる介入方法を提案する。一度に多くの選択肢を提示すると選択できない可能性があり，2ないし3つ程度に留めておくのがよい。そこからクライエントに選択してもらい，有効性が乏しかった場合に，別の選択肢を提示するという手順を繰り返す。具体的介入方法に

表2 セルフモニタリングシート〈(原井，2019)を改変〉

セルフモニタリングシート

| 日付 | / | / | / | / | / | / | / | / | / | / | / | / | / | / | / | / |
|---|---|---|---|---|---|---|---|---|---|---|---|---|---|---|---|---|
| 曜日 | | | | | | | | | | | | | | | | |
| 自傷有無 | | | | | | | | | | | | | | | | |
| 自傷手段 | | | | | | | | | | | | | | | | |
| 出来事や考え | | | | | | | | | | | | | | | | |
| 点数　朝 | | | | | | | | | | | | | | | | |
| 　　　昼 | | | | | | | | | | | | | | | | |
| 　　　夕 | | | | | | | | | | | | | | | | |
| 起床・食事・外出・入浴・睡眠など　5:00 | | | | | | | | | | | | | | | | |
| 6:00 | | | | | | | | | | | | | | | | |
| 7:00 | | | | | | | | | | | | | | | | |
| 8:00 | | | | | | | | | | | | | | | | |
| 9:00 | | | | | | | | | | | | | | | | |
| 10:00 | | | | | | | | | | | | | | | | |
| 11:00 | | | | | | | | | | | | | | | | |
| 12:00 | | | | | | | | | | | | | | | | |
| 13:00 | | | | | | | | | | | | | | | | |
| 14:00 | | | | | | | | | | | | | | | | |
| 15:00 | | | | | | | | | | | | | | | | |
| 16:00 | | | | | | | | | | | | | | | | |
| 17:00 | | | | | | | | | | | | | | | | |
| 18:00 | | | | | | | | | | | | | | | | |
| 19:00 | | | | | | | | | | | | | | | | |
| 20:00 | | | | | | | | | | | | | | | | |
| 21:00 | | | | | | | | | | | | | | | | |
| 22:00 | | | | | | | | | | | | | | | | |
| 23:00 | | | | | | | | | | | | | | | | |
| 0:00 | | | | | | | | | | | | | | | | |
| 1:00 | | | | | | | | | | | | | | | | |
| 2:00 | | | | | | | | | | | | | | | | |
| 3:00 | | | | | | | | | | | | | | | | |
| 4:00 | | | | | | | | | | | | | | | | |

ついては，表1のような一般的に認知行動療法で用いられているものから，前述した9種類の置換スキル，もその候補となる。

### 第5段階：評価

　介入前後の自殺関連行動の頻度の変化をモニタリングする。ここでも表2のようなセルフモニタリングシートが役立つ（表2前掲）。自殺関連行動の重症度の評価には，Modified-Overt-Aggression-Scale（MOAS）（Kay et al., 1988）などを用いるとよいだろう。

　介入の評価にあたって重要なことは，行動変容は必ずしも直線的に起こるものではないということである。これは，他の不適応行動全般に言えることだが，半ば嗜癖化した問題行動が一気にゼロになるということはあまりなく，むしろぐるぐる回って繰り返しながら（Velasquesら，2001）らせん状に減少していくことの方が多い。ゆえにセラピストとしては，わずかな変化を強化，拡大していくのだという姿勢が重要で，問題行動がなくならずとも，減少さえしていればクライエントと共有のうえ，その努力を是認し，行動変容へ自信を持たせていくことが治療予後を改善する（Miller & Rollnick, 2013）。減少の程度が頭うちとなったり，問題行動が増加する場合に介入方法の変更を検討することになる。クライエントとも，この方針を事前に共有しておく。

### VI 事例提示

　最後に，実際の事例において，自殺関連行動のケースフォーミュレーションがどのように行

われるのかを提示する。事例提示にあたっては，個人を特定できないよう本稿の趣旨を曲げない範囲で十分な匿名化を行った。

**【症例】** 25歳　女性
**【診断】** 情緒不安定パーソナリティ障害
**【主訴】** リストカットをやめたい
**【生活歴】** 東京で婚外子として生育。同胞なし。幼少期から母の交際相手から身体的，性的虐待を受け，児童養護施設へ入所歴もある。母はそのことに負い目を感じ本人の要求を全てかなえるようになった。未婚。挙児無し。繰り返す自傷行為のため23歳〜25歳の間，精神科病院へ長期入院した。退院後は訪問看護を受け，母との距離をとるため独居し，デイケアへ通所している。
**【現病歴】** 小学校高学年から「嫌な気持ちを忘れるため」リストカットを開始した。中学1年時に精神科を初診し，治療が継続された。些細なストレスから衝動的となりリストカットを繰り返し，精神科病院への入院を繰り返した。23歳時の入院後，病棟内でも自傷行為を繰り返し，長期間保護室を占拠し，受け入れ先がなく25歳時に退院した。退院後，筆者の外来へ通院を開始した。

## 本事例のケースフォーミュレーション

### 第1段階：問題の明確化

　不遇な生活史を共有し，それでも今まで生きてこられた事を是認および承認し，治療関係を少しづつ構築した。同時に，本人が過去の自分，現在の不適応行動，将来の展望についてどのように考えているのかを開かれた質問と聞き返しにより引き出し明確化した。本人は「入院せずに働くとか普通の人生を歩みたい」と述べた。さらに，本人の人生の目標をかなえる上で問題となっている点について「リストカットを減らしたい」と述べることができた。

### 第2段階：仮説探索

#### 機能分析

　①刺激→②行動→③結果といった機能分析から，a）対人関係上のストレスを感じたとき，b）過去の虐待体験を想起したとき，などが主なきっかけでリストカットや過量服薬に至っていること，本人が自傷するたびに母が心配して関わるという注目が与えられ，それがかえって自傷行動を維持させているという随伴性が明らかになった。

#### 発達分析

　リストカットの背景に，不遇な生活環境の中生育したことによる自己否定感，見捨てられ不安，慢性的な空虚感，二極化思考，環境的に強化されてきた衝動性，操作性，自己破壊的行動パターンが顕著で，情緒不安定性パーソナリティ障害の特徴を満たすと考えられた。それらのパーソナリティ的特徴が，外界からの刺激を受け活性化され，自傷行為に至っているものと推測された。本人の受け入れの反応を確認しつつ診断名を告げ，パーソナリティおよび行動の特性を共有した。

#### スキーマ分析

　自傷行為の都度，①刺激→②認知→③行動，といった文脈で認知と行動を本人から引き出す形で整理していくと，「リストカットがやめられない自分は価値がない」「あれだけの虐待を受けて恥ずかしくもなく生きている」「過去の自分を消したい」などの自動思考が特定された。

　自動思考の背景には，共通して「自分には価値がない」というスキーマがあるものと思われた。本人とスキーマを共有し，スキーマから生じる自動思考をそのまま受け止め流すことや多面的な見方が出来るようになることで気分を楽にできる可能性があることを共有した。

#### 自殺関連行動の分析

　自傷行為に基本的には自殺の意図はなく，ストレス解消の手段もしくは感情からの回避を目的に行われていた。他方，自傷を繰り返すうちに自傷行為をコントロールできない自分に絶望

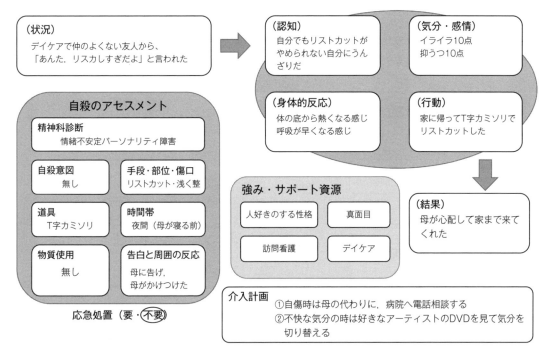

図1 自殺関連行動のケースフォーミュレーション（個別エピソード）〈（伊藤, 2010）を改変〉

感を感じ自殺の意図を伴うことがあった。主にT字カミソリを用い，部位は服で隠せる腕に限局し，傷は同じ方向へ整然と並び，受診時には自分で絆創膏やガーゼで処置を行うなど，一定程度のコントロール下に行われることがみてとれたが，自傷を繰り返すうちに自傷箇所の増加を認めることもあった。毎回，リストカットをする前に母に相談するなど自分なりの対処の末に自傷行為へ至っており，自傷前後の記憶もしっかり保持されていた。以上から，単発的な自傷行為のリスクはそれほど高くないが，連続する場合はリスクが高まるものと推測された。

　以上の分析により明らかになった内容を，ケースフォーミュレーションシートへ外在化する作業を時間をかけて行った。1枚目の作成は筆者が見本を示し，以降は本人主体で本人の自筆により作成してもらった。図1に1枚目を提示する。

第3段階：フォーミュレーション

　各個別ケースフォーミュレーションの認知（自動思考）の背後にある「自分は価値のない人間だ」というスキーマが同定された。さらに，自傷を近隣に住む母親に連絡し，母親が心配しかけつけることで本人の空虚感や見捨てられ不安が緩和され，自傷行動が強化，維持されていた。スキーマを盛り込み，全ての自傷に至るプロセスに共通するまとめのケースフォーミュレーションを本人と確認しながら作成した（図2）。

　仮説を本人と共有の上，セルフモニタリングシートにより，概ね仮説内で自傷行為が発生していることを確認した。

第4段階：介入

　自傷行為の連鎖を断ち切る方法を本人に尋ねたところ，母への相談の代わりに病院看護師による夜間電話相談を活用することを自ら提案することができた。母にも同様の説明を行い，本人が健康な生活を送れている時に関わりを増や

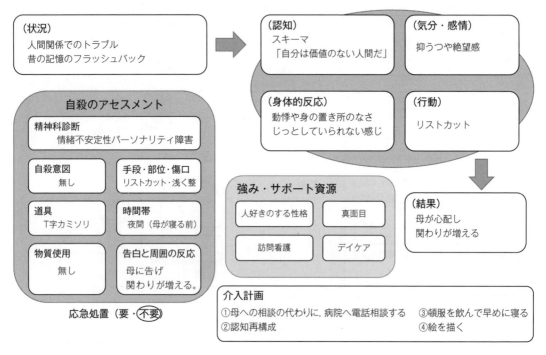

図2 自殺関連行動のケースフォーミュレーションシート（まとめ）〈（伊藤, 2010）を改変〉

す方針で同意が得られた。また，「自分は価値がない」とのスキーマから生じる個別の自動思考に関して認知再構成を外来および訪問看護師とトレーニングし，さらに，自傷行為の置換スキルとして，夜間電話相談，頓服を飲んで寝る，絵を描く，などを共有し実行を促した。

### 第5段階：評価

介入前後で，セルフモニタリングシートを利用し自傷行為の頻度と重症度をモニタリングしグラフ化した（図3）。自傷行為は完全にはなくならなかったが，頻度と MOAS による重症度は低下した。自傷行為は消退していないものの，介入は効果的で緩やかに改善傾向にあると判断し，しばらく同様の介入を継続することを本人と共有した。

## Ⅶ おわりに

以上，自殺関連行動のケースフォーミュレーションの試案を作成した。作成の思考過程や必要知識を示すことで，ケースフォーミュレーションの概念や自殺や自傷の知見を知らない治療者でも理解し活用できるよう留意した。作成のための手順やケースフォーミュレーションシートのモデルも提示したが，実臨床においてうまく当てはまらないケースや，より重点的に評価した方がいいポイントなども出てくるものと思われる。ケースフォーミュレーションでは個別性を重視するため，そのような場合は，臨機応変に変更を加えご活用いただきたい。場合によっては，全く異なった自殺関連行動のケースフォーミュレーションができてもいいだろう。ケースフォーミュレーションのために治療があるのではなく，治療のためにケースフォーミュレーションはある。

精神科臨床における自殺や自傷への対応はいまだ重要課題であり，わが国の自殺者数もさらなる減少が望まれる。本稿が，自殺問題を抱えたクライエントの回復に多少でも寄与するものとなれば，筆者にとって望外の喜びである。

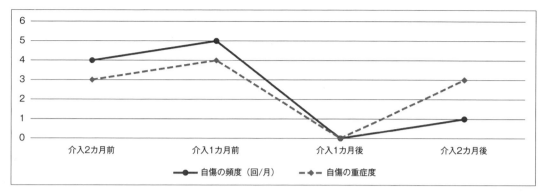

図3 ケースフォーミュレーションに基づく介入による変化

## 文　献

Bruch M, Bond FW (1999) Beyond diagnosis Case formulation approaches in CBT, first edition. John Wiley & Sons.（下山晴彦編訳（2006）臨床心理学レクチャー　認知行動療法ケースフォーミュレーション入門．金剛出版）

Chiles JA, Strosahl KD (2005) Clinical Manual for Assessment and Treatment of Suicidal Patients. American Psychiatric Publishing.（高橋祥友訳（2008）自殺予防臨床マニュアル．星和書店）

江越正敏・今井淳司・齋藤正彦（2018）都立松沢病院におけるいわゆる精神科3次救急（緊急措置入院）の実態と変化．第26回日本精神科救急学会学術総会，沖縄．

林直樹（2006）自傷行為　概念・疫学などの基本的事項．こころの科学，127；18-23．

林直樹（2012）自殺関連行動をどう評価するか？精神科病院における評価ガイドライン作成に向けて．日本精神科病院協会雑誌，31（10）；58-63．

原井宏明（2019）セルフモニタリング・決断分析・快行動スケジュールなど（http://harai.main.jp/blog1/?page_id=606）[2019年2月10日取得]

今井淳司・原井宏明・林直樹（2016）BPD治療における精神療法の統合―弁証法的行動療法（DBT）と動機づけ面接（MI）の観点から．精神療法，42（2）；208-214．

伊藤絵美（2015）認知行動療法カウンセリングワークショップ―CBTの効果的な始め方とケースフォーミュレーションの実際．星和書店．

Kay RS, Wolkenfeld F, Murrill ML (1988) Profiles of aggression among psychiatric patients. I. Nature and prevalence. The Journal of Nervous and Mental Disease, 176 (9)；539-546.

警察庁（2019）自殺者数　平成30年中における自殺の状況（https://www.npa.go.jp/publications/statistics/safetylife/jisatsu.html）

Linehan MM (1993) Cognitive-Behavioral Treatment of Borderline Personality. The Guilford Press.（大野裕監訳（2007）境界性パーソナリティ障害の弁証法的行動療法―DBTによるBPDの治療．誠信書房）

松本俊彦（2009）自傷行為の理解と援助―「故意に自分の健康を害する」若者たち．日本評論社．

Miller WR, Rollnick S (2013) Motivational Interviewing Helping people change third edition. Guilford Press.（原井宏明監訳（2019）動機づけ面接〈第三版〉（上）（下）．星和書店）

下山晴彦（2008）臨床心理アセスメント入門―臨床心理学はどのように問題を把握するのか．金剛出版．

高橋祥友（2006）医療者が知っておきたい自殺のリスクマネジメント．医学書院．

Velasques MM, Maurer GG, Crouch C, et al. (2001) Group treatment for substance abuse：A stage-of-change therapy manual. The Guilford Press.（村上優・杠岳文監訳（2012）物質使用障害のグループ治療TTM（トランス・セオレティカル・モデル）に基づく変化のステージ治療マニュアル．星和書店）

Walsh BW (2012) Treating self-injury：A Practical guide, second edition. The Guilford Press.（松本俊彦監訳（2018）自傷行為治療ガイド［第2版］．金剛出版）

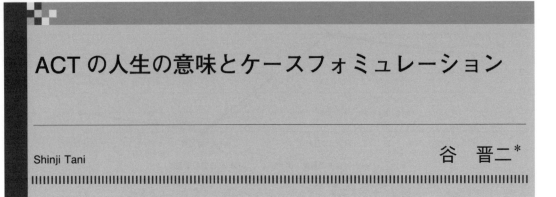

# ACTの人生の意味とケースフォミュレーション

Shinji Tani

谷　晋二*

　ACTは人間の言語と認知の行動分析学的な分析である関係フレーム理論（Relational Frame Theory；RFT）に基づいた認知行動療法である。RFTは機能的文脈主義という視点から人間の行動を分析している。そのためACTのセラピストがケースフォミュレーションを学ぶためには，セラピスト自身が機能的，文脈的な視点に立つことが重要である。そうでなければ，ACTのケースフォミュレーションを使って，クライアントをクライアント自身が望む人生に向かって行動していくように手助けをすることは難しくなる。

　ACTではいくつかの独特の用語，例えば認知的フュージョン，体験の回避，創造的絶望など，が用いられる。これらの用語はミドルレベルの用語と呼ばれ（Luoma, Hayes & Walser, 2007），ある程度曖昧で，厳密性を欠いている。ACTの根底となるRFTの言葉（ミクロレベルの用語）で，ケースフォミュレーションを記述することができるが，ここでは本論を臨床的に役立てるために，ミドルレベルの用語を使って，ACTのケースフォミュレーションについて述べていく。

## I　ACTはどのような心理療法か

　クライアントの行動を機能的で文脈的な視点から分析することが，ACTのケースフォミュレーションの中核にある（吉岡，2011）。機能的で文脈的な見方は，我々の行動が常に変化していて（ongoing），視点（perspective）や文脈（context）が変わると行動の機能や意味が異なると考えている。行動の有用性はうまくいくかどうか，つまり行動の機能（function）に基づいて判断される。たとえば，クライアントが「私はダメな人間だ」という考えを持っていてそのために「できないと思っている」行動に取り組むことを躊躇しているとしても，状況や視点によって，時には異なる考えを持つことができるということに気づくようにセラピストは援助することができる。また，もし「あなたの親友が自分自身をダメな人間だと考えているとしたら，あなたはどのような言葉を親友にかけてあげることができるでしょう」という問いは，クライアントの視点を変える手助けをし，「できないと思っている行動」を実行する動機づけを高めるかもしれない。それは，「私はダメな人間だ」という考えを持ったままで，「できないと考えている行動」に取り組むことができることを促進していく。

　ある行動が「間違っている」と判断されたとしても，それが役に立っているかどうかという基準で有用性を検討していく。例えば，「勇敢でなければいけない」という考えが正しいと考

---
＊立命館大学総合心理学部
　〒567-8570　大阪府茨木市岩倉町2-150

えていても，勇敢でない行動がうまくいくのであれば，それを選択することができるように，有用性に基づいて，行動を選択していく。

「役に立つ」という視点で行動の有用性を検討するためには，「何のために」や「何をするために」という目的あるいは方向性が大切になる。心理的な援助場面では，それはクライアントが何を大切にしたいかや人生の意味というクライアントの価値を明確化していくことである。

ACT では，クライアントが視点を変えたり，特定の言語的な関係へのとらわれから距離を置いたりする手助けをすることで，クライアントが多様な刺激に接触し，その刺激に接触した時の自身の行動を観察，記述することを手助けしようとしている。そして環境と自身の行動との関係をトラックしていくことを促していく（機能分析を通して）。つまり，どのような刺激に接触した時に，どのような行動を自発し，その結果どのような反応や行動が生じているのかをクライアントが記述することを促していく。

そして，クライアントがトラックした自身の行動と環境の相互関係を有用性に基づいて選択するようにセラピストは手助けしていく。例えば，セラピストはクライアントに「あなたが生き生きと充実した人生を送っていくことに，その行動を選択することは役立っていますか？」と尋ねる。

ACT は，行動に影響を及ぼしているさまざまな影響源（sources of influence）に対する感受性を高め，自らの行動を有用性に基づいて選択するように援助する（Villatte, Hayes & Villatte, 2015）という戦略をとる認知行動療法である。

## Ⅱ ACT のケースフォミュレーション

機能分析は，先行事象−行動−結果という時間的な流れ（随伴性）の中で行動と環境との相互作用を捉える方法である。ACT のケースフォミュレーションは，機能分析に基づいている。行動の形態（トポグラフィー）が異なっていたとしても，行動の機能が同一であれば，それら

の行動は機能的に同じ行動であるとみなされる。行動分析学の流れの中にある心理療法（機能分析心理療法や臨床行動分析）では，ケースフォミュレーションは，介入仮説を導き出す手段として利用される。介入仮説は，介入に先立って立案され，介入は仮説に沿って実施される（介入の正当性を事後的に説明するためではない）。仮説が予測するように結果が得られた時，ふりかえって仮説が正しいと判断される。予測通りに結果が得られない時には，仮説は修正され新しい仮説に従って介入が実施される。有効な結果が得られた時，初めて仮説の正しさが同定される。行動分析学的な流れの中にある心理療法では，有効な結果が得られるまで仮説の正当性は確認されない。一般的な言葉で言うと，「良くなった時に，初めて原因がわかる」という立場をとる。

ACT は 6 つのプロセスを持つモデルである（Hayes, Strosahl & Wilson, 2011）。このモデルは心理的（非）柔軟性モデルと呼ばれ，6 つのプロセスはアクセプタンス（体験の回避），脱フュージョン（フュージョン），今この瞬間との接触（過去や現在への囚われ），文脈的自己（概念としての自己），価値の明確化（価値の不明確さや混乱）コミットメント（衝動的行動，行動の欠如）である（カッコ内は非柔軟性のモデル，図 1）。6 つのプロセスについて，クライアントの状況を記述し，どのプロセスから開始するかを決定していくことが ACT のケースフォミュレーションである。心理的（非）柔軟性モデルの 6 つのプロセスはそれぞれが，独立したものではなく，相互に密接に関係し合っている。そのため，ACT は，6 つのプロセスのどこからでも開始することができる。例えば，デフュージョンやアクセプタンスのプロセスから開始して，価値とコミットメントへ展開することもできるし，トラウマ障害の場合には，価値からスタートすることがうまくいくこともある。

これらの 6 つのプロセスは一体となって心理的柔軟性を構成しており，ACT は心理的柔軟

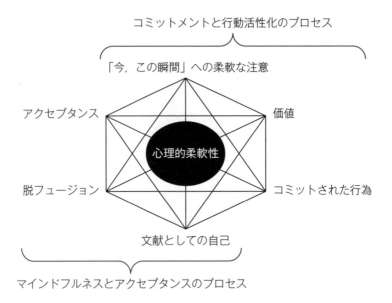

図1 ACTの6つのプロセス
（Hayes, Strosahl, & Wilson, 2011, p.101 より）

性を促進することを目的にした心理療法である。心理的柔軟性とは「意識を持った人間として，より全面的に今の瞬間と接触し，価値付けされた目標にかなうように，状況がもたらす物事に基づき行動を変化あるいは持続させる能力 pp.17-18.」（Hayes & Strosahl, 2004）である。取り除きたいような感情（不安，恐怖，嫌悪など）や不快な考えを変容することではなく，それらの感情や考えがあったとしても大切なことに近づいていく行動に従事することができる能力を高めていくことがACTの目的である。

以下は谷・北村（2013）で報告された障害のある子どもを持つ母親のケースフォミュレーションの一例である。

体験の回避：一生懸命子どもに関わる，情報を求めてネットサーフィンを繰り返す，社会的交流を避ける，保育所に子どもを預けることを躊躇する

フュージョン：努力すればうまくいく，遊んでいる暇があれば子供にかかわるべきだ

過去や現在へのとらわれ：景気が停滞して福祉予算が削られると子どもの入る施設がなくなる。そうすると，きょうだいが面倒を見なくてはいけなくなる

概念としての自己：私は努力すればうまくやってこれた。私は幸運な人間だった

価値の不明確さや混乱：仕事の価値の不明確さ，子育ての価値の不明確さ

衝動的行動，行動の欠如：いらいら，怒り，抑うつ

このケースでは，フュージョンや体験の回避を，マインドフルネスと脱フュージョンのエクササイズを使って弱めた後に，価値を明確化し，価値に基づいた行動を促進するという戦略がとられている。

ACTのマニュアルでは6つのプロセスモデルが提案されているが，いくつかの別のモデルも提案されている。

ハリス（Harris, 2009）は，6つのプロセスを3つの機能的なクラスとしてまとめている（トリフレックス）。「オープンになる」「今，ここに，いる」「大切だと思うことをする」の3

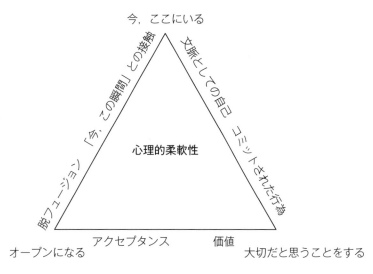

図2 トリフレックス （Harris, 2009, p.19）

つである（図2）。

Polkら（2016）が提案するACT Matrixは，大切なことから遠ざかる動き（away move）と大切なことに近づく動き（toward move）の2つに分けるモデルを提案している（図3）。このケースフォミュレーションでは，中央に円の書かれた横軸と縦軸に区切られた4つの領域があるシートを用いる。セラピストはクライアントと共に，1．右下の領域にクライアントが大切にしたい人，あるいは出来事を記入する，2．左下に大切にしたい人や出来事に近づいていこうとする時に出会う内的な障壁（感情や考えなどのobstacles），3．左上に障壁に出会った時に取る対処行動，4．右上に大切にしたい人や出来事に近づいていく行動を記入する。5．真ん中の円の中には「これらのことに気がついている人は誰でしょう」という問いの答えを書く。

ACT Matrixでは，「あなたにとって大切な人はだれですか？」という価値に関する質問からセッションが始まる。セラピストが強調することは，クライアントが，例え左下の領域に書かれた障壁（内的な出来事）に出会っていても，右上の領域に描かれる大切なことに近づく行動を促進していくことを手助けすることである

（心理的柔軟性を高める）。セラピストとクライアントの間で交わされることばのやり取りは，言葉の合気道（Verbal Aikido）という手順として示されている。

以下はTani（2018）で報告されたACT Matrixを使った抑うつ状態にあるクライアントのケースフォミュレーションの例である。

大切にしたい人や出来事（右下）：夫や子ども，友情，ファッションを楽しむこと

障壁となる考えや感情（左下）：気分が落ち込む，何もする気にならない，自己嫌悪，後悔，父親に対する怒り

障壁に対する対処行動（左上）：泣く，友人にメールを送る，夫に電話をする

大切にしたいことに近づく行動（右上）：友人に会う，家で運動をする，家族旅行を計画する

このケースでは，クライアントが大切にしたい人や出来事に近づいていく時に出会う障壁を観察し，記述することから，その障壁に対してこれまでクライアントが実行してきた対処行動のworkabilityを検討することが行われた。その後，それらの対処行動が大切にしたい人や出

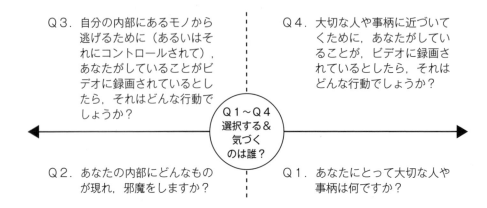

図3 ACT Matrix
(ACT Matrix Card, Contextual Psychology Institute, Schoendorff, 2018 日本ワークショップ資料より)

来事から離れていることに気づき，大切にしたい人や出来事に近づいていく行動を，セラピストとして協働して検討していくことが行われた。

いずれのモデルでも，それぞれのコンポーネントは，階層的なものではなく，相互に関係しあっている。あるコンポーネントが変化することで別のコンポーネントが変化するようにモデルは作られている。つまり，価値が明確化することで，脱フュージョンやアクセプタンスが促進し，逆に脱フュージョンが促進することで，価値が明確になることもある。また，いずれのモデルでも，たとえ不快な感情や考えがあったとしても，クライアントの大切にしたいと考えていることに向かっていく具体的な行動を活性化していくことが目的とされている（心理的柔軟性の促進）。

### Ⅲ　ACT のケースフォミュレーションにおける人生の意味（価値）

ケースフォミュレーションに基づいて介入の戦略を立て，クライアント自身の人生の意味（価値）に役立つ行動を手助けしていくことが，ACT のセラピストの役割である。

ACT のセラピストが行う主要な問いは次の二つである（Hayes et al., 2011）。一つは，「クライアントはどのような人生を自ら構築して生きていきたいと願うのか」と，もう一つは「そう願う人生に実際にクライアントが従事するのを妨げたり，それに干渉したりしているのはどのような心理的及びまたは環境的プロセスなのか」という問いである（p.166）。

これらの問いにクライアントが答える時，それまでに学習しているさまざまな考え（関係反応）が関与してくることが考えられる。たとえば，「良い母親でなければならない」とか「不安に負けてはいけない」などのような考えかもしれない。そのような考えは，クライアントが「したいこと」よりも「するべきこと」をこの問いに対する答えとして表出させるかもしれない。クライアントがすでにそれまでの生活経験やルールを通して学習している関係反応が，強くクライアントの行動を制御しており，それらの行動はクライアントの価値へ近づく行動を阻害しているかもしれない。そのため ACT のセラピストは，さまざまな体験的なエクササイズやメタファーを使って，クライアントの内的な，あるいは外的な刺激に対する感受性を高め，たとえ困難なことがあったとしても自ら選択したいと願っていることを発見する手助けをする。

クライアントがさまざまな影響源に接触し，

それに接触した時の自らの行動を観察し，記述することを目的に，価値のワークと呼ばれるエクササイズやメタファーがクライアントに紹介される。

## Ⅳ　ACT での価値のワーク

Stoddard and Afari（2014）のメタファー集には，23 の価値のエクササイズとメタファーが紹介されている。価値のワークシート，価値のカード分類課題，自分のお葬式に出席する，ファイナルディズエクササイズ，ブルズアイエクササイズ，墓標のエクササイズなどが代表的な価値のワークである。これらは，クライアントの視点を変えることを促したり，これまで接触していないような刺激に接触したりすることを手助けすることで，すでに獲得した関係反応によって覆い隠されているような刺激に接触することを促すように機能する。

価値づけられた方向のワークシートや人生のコンパス（Forsyth & Eifert, 2007）は，主要な価値の 10 領域について，どの程度それを大切だと考えるかについて 0-10 までの得点をつけ，さらに現在どの程度それを大切にしているかを 10 点満点で評定する。その後，10 の領域の中から，最も得点の高い領域を選び，現実の生活とのギャップを見て，その違いを記述していく。

人生の原理ワークシート（Ciarrochi, Bailey & Hayes, 2008）では，52 のセンテンスの中から自分にとって大切な原理に得点をつける。次に，どの原理を信じるようにどの程度圧力をかけられていると感じているかを評定し，最後にそれらの原理を実現したいと望んだか，そしてそう望んだ場合にその実現にどの程度成功したかを評定していく。

価値のカード分類課題（Ciarrochi, Bailey & Hayes, 2008）では，価値に関する単語の書かれたカードを大切なもの，少し大切なもの，全く大切でないものなどのように分類をする（単語の代わりに絵や写真を使うこともできる）。その後，大切なものを大切にしていくための具体的な行動とその行動をしようとするときに出会う障壁を検討していく。

自分のお葬式に出席するエクササイズ（Hayes, 2011, pp.484-488）では，クライアントのお葬式の際に家族や友人がクライアントに向けてどのようなメッセージを送るかを考えさせる。また 80 歳の誕生日パーティのスピーチ（Harris, 2009, p.340）では，なりたい自分が生きてきた理想の人生と現実の自分の人生の違いを明確にしていく。

ファイナルディズエクササイズでは，クライアントに「もし残された時間があと 1 週間だったら，どこで，誰と，何をしたいか」を尋ねる。その後，「あと 3 日しか残っていないとしたら？」「あと 1 日」というように質問を変えて，大切なことは何かを検討していく。

これらのエクササイズを通して，クライアントは自身が大切だと考えていることと実際の行動との相違や異なる視点から見たときの考えや感情を記述し，セラピストは，クライアントが価値を明確化する手助けをしていく。

## Ⅴ　価値の持つ特性

ACT における価値は，いくつかの特性を持った概念である（武藤, 2009）。価値は，達成することのできるような目標や何かを得る手段ではなく，継続的に，毎日実行できるものなので，ゴールとは区別され，方向性であると例えられる。また価値は，特定の行動を指すのではなく，いくつかの特性を共有する包括的な性質を持つものである（Harris, 2009）。価値に基づいた行動は，今，すぐに取り組むことのできる行動で，未来にできるようになる行動ではない。

これらの ACT の価値に特有の特性の理解を促すために，価値のメタファーが使われる。たとえば，ガーデニング（Hayes, et al., 2011, p.519），スキーのメタファー（Hayes et al., 2011, p.521）などである。

価値のメタファーの中で，クライアントは具体的な行動を記述するが，セラピストはその記

述の中から，クライアントが自身にとって大切なことの方向性を表現するように，そして包括的な特性を持つように抽象化する手助けをする。たとえば，ある女性はファイナルディズエクササイズの中で，最後の1日に「飛行機からスカイダイビングをしたい」と述べた。セラピストはそれを「もしスカイダイビングをしているとしたらどんなことを感じ，どんなことを考えますか？」と尋ねる。そして「それはあなたにとって大切なことでしょうか？」と尋ねることで，彼女が自身の価値を「怖いと感じていてもそれに挑戦していくこと」と明確化する手助けをした。

スキーのメタファーでは「雪山の頂上であなたがこれからスキーをして山を滑っていこうとしています。そこにヘリコプターがやってきて，ふもとに下りるのなら乗っていかないかと提案します。あなたはヘリコプターに乗るでしょうか？ 乗らないのはどうしてでしょうか？」という問題を考えることで，ゴール（ふもとに着くこと）と価値（滑るという行動をすること）の違いを気づく手助けをする。

セラピストは価値や価値の特性を明確化するこれらのエクササイズやメタファーを使って，クライアントが，外的な強化がなくても継続，持続し，価値に関連した行動をすること自体に強化が内在されるような行動を記述する手助けをする。一般的な言葉で言えば，「その行為をすること自体が大切で，何かを達成するとか完了することは重要でなく，苦労や時には苦痛が伴っても，いつまでも続けていけるようなもの」をクライアントと探すことである。そして，価値に近づいていく行動を具体的な，今すぐに取り組むことにできるような行動へとスモールステップ化する手助けをしていく。この作業は，階層的なフレーム（〜の一部）を使って価値というカテゴリーの一部となる行動を具体的な行動へと具体化することで行われる。たとえば，「怖いと感じても挑戦したいことや挑戦している行動が何かありますか？」「それはあなたの大切なことの一部ですか？」などと質問するこ

とで，今現在クライアントが取り組むことのできるような価値づけられた行動を明確にする手助けをしていく。このステートメントに従って行動すること（コミットメント）は，正の強化として機能すると考えられる。

## Ⅵ 価値をケースフォミュレーションの中に取り入れ，価値に近づいていく行動を援助する

クライアントが価値に基づいた行動を選択していくことは容易ではない。簡単にできることであれば，すでにその行動は実行されているだろうし，あるいは環境的な整備をすることで実行可能になるだろう。多くのクライアントは，価値に基づく行動を実行することが困難であるので，セラピーへ来ている。価値に近づく行動ができない時，そこにはどのような障壁があるのかをセラピストとクライアントは吟味していく。

ACTでは，それらの障壁のうち考え，感情，感覚などの私的な出来事に関連する障壁を取り扱う。お金がないとか，特定のスキルが欠けているなどの障壁が価値の近づく行動を実行することを困難にしているのであれば，お金を手に入れる算段やスキルを学習するスキル訓練が必要である。もちろん，「お金がなくなったら生活していけなくなる」とか「お金がなくなったら彼女は私から離れていってしまうに違いない」などの考えは，私的な出来事であるので，ACTで取り扱う困難の例である。ACTのケースフォミュレーションでは，この点をセラピストが区別することが重要である。

価値に近づいていこうとする時に出会う感覚，感情，考えなどの私的出来事を観察，記述することをセラピストはクライアントに求めていく。セラピストはクライアントの観察，記述を注意深く，興味を持って聞く（つまり正の強化を提示することで，クライアントの私的出来事に対するタクトを増大させる）。この時，クライアントは自身の私的出来事を，メタファーを使って表現することがよくある。また，セラピストは，クライアントの体験の記述を，「〜のよう

なものですか」「それは〜と似ていますか」などのように，メタファーを使って拡大することがある。多くの心理療法の中で使われているように，ACT でもメタファーは重要な介入手続きの一つである。メタファーは，関係フレーム理論からは，二つの関係反応を一致（coordination）の関係でつないだものである。メタファーには元々の関係反応に含まれている特徴を顕在化，強調させるような特徴が含まれている必要がある（Törneke, 2017）。たとえば，クライアントが特定の考えに強くとらわれてその考えに関連する刺激や状況にしか注意が向かなくなっている状態を，レストランのバイキングで同じ食べ物ばかりを食べているようだとたとえることである。このメタファーでは，少し視野を広く取れば，美味しい食べ物がたくさんあることに気がつくことができるということが強調されている。

クライアントが価値に近づいていこうとした時に出会う障壁を観察，記述し，そしてそれらの障壁にどのように対処を行っていたかを，次に観察，記述していく（トラックしていく）。そして対処行動の有用性を，価値に近づいていくという文脈から検討するように，セラピストはクライアントを援助していく。この有用性の検討は，短期的な視点と長期的な視点の両方から行われる。多くの場合に，障壁に出会った時に生じる不快な考えや感情を低減することには，短期的に効果があるが，価値に近づいていくという長期的な観点からは，効果がないことがある。このような振り返りから，セラピストとクライアントは，価値に近づいていくための新しい対処法を協働して検討していく。この段階は創造的絶望（Creative Hopelessness）と呼ばれる。クライアントがこれまで繰り返してきた対処法が価値に近づくという長期的な観点からは，「絶望的」であり，これまで試したことのないという意味で「創造的な」方法を生み出していく段階である。

これまでクライアントが行ってきた対処行動が，価値に近づいていくという文脈で見た時に は，多くのエネルギーを使いながらもうまくいかない行動であるという「発見」を促すために，セラピストは私的な出来事に対処してきたクライアントの努力を当たり前化していくことが大切である。不安や心配などの私的な出来事に対処することにもがき苦しむことは，言語を持つ人間としてセラピストを含めて誰もが体験する困難である。セラピストは，過去の出来事への後悔，反省，将来の出来事への不安，恐怖など，言語を持った人間全てが体験する私的な出来事に対処することにもがき，うまくいかないことを続けていってしまうことが，特別なことではなく当たり前のことであるという視点から，クライアントとの協働関係を作ることができる。

そしてこの協働関係の中から，セラピストとクライアントは新たな価値に近づいていく方法を検討していく。

それまでクライアントが行ってきた対処法が不快な感情や考えを低減したり抑制したりする回避行動としての機能を持つ行動であるという分析に加えて，その回避行動が価値に近づいていくことに役立たないという機能的な分析をセラピストとクライアントは協働して行っていく。新たな「創造的な」行動は，不快な感情や考えを回避するという機能とは異なる機能を持つものである。そこで，マインドフルネスのスキルがクライアントに提案されるが，回避行動として導入されると，価値に近づいていく新たな行動とはならない。マインドフルネスのトレーニングは，私的な出来事を，評価や判断をしないでただ観察し，記述するという新たな機能を持つ行動（正の強化で維持されるタクト）として導入される必要がある。

## Ⅶ　ACT のセラピストと価値

ACT は機能的で文脈的な考えに基づく心理療法であり，ACT のセラピストには機能的で文脈的な見方が求められる。複数の研究（Luoma & Vilardaga, 2013；Pakenham, 2015, 2017）が，セラピストが ACT の考え方や技法を学ぶこと

はセラピストのセルフケアに役立つということを報告している。ACT のセラピストとしてのトレーニングの中で，セラピストはセラピストとしての価値を明確化する体験をし，価値に基づいた行動を選択していくことを要求される。

　たとえ不快な考えや感情があったとしても，価値に基づく行動を自ら選択していくことを（心理的な柔軟性）日々の生活の中で反復的に実践することが，ACT のセラピストとしてのトレーニングとして重要である。この体験は，不安や心配などの感情や不快な考えにとらわれたり，もがいたり，回避しようとすることが当たり前にセラピスト自身にも起きていることを実感させ，クライアントへの高い共感性を作り出す基盤となる。

## 文　献

Ciarrochi J, Bailey A & Hayes SC（2008）A CBT Practitioner's Guide to ACT：How to Bridge the Gap between Cognitive Behavioral Therapy. New Harbinger Publications.（武藤崇・嶋田洋徳監訳（2011）認知行動療法家のための ACT ガイドブック．星和書店）

Forsyth JP & Eifert GH（2007）The Mindfulness and Acceptance Workbook for Anxiety. New Harbinger Publications.（熊野宏昭・奈良元壽監訳（2012）不安・恐れ・心配から自由になるマインドフルネス・ワークブック．明石書店）

Harris R（2009）ACT Made Simple：An Easy-to-Read Primer on Acceptance and Commitment Therapy. New Harbinger Publications.（武藤崇監訳（2012）よくわかる ACT．星和書店）

Hayes SC & Strosahl KD（2004）A Practical Guide to Acceptance and Commitment Therapy. Springer.（谷晋二監訳（2014）アクセプタンス&コミットメント・セラピー実践ガイド．明石書店）

Hayes SC, Strosahl KD & Wilson KG（2011）Acceptance and Commitment Therapy：The Process and Practice of Mindful Change. Guilford Press.（武藤崇・三田村仰・大月友監訳（2014）アクセプタンス&コミットメント・セラピー（ACT）第 2 版．星和書店）

Luoma JB & Vilardaga JP（2013）Improving therapist psychological flexibility while training acceptance and commitment therapy：A pilot study. Cognitive Behaviour Therapy, 42(1)；1-8.

Luoma JB, Hayes SC & Walser RD（2007）Learnig ACT. New Harbinger Publications.（熊野宏昭・高橋史・武藤崇訳（2009）ACT をまなぶ．星和書店）

武藤崇（2009）価値と ACT．こころのりんしょう a la carte, 28(1)；105-110.

Pakenham KI（2015）Effects of acceptance and commitment therapy（ACT）training on clinical psychology trainee stress, therapist skills and attributes, and ACT processes. Clinical Psychology & Psychotherapy, 22(6)；647-655.

Pakenham KI（2017）Training in acceptance and commitment therapy fosters self-care in clinical psychology trainees. Clinical Psychologist, 21(3)；186-194.

Polk KL, Schoendorff B, Webster M & Olaz FO（2016）The Essential Guide to the ACT Matrix：A Step-by-Step Approach to Using the ACT Matrix Model in Clinical Practice：New Harbinger Publications.

Stoddard JA & Afari N（2014）The Big Book of ACT Metaphors：A Practitioner's Guide to Experiential Exercises and Metaphors in Acceptance and Commitment Therapy：New Harbinger Publications.

谷晋二・北村琴美（2013）発達障がいのある子どもを持つ母親に対する ACT の実践．自閉症スペクトラム研究，10 巻　別冊，5-13.

Tani S（2018）Matrix for a woman suffering from Tinnitus and depression. Association of Contextual Behavioral Science Annual Conference 16th.

Törneke N（2017）Metaphor in practice：A professional's guide to using the science of language in psychotherapy. New Harbinger Publications.

Villatte M, Hayes SC & Villatte JL（2015）Mastering the clinical conversation：Language as intervention. Guilford Publications.

吉岡昌子（2011）ACT のケース・フォーミュレーション．（武藤崇編）ACT ハンドブック．pp.141-160，星和書店．

# ブリーフセラピーのケースフォーミュレーション＝オンゴーイング・アセスメント

▶ 初回面接の逐語録を提示して

Akihiro Hasegawa

長谷川　明弘*

## I　ケースフォーミュレーションと
　　ブリーフセラピー

　ケースフォーミュレーション（Case Formulation）は，1950年代以降に英国と米国を中心に行動療法が著しく医療現場に普及していく時期に，医学的診断分類（medical diagnosis）の限界を超えようして心理療法をどのように臨床現場で適用していくのかを工夫していく中で開発された経緯があり，A）初回面接，B）適用対象（クライエント）との関係性，C）①仮説設定，②介入による検証，③仮説修正を重要視している（Bruch & Bond, 1998）。ケースフォーミュレーションについては，主に精神科医によって精神医学的な診断（psychiatric diagnosis）との差違について議論が続いており，認知行動療法や精神力動といったアプローチ毎にも特徴があるので，なかなか一筋縄での説明ができないままであった（Bruch & Bond, 1998；Johnstone & Dallos, 2014）。本論において職種やアプローチを問わないケースフォーミュレーションの定義として，「専門職とクライエントが，心理学的理論から引き出された個人の持ち味や特徴（個人差）についての仮説を実践と関連付けながら共有していく上で，有用性を伴った道具やその方法である」としておく（Johnstone & Dallos, 2014）。

　続いて本論で取り上げた心理療法のアプローチであるブリーフセラピー（Breif Therapy）について概要を述べる。ブリーフセラピーの定義は，効果的で効率的なアプローチを希求し続ける心理療法の実証研究や実践活動を参考にして，エリクソン（Erickson MH）による臨床実践とサイバネティックスを精神医学に導入したベイトソン（Bateson G）の認識論をモデルの中核に位置づけながら，相互作用論に立脚して問題解決のためにセラピストとクライエントの協働によってできるだけ短期間に変化をもたらそうとする心理療法である（宮田, 1994；長谷川ら, 2012）。その中でも「相互作用」「協働」「短期間に変化をもたらそうとする」という3つの要素が備わっていることがブリーフセラピーの最低条件である（長谷川, 2019）。

　ブリーフセラピーの中にオンゴーイング・アセスメント（ongoing assessment）という考え方がある。オンゴーイング・アセスメントは，治療面接のあらゆる過程で，絶えず進行・継続しているアセスメントのことである（Bertolino & O'Hanlon, 2002）。クライエントと問題，クライエントとセラピストといった要素間の関係性を診ながら関わりを持つことを指している。

---

＊東洋英和女学院大学
　〒226-0015 神奈川県横浜市緑区三保町32
　飯森クリニック／国際心理社会実存医学研究所

「ここで話すことで，どうなりたいですか？」
「どうなっていこうとしているのですか？」「ど
んな関係が望まれていて」「どんな悩みや不満
があって」「それがどう変わってくるといいの
ですか？」「どんな結果を望んでいるのです
か？」を尋ねながら面接者はクライエントと協
働で面接を展開していく。さらに「その目標や
望まれる結果が進展していることをどのように
して知りますか？」という変化や到達点（目
標）を共有したりする。時には，最初は別の訴
えで来たのに，話している中で訴えていること
変わってきてそれに伴って面接の方向性が変動
してしまうことがある。

　本論の目的は，「オンゴーイング・アセスメ
ント＝ブリーフセラピーのケースフォーミュレ
ーション」であることを示すことである。

## Ⅱ　素材提示の目的

　1．提示する素材は，主に第1回面接全体
の逐語録である。個人情報を保護したこと以外
はほとんど加工がない状態で示してある。クラ
イエント（以下，Cl）とセラピスト（以下，
Th）との「やりとり」は，Th が面接室内で観
察された事象や対話から得られた「行動データ」
ータ」と背景情報や精神医学的な知識といった
「臨床データ」から導き出された仮説に基づい
て問いかけ，それに Cl が言語や非言語で応え
て，それに対して Th が働きかけて相互に絶え
ず変化する応答が展開している（長谷川，
2016）。本論は，主に言語情報に限定されるも
のの臨場感を可能な限り文字という制約の中で
再現した。本事例の中で Th の考えや仮説は，
Cl に伝達していることが多く認められている。

　2．2回目以降は，要点を示し，時に Th と
Cl の「やりとり」を示した。

## Ⅲ　素材提示と背景情報

　〈　〉内は Th の発言であり，*斜体*は発言順に
区切って割り振った番号。地の文章は，Cl の発言。

仮説設定（介入中立型）に<u>二重線</u>。介入（問
題焦点型）に<u>下線</u>。介入（解決焦点型）に<u>波線</u>。
検証に<u>点線</u>。

**Cl**：Z さん　50 歳代前半
**性別**：男性
**職業**：代替療法を行う事業運営（自営業）
**印象**：目に力があり，身振りや手振りをつけ
て力強い話しぶりで勢いよく話す。
**家族構成（初回時）**：Z さん，妻（50 歳代前
半），息子（20 歳代）が二人
**主訴**：「自分にはできない」という後ろ向き
な感情と強い不安感と恐怖感を感じている。
**生育歴**：現在の居住地域で成人になり現在に
至る。幼少時から，落ち着きがないといわれ
元気で活発であった。中学の頃に眼の疾患の
疑いを指摘されて失明になる恐怖を感じた。
高額な代金を支払う代替医療を親に受けさせ
てもらってから再度検査を受けると目には何
も問題がないといわれた。高校卒業後に代替
医療を学ぶ専門学校へ進学して資格を得てか
ら，経験を積んだ事業者の元で研鑽を積んだ
後に独立して経営者となる。配偶者とは，専
門学校で知り合って共に事業に携わっている。
来談・紹介経緯：インターネットで催眠療法
を検索して，催眠を標榜する心療内科クリニ
ックを X 年 2 月半ばに受診し，医師から心理
療法との併用を勧められた。
**初診時の心理検査結果**：SDS（自己評価抑う
つ尺度）は 36 点とカットオフ値以下であっ
た。STAI（状態－特性不安尺度）は，State
が 41 点と高い値を示し，Trait が 62 点と非
常に高い値を示した。
**相談機関の構造**：心療内科クリニックに併設
した自費による心理療法を提供する相談機関
で面接が行われた。初回は 90 分，2 回目以
降 60 分という時間枠である。心理療法を受
ける場合は必ず医師の診察を受ける必要があ
る。なお，Cl にはうつ状態や不安状態に作
用する薬物が処方されていたが，第 6 回面接

で薬をあまり服用しておらず心理面接のみであったことが判明した。素材提供者（Th）は，臨床心理士（公認心理師）で，ブリーフセラピーを基盤として催眠法と臨床動作法を統合的・同化的に組み合わせた実践を行っている。

**面接の様子・雰囲気**：面接はClから終始笑い声が出てくる和やかな雰囲気であった。

#1（X年2月末）：〈1：<u>ここで心理療法を受けることになった理由を教えていただきたい</u>〉1番は，代替療法を行う事業をやっているので，先月ある治療法の講習を受けていて，自分がすごく<u>マイナス感情が強い</u>。〈2：<u>マイナス感情とは？</u>〉僕には無理……2日目に講習へ行かなかった。〈3：<u>1日目はどんな気持ちで受けられたのか教えてもらいたい</u>〉1日目は，先生が自分をプロモーションしてくれると言われたのです。半年後にプロのカメラマンを呼んで宣伝の撮影をするので楽しみにしておいて欲しいという話が出た。その時に，それが逆に負担になった。とても良い講師とは思う。でも自己開示したくない。〈4：ここでは<u>自己開示しなければいけないのですが大丈夫でしょうか？</u>〉……大丈夫です。<u>不特定多数のところで面と向かって会えないような形が苦手</u>……プロモーションで有名動画サイトへのアップロードには強い抵抗がある」〈5：これは例えばこの<u>講習会以外でも強く抵抗を感じる経験なのでしょうか，似たような経験は？</u>〉例えば<u>SNSでコメントを残すのも強く抵抗がある</u>。〈6：<u>どんな風に感じるのかもう少し教えて？</u>〉……相手がどんな反応してくるのか……投稿とかしたら<u>反応が気になってしようがない</u>。だからなるべくやりたくない。反応が気になるから，積極的にやりたくはない。〈7：<u>もう少しエピソードを教えてください</u>〉今回の講習を受ける前は，インターネットからホームページの集客セミナーを申し込んだ。途中で<u>躊躇するところが多くて</u>，コメント欄にやめ

ますと書いたら，主催している先生から間際だと困りますというコメントが届いた。〈8：<u>ためらったのはどんな？</u>〉……なんか凄く優秀な人が多く……〈9：<u>会ったこともないのにそう思うのですか？</u>〉SNSのグループに入ってますので，私はこうやって成功しました。という投稿があるものですから……〈10：<u>優秀な人が入っていると思ったのですね</u>〉そうですね。あともう一つは，大震災の時にかなり不安を抱えた。自分には子どもがいるのですが，<u>自分が不安でしようがないの</u>で，大学入学する年の子どもがいて別地域に預けた。その後に患者さんのお子さんが警察官で動員されて現地にいると聞かされた。罪悪感を感じた。自分は，子どもを安全なところに行かせて，なんで自分はそういう判断をしたのかと思った。そんな自分が凄く嫌。何かやろうとしてもブレーキをかけてしまうのが嫌だ。手放したいと思う。〈11：<u>ブレーキをかけてしまうのが嫌なのですね</u>〉嫌です。〈12：<u>これまで何かあればブレーキをかけてしまうことをされてきて，今から，急に取っ払って大丈夫なのか，守ってきた可能性があるのに，そう言うような慎重さがあるのかもしれないのに，今から手放しても大丈夫なのか？</u>〉……もしも手放したとしても常識から外れた行動にはならないと思うのですよ。僕は手放したいと思っている。〈13：<u>手放すと何かどう変わってくると思いますか？</u>〉行動が早くなる。〈14：<u>そうすると</u>〉やろうとしたときに，スムーズにできるようになる。〈15：<u>ブレーキがないから……スピードを出しすぎたりしないの？</u>〉……あぁー，それ経験したことがないですから，〈16：<u>もしもね。良くなったときに元に戻りたいと言われたときに困りますので慎重に考えた方が良いとは思います。これまで慎重にやってこられて守ってこられたことを手放すことが良いのかどうか，手放したときにどういうことが起きたら良いかということを話し合った方が良いの</u>

— 213 —

かなぁと思いました。急に変わるとは思いませんが，変わりたいと思っておられるので，それでいいのでしょうか？〉経験したことがないのですから，何かしらないけど，慎重と言えば慎重です。〈17：慎重なところで，やってこられた。道路で飛び出さずにしてこられたのを急に飛び出すようになってしまわないだろうかと……〉そんなに変わるのですか？〈18：変わるかどうかは分かりません。ただね……〉でも，やってみたいなぁ。〈19：変わるかどうかも分からないですよ。急に変わったら，それはそれだけの弊害も有ると思うから，ゆっくり変わった方が良いかなと思う〉〈20：変わった後の状態を話し合った上で進めたい。行動が早くなってスムーズになるとどういう風に違いを感じますか？〉より充実感を得られる。〈21：どんなところですか？〉仕事でいろんなことをやろうとしても……〈22：例えば，今ならこのようなのに，どんな風にスピードアップしていると思いますか？〉ホームページの更新で希望を持って更新したい。〈23：もう少し教えて欲しい。希望を持って更新すると何が違うのですか？〉自分が理想としているようにはできていない。理想としているものがある。〈24：そうだ。理想の生活を聞くのも良いのかもしれない。理想の生活像を教えてもらえますか？〉理想の生活像は明確でないのです。〈25：少しでもブレーキをかけない状態ではどんな風に生活しているのか聞きたい〉……僕と知り合って，仕事を通じて助かった，楽になった，良かったと相手に感じてもらいたい。〈26：関わり方がどう変わるの？〉……あのー……言いたいことが言える。〈27：他には？〉……毎日充実していると思う。〈28：毎日充実していたらどう変わるのですか，どう振る舞いが変わるのですか？〉……嬉しい。〈29：嬉しいとどうなるの？〉嬉しいと元気になる。〈30：元気になるとどうなるの？〉じゃあ，元気になってもっとやって

あげようと思える。〈31：もっとやってあげようとなるとどう変わってくるの？〉毎日，楽しい。〈32：楽しさが今より増えると生活がどういう風に変わってくるのか聞きたい。……充実感を感じられる。楽しさを感じられる。するとどんな風な生活を送っているのかと想像してもらいたい〉あー，今日も一日，人の役に立てて，充実して過ごせたなという満足感。〈33：うーん。人の役に立ちたいというのは分かってきました。人の役に立っていると感じるのはどんなことをしている。人の役に立っているとしたらどんな風に振る舞いが変わっているのでしょうか？〉振る舞いが変わっているのか……あー……本当のこと言って良いですよね。〈34：もちろんです。私は本当のことと思って聞きます〉理想的なことだと，相手の状態をすぐに掴めるセンサーみたいのを得て，少しの支援で相手が楽になっちゃう。楽な感じを与えられる。〈35：聞いていると神様のようなレベル？〉そうそう。〈36：それだと心理療法の域を超えます。ごめんなさいね〉それがあるんだという固定観念を持っている。〈37：それがあるかもしれないしね……あるとしたらどういう風に近づけるのだろうか？　近づいたとしたらどのように変わってくるのかを知りたい。理想に近づくにはどのようなことが起きているのか知りたい〉相手のことがすぐに掴める。〈38：掴めるとは？〉相手が良くなることが分かる。〈39：こういうことが起きているとしたらどういうことが自分の中に起きているの？〉自信を持ちますよね。〈40：すぐに相手が変わっていて，良くなっていると分かるのですか？〉相手を支援して，その対応を調整して，相手が楽になればいい。〈41：今も支援をされていらっしゃる，センサーがどのように鋭敏になるのですか？〉いろんな治療法をここ数年追いかけている。〈42：追いかけて身につけたいという気持ちでいらっしゃるのですね。身につけようとしたら，身につ

けてはいけないという気持ちがどこかで邪魔していませんか？〉今の自分のやり方と比較しちゃう。僕だったらこんな感じかな。教えてくれる講師をそう見てしまう。僕だったらこうかなと思うのが嫌なのですよ。〈43：教えてくれる人を批判的な気持ちが湧く代わりにどうなるといいの？〉あのー．評論家的な気持ちで見ているので，素直になりたい。〈44：今のようなことを伺いたい。間違えていたら訂正してもらいたいのですけど，いろいろと勉強されているからこういうのがあるのに，この人は何故しないのだろうとか，こういうのがあるのにこの人は知らないだろうと講師を見てしまうということ〉そうですね。それか，それをやっていて，習ったとおりにやっていて，良くなれば良いのですけど，そうならない場合もある。そういうときは，何なんだという気持ち。〈45：言ったとおりになっても上手く行かないことがあるのに，何故あいつが教えているのか〉そこまでは言いませんけど。その中で習ったことで伸びている先生が沢山いる。伸びている先生を見るとうらやましくなる。〈46：素直に学んで伸びている人がいると，自分は伸びていないのはどうしてかと思う〉そうです。今回の講師についても本当に親切にしてもらった。でも行かなくなって申し訳ない。〈47：話題が変わりますが，催眠を希望していらしたのですが，イメージされている催眠と違うかもしれない。催眠は，車のギアをニュートラルにする感じに一旦して，ギアを入れ直して発進したり加速することをしている。期待された催眠とは違うかもしれませんが，催眠と同じような結果が出るような面接をここではしてきました〉〈48：自信を持っているときの様子をもっと具体的に伺って共有したい。例えば，素直になると，どんな風に講習を受けた振る舞いをしているのか？〉新しいことを教わったときに……素直に，再現しようとしている。習ったことを繰り返し……無心でやっている。

〈49：無心で……言葉ではなんとなく分かるけど，感覚的にどういうことなのかを知りたい〉これで当たりを感じたら，そのままスーと順調に治療を進められる。個人レッスンを受けていて技術レベルは上がっている。〈50：いろいろやれているはずなのに何が足りないと言われているのかが分からなくなってきました〉本当のことを言っていいですか？　1番なのは経済的なこと。習っても経済的に潤っていない。いろいろなことを習って持ち出しだけ。〈51：少し分かってきました〉習ったことを使って，売り上げが伸びれば良いのに変わらない。〈52：そういう不満があるのですね。経営のことが分からないのですが，心理的な面と思ったけど，ここもあそこも変わりたい。トータルで変わっていない感じがしている。一つの目安として経済的に潤えば満足するし，学ぶときも素直に学ぶことが実際の仕事に直結して反映されて，経済的に潤えば満足する〉患者の集客をやろうとするときに，最初にお話ししたように自己開示して院長の挨拶したほうが良いのが分かっているけどできない。〈53：今，お話を伺っていて，表情が良くなっているところを見ると，できないと言うけど，単にやっていない。ただ，したいでしょう〉したいです。子どもの頃は目立ちたがり屋だったのです。〈54：そうなのですね。注目を受けたいのだけど，失敗したらどうしようというお話のようですね。誤解するところだったのは人前に出るのが苦手と言われるけど，話を聴いていて，又その様子からそうでもなさそうだし，これまでの自分を否定するように言っていたけど，そうではなさそうだし，自信もそれなりにおありのようだし，自信をもっと後押しするようなことがあればやって行けそうな所もありそうですね〉〈55：どこをどうしたらよいのか分からないので，講習会で学び続けていて，それをもう一つ進めるところでブレーキをかけていることを繰り返しているよう

— 215 —

な感じのようですね〉〈56：お試しで提案するとしたら，良くなったふりをしてもらうとどう変わるかの報告を聞きたい。一人でしてみるとしたら，何の意味があるのかと疑問を持ってしまうかもしれない。それをこうなりましたと報告してもらうことで，次の展開が生まれることがあるので，ここでは素直になっていただくしかない〉〈57：良いところまで行っていて，トータルではやるだけのことはやっておられるのに，頑張ってもどこかエネルギーかけただけの形が出ていないので，焦るし，やらないとおられないという葛藤ですね〉僕は，何かやろうかと回収しようとするとブレーキがかかっていると思う。〈58：ブレーキの原因を掘り下げても良いけど，良くなったときの状態を想像してもらって振る舞いを聞いておきたい。一人では堂々巡りだけど，報告を聞いてそれを踏まえて返して，新しいループを作っていきたい〉はい。〈59：今とどういう風に変わった状態で生活しているのかを教えてもらいたい〉理想的な生活ですね。〈60：ああ，これは私の理想の生活だとしているとしたら，朝起きたときにどんな生活をしているでしょうか？〉朝はすっきりと目覚める。〈61：それから？〉家内が作った美味しい朝食を頂いて〈62：それから？〉仕事の前に今日はどのように過ごそうかと言うことを家内と二人で確認する。〈63：奥様は同じ職業なのですか？〉同じ職業をしています。〈64：奥さんはどのようなところから気づきますか？〉家内は元気なのが理想。〈65：これまでと違うあなたに，奥さんはどんなところから気づくのでしょうか？〉ニコニコしている。おはよう。美味しいご飯だね。〈65：これは日頃から言っているわけでは？〉言っています。〈66：言い方が何か変わるの？〉はい。〈67：奥さんは理想な状況になったとしたらどのようなところから状況が変わったと気づかれる？〉理想なことだと，今日はこれをしようと話し合う。

今日のプランを練る。予約のことや段取りの内容や打合せをする。それから仕事です。9時までにある程度のプランが決まって仕事が始まる。〈68：今聞いた中で，朝すっきりと目覚めて，奥様が作られた朝食をニコニコとしながら食べて，というので，最近に今お話しされたのに近いことはいつ？〉今朝です。〈69：どうして，やれたのですか？〉やろうと思っているから。ただ，食事までは理想通りでした。その後は，時間がなかった。〈70：すでに始まってますね。食事は何時くらいでした？〉理想的なのはもっと早いです。今日の流れよりも早く始める。〈71：理想に近づくには，奥様のご負担もありますしね。急に変わるのは，心配ですしね〉その分は，「朝ごはん美味しい」という所から始めます。〈72：9時までに話し合いを終えるとしたら，どういう点が違いながら話し合いが行われるのでしょうか？〉これまでは，やりたいねと二人で話していた。〈73：始めようとしていた。どんな風に始めますか？〉ご飯食べて，今日の予定を話し始める。「私はホームページを更新するから，あなたはこの資料を作ってね」というのをやりたい。〈74：それをやりたい〉今はやれていない。〈75：一番最初にやれるとしたらどんなところから始まるのでしょうか？　理想通りに近づく上で，一番最初にやれそうな所はどこ？〉その時間を作ることです。本当はおしゃれなカフェか何かでやりたい。近くにないのですが，喫茶店があります。理想ですね。〈76：理想が全部できると言うよりも手始めにできそうな所を打ち合わせておきたい。続けていく内に他の所も新しく始めて続けられるかもしれない〉はい。〈77：お客さんを9時に迎えた後は，どのように理想の1日が続いてくのですか？〉……喜んで帰ってくれる。〈78：喜ぶというのはどんな風に？〉元気になりました。〈79：元気になって喜んで帰って行く〉そういう人を一杯送り出したい。〈80：その喜ん

で送り出すには何があってできるのか？〉私が何かあって適切な治療をするように身体が反応してくれて，それで腕が上がって，お客様から良い反応が出て，楽になったという反応を引き出す。〈81：どういう条件があると良いのか？〉そのところは凄くギャップがある。〈82：ギャップとは？〉皆さんを元気にさせているわけではないから……〈83：腕が上がるというのは先ほど話された中の一つで研修を受けておられるという訳ですね〉なんか，自分が理想としている治療結果が出る。〈84：理想と一致するのがあるのかないのか分からないけど，理想に近いような治療の流れはあるのではないですか？〉良くならない人のところに注目してしまう。上手く行かなかった人のところに注目しやすい。僕も自分の傾向に気づきますし，家内もそう言ってくれる。上手く行った人のことは忘れてしまって，上手く行かない人のことを覚えている。〈85：こういう考え方はどうか……上手く行った場合を分析して，それを上手く行かない人に当てはめて考えてみることは？〉分析をしたことがありません。〈86：やってみたらどうなるのかを教えてもらいたい〉それ良いですね。やってみます。〈87：理想のやり方が分かっているならば，何か分かるかもしれない〉理想のやり方は人それぞれ受け取り方が違います。全ての人に大丈夫なものを求めているかもしれない。その方法を一生懸命やれば大丈夫というものがあると考えていたが，実際はそうではない。さまざまな代替療法の中でメニューとしてやれることが増えた。理想を求めていたのですけどね。〈88：今は，一緒に手立てを考えるしかできません。上手くいったのを忘れるというのでは無く，追求したら良いのではないでしょうか？〉楽しい思い出は忘れちゃう。嫌なことは記憶に残る。褒められたことはまず忘れる。〈89：忘れることをあえて記憶に残してみるのはどう？〉その考え方は凄い。〈90：今日のお話を聞い

た限り，すでにスタートを切っているという印象を持ちました〉話は変わりますが，両親が自分に良くしてくれた。母親が心配性で父親は職人気質で人に任せられない。自分は両親のそういう性格を受け継いでいると思っている。それを催眠で解消できるのではないかと期待している。〈91：そんなに人が変わるものなのかと考えてしまう。お父さんの職人気質とお母さんの心配性からのブレーキがある。ここでも今やっておられることが全否定されるように感じるので勧めない〉〈92：ここでは，理想の絵のパズルが埋まってきているので，残りのピースを埋めていくのが良いのではないだろうか？〉……ああ，そうですねぇ。〈93：期待して来てみて面接を進めてみて，違っていたら期待外れではありませんか？〉それはないです。いろいろと気づきました。〈94：どんなことに気づきました？〉理想を書くのは書いた方が良いと言われ，それを面接の中でフィードバックしてもらうというのは，これまでしたことがなかった。ここで，お話しするというのは意味があるのだなと思った。〈95：一人でやることはできてきたので，これ以上，何も進んでいかないならば，他のやり方を試してみたらと言うのがここでの私の提案です〉〈96：初回面接は90分予定されていて，今1時間ほど経過しました。ここで10分ほど休憩の時間をとりたい。休憩中に話し忘れたことやこういうことを伝えておきたいというのを考えてもらいたい。私も聞き漏らしが無かったかを振り返りたい〉

【10分間ブレイク】

〈97：部屋で待っておられる間に考えておられたことや伝えておこうというのはありますか？〉自分がどうにかなってしまうというのが恐怖だ。自分を崇拝してくれる人は大好きなんです。この感情は持っていて良いですか？〈98：好意を持っている人は大好きと

— 217 —

いうのは，普通の感覚と思いますよ。神のように崇めろと思っているとなると心配です〉神のよう崇めろとは思っていない。パワーのある女性は苦手です。〈99：お仕事柄，痛みを持ったり弱った人がいらっしゃって会っておられる〉その通りです。弱った人としか接していない。エネルギーあふれる人との接触は苦手なんです。研修会に参加する人たちもエネルギーあふれる人が多くいます。〈100：自分を崇拝というのはどんなこと？〉先生のおかげですーと言われること。〈101：それなら自然と思いますよ〉……新患の方だと慎重になる。〈102：身構えるということですね。また崇拝というよりも感謝してもらえる人には好感を持つということのようですね。他には？〉今の状態よりも悪くなってしまうことを考えて恐怖です。〈103：その恐怖感があるので頑張っておられるのでは無いですか？〉あぁー。……恐怖に浸っていたというのもある。〈104：おっしゃることが矛盾だらけです。それで良いのですが……それも含めてバランスをとっておられるように思います〉〈105：直感ですが，ブレーキを取り除いてしまうのが本当に良いのでしょうか，それらがあるから守っているのがあるのではないか〉〈106：終わり頃の「まとめの時間」で話すことを試してもらって報告に来てもらえると良いな〉〈107：先に，どうなると，ここに来なくて良くなるのかを聞きたい。「理想を10点として最低の状態を1点」としたら何点くらいか点数つけられますか？〉正直申しまして，来たくないです。〈108：なら来るのやめます？〉えっ。カウンセリングは行きたい。診察は，直ぐにでも止めたい……。〈109：「理想を10点として最低の状態を1点」としたら何点くらいか？（スケーリングクエスチョン；以下SQ）〉今は，もう6，7点までいっている。〈110：6，7点までいっている。じゃあ，7.1になるには何が違うの？〉……実際にこれから教えていただくことをやって変わってきたと感じる時。〈111：何を感じると変わったと感じるの？　理想のピースがはまった時に描いてあるピースは何かというのを聞きたい〉そのピースができるじゃんというのが分かった。アイデア一杯出るけど，実行に移せていない。今日お話しして話題になったことを実際にできたときに今までと違うことになる。「できるんだ。今までと変わったということをもしも感じられれば満足です」〈112：ありがとうございます。こちらも10点までは責任を持ってというのはなんだけど，ほどほどのところで「できました」というのを聞かせてもらえれば良いです。ここの料金も費用がかなりかかるので，これだけ理想が達成できたので来なくても良いですということ。念のためにいうと，理想になかなか近づかないのでこれで良いですというのもあります。今の所は，思いつかないようですが，理想の状態にこれだけ近づいて，これだけ続いているので，なんとか一人でやっていけそうですというのがあれば，ここへ来る必要はなくなるのです〉そうですね。理想の状態がどんどん膨らんでいった方向でもカウンセリングはしてもらえますか？　例えば今度は収入を増やしたいといった場合はどうですか？〈113：それは専門ではないのでお役に立てられるか自信はありません〉それを後押しするための心理状態というのであればできますか。〈114：もしも収益が得られるようなことができていたら，自分がもう少し楽な生活をしているはずですが……そこまで私もできますとは言えませんが……取り上げていただいて試すことは良いけど，私は専門では無いということだけはお伝えしておきたい〉自分の場合は，すごく一歩踏み出すのを抵抗している。〈115：そうですね。私は後押しだけです。収入を得られる手立てが見えているのならば，後押しはできるかもしれませんが，直結しているかは分かりません〉〈116：話は変わりますが，面接の頻度は1

週間間隔，2週間間隔，1カ月間隔という使い方をされる方が多いのですが，最初は毎週という方が多いのですが，今回お話を伺っていて隔週という頻度が良いように思いますが，どうでしょうか？〉そうですかぁ。〈117：1週間すぐでしょ，私の感覚では，2週間くらいの間隔が良いように思うのですが，どうです？　それこそ，毎週来るとなると費用のこともありますが，1カ月となると間隔を開け過ぎな感じする〉そうですか。ならばそうします。〈118：……今，2週間後の予定を確認したらすでに予定が入っていました。申し訳ありません〉ならば，まだ始まったところなので来週に入れます。〈119：無料ならば，毎週来てと言いますけどね。料金が発生するので，考えどころなのです。お金にゆとりがあるので毎週来ますというならば，止めません（共に笑い声）。次回は1時間の枠になります。落ち着いたら，月に1回というのもありですし，最後は2，3カ月間隔でも良い〉いいですね。結果報告という感じが良いですね。〈119：そんな時は1時間も面接時間はいらないですね〉はい。〈120：もうすぐ終了時間ですので，まとめに入ります。——C1はまとめを自分で聞きたいので手持ちの機械で録音したいと希望が出た。録音を認めることにした——私の方で先ほど考えていたことというのは，凄く前向きで，なんとか良くしたいという中に，ネガティブな面がある。よく学んでいるがゆえに，前向きにやってこられているけど，形に出てきていないことで何か不安感があってブレーキをかけてしまう。実はできていることに気づいていないことが沢山あったということをこの場でお話しいただいた〉〈121：理想の状態がある中でパズルのピースがあるみたいだけど，ピースをもう少し探してもらうと他の図面を繋ぐ図柄が出てくると思う〉〈122：今日お話しされた具体的なことですと，充実していて嬉しいということをしていたら，どんな生活をしてい

るのかを質問をさせていただいた。自信を持って過ごす中で，奥様が作られた朝食を食べる中でニコニコして美味しいとおっしゃることが出てきた。実は，それを今朝やっていらっしゃったというので，詳しくお伺いすると，理想の生活を続けてみたら他にどんな発見があるのかを探してきていただきたい〉〈123：理想の生活が続いていることが普通になれば，次の理想が見つかるかもしれない。これがあると理想の生活が続いているというパズルのピースを新しく探していく。朝すっきりと目覚めた，もしも目覚めていなくても目覚めたフリをしていただきたい。フリをした形をしていく内に，気持ちがついていくだろうから……。気持ちよく目覚めたら，それはそれで良いです。フリは，毎日となるとキツイので，1週間に2，3回くらいで良いですよ〉〈124：もしも理想の状態になっていれば，それを続けてもらう。理想の状態が続かない場合は，理想の状態が続いているフリをしてもらう。フリは，理想の状態ならば，こう振る舞っているだろうということをして，理想の状態に戻してもらう。それで何があると理想の状態なのかをボンヤリとではあっても掴んできて，聞かせて欲しい〉〈125：あと，奥様が理想の生活の状態に気づいたというのがあれば，聞きたい。また利用者さんが最近先生調子が良いんじゃ無いのというのがあれば，それも教えて頂きたい。つまり理想の状態像をお持ちなので，現実の中で，理想の生活が起きていることを探してきていただきたい。理想の生活を拾い集めてくる。メモなどしてきてもらうとありがたい。どうですか？〉良いですね。後は，そうですね。上手く行った分析もしてみます。〈126：そうですね。それはお仕事の中でですね。私も似たような仕事をしている中で聞くのが楽しいです〉わかりました。

　*面接経過のメモ：#1の2日後にC1から予約日変更の電話が入った。変更の理由は，身体的な持病の治療を受けるために専門機関*

— 219 —

へ受診するためという。Clは，＃1から3週間後の予約を入れた。

**＃2（X年3月半ば）**：前回の面接以降の状況を尋ねた。理想的な一日を過ごそうと試みた。配偶者にも理想の生活を過ごせるように協力を得ただけでなく，Zの様子を客観的に記録してもらうよう依頼したという。理想の生活を過ごすようにしたら「いつもよりも多くの患者さんが喜んで帰っていくようにみえた」という。〈127：SQ〉厳しめにつけて4点。収益が上がるとか患者が多くなると4.1点になる。

**＃3（X年4月上旬）**：同居していた子どもが就職のために遠方で一人暮らしを始めて寂しくなった。患者に対する認識が変わった。以前は患者に対して自分が全てやらなけりゃいけないと思っていた。新患に対して治療する前から何か言われたどうしようと身構えていた。今は，やるだけのことはやるから大丈夫と思えるようになった。良い方向に感じる。自分がなんとかしなけりゃいけない。でも，できないからダメだと思っていた。最近は，患者の反応が違ってきているのではないかと思う。今は，やるだけのことはやるから大丈夫と思えるようになった。また電話がかかってきたときは，クレーム電話がかかってきたと思っていたが，最近は，予約電話と思うようになった。
　〈128：SQ〉5，6点です。〈129：参考までに10点とはどんな状態？〉売り上げが＊＊＊万円くらい。去年は＊＊＊万円くらいあった。この1，2月は理想の三分の一くらいであった。0，1点をつけた。苦手意識が強かった文字を書くことについて練習帳を購入し，患者へのサンキューレターをClが書けば好印象になると考えたという。Thが大学教員なので何か聴講できる講義があれば聞きたいとの申し出があり，大学併設の生涯学習センターで受講できる講義があるという情報を伝えた。

**＃4（X年5月半ば）**：Clは前回の面接以降に良くなったことを報告した。Thはそれを傾聴した。ClがThの講義を受講した。筆字講習を受けるように申込をした。新たな代替療法のインストラクターになれたので月末から来月にかけて講習会を開くという。患者から良い文字だと褒められた。〈130：SQ〉6か7点になった。そこで日頃の生活の中で何を維持したいかを考えてくるようにお願いした。

**＃5（X年6月上旬）**：代替療法の講習会を開いたら，目標であった参加者が友達を連れてリピートしてくれる人が出ることを達成できた。筆字講習を受けて講師として認められ，その成果として書いたものを持参して見せてくれた。Thは「遊び心を感じる文字で素敵である」と返した。代替療法の講習会の受講証を筆字で書いて患者に渡したら文字も習いたいという要望が出た。「なんで私から字を習いたいという人が出てくるんだ」と思った。他人に対する壁が下がった。素の自分を出しても良いと思えて出せるようになった。患者ではなく顧客と会うことが楽しい。今年1月から身体の調子を崩して，身体に異常が分かって落ち込んだ。最近は，これまで躊躇してきた苦手に思っていたことに挑戦してみると「なんかできたぞ」と思うことが増えた。以前に受けたコンサルタントから習おうという気持ちがなくなった。Clが自分なりのやり方が分かって運用できつつあるからという。心理面接の終結について話題にすると「目標とする月収が得られたらと考えていたが，Thはその対応を専門外と言われたので，コンサルタントのところに家内がいってます」とはぐらかされた。終結の目安を得るためにMMPI（Minnesota Multiphasic Personality Inventory）という心理検査の受検を提案し，了承を得て後で受けてもらった。〈131：SQ〉6.8点になりました。その前の面接は6.5点でした。

♯6（X7月半ば）：5月に新しく修得した代替療法を通じて，参加者が喜ぶことに対して後押しできたことを笑顔を交えて具体的に報告した。最近は，治療をしていてストレスがない。「できることはするよ」と利用者に接する姿勢が変わってきた。利用者が理想にしていたように自分を評価してくれるようになった。最近は，よく寝られる。素で笑えて，飾り気なく振る舞えるようになった。〈132：SQ〉7.8点。8点あれば充分で，残り2点分は，もう何かする必要はないと思う。得点が足りないのはもう少し相談へ来たい気持ちがあるからという。また売り上げは伸びている。

MMPIの結果を返した。〈132：(0軸) 気持ちが外に向いている傾向がかなり強い〉本来は外に行くのが好き。人といるのが楽しくて仕方ない。自営の仕事もあり家族もいるので，家庭にいるようにしていたけど，息子も成長して自宅を離れていき，最近はなんとか外へ出るようにしていた。これからは自分一人だけでも出て行くようにしたい（笑いながら話す）。〈133：(8軸) 独特な考え方をされていて，人に分かってもらえないと感じることがある〉自分の考えを突き進んでいて自己拡大や自己拡充していると思う。〈134：(2軸) 気持ちの落ち込み具合や気持ちの切り替え方を測定していて，このあたりだと気持ちの切り替えが上手い程度の高さと言えそうです〉気持ちの切り替えが上手くなったのは，最近獲得したのかもしれません。〈135：心理検査の結果を聞いてどう思いましたか？〉心理検査の結果の通りのことをしてますね。当てはまっている。

〈136：今後の心理面接についてどうしていきたいか希望を教えてください〉正直なところ，薬を服用してませんでした。今は，薬をもらうことが不要と思っている。まだカウンセリングを受け続けたい気持ちはあるものの，もしもカウンセリングを終えたら，肩の荷が下りる感じがします。〈137：今回お話

を伺ったことと心理検査の結果を踏まえると，状態が良くなったとも言える。困ったことが起きたときにいらっしゃるのが良いかもしれないがどうでしょうか？〉それならば，「卒業」という形をとりたい。〈138：ここに来て何が変わりましたか？〉ものの見え方や捉え方が変わりました。〈139：どんな風に？〉難しいことに向き合った時，「やりがい」があることだと考えるようになった。今回で終結とし，研究協力に関する同意書を取り交わした。

## Ⅳ　考察

### 1．ケースフォーミュレーションにおけるブリーフセラピーの特徴

認知行動療法のケースフォーミュレーションは，1）仮説設定，2）介入による検証，3）仮説修正という過程がある（Bruch & Bond, 1998）。提示された素材からブリーフセラピーのケースフォーミュレーションは，1）仮説設定（介入中立型），2-a）介入（問題焦点型），2-b）介入（解決焦点型），3）検証という大きく三段階に区分されると考えられた。第一段階「仮説設定（介入中立型）」については，Thが明確に発言しないで，第二段階「介入」となっている質問の前提として内在させたり，面接展開に沿って仮説修正をした上で，質問が発せられていることを多く認め，常に「仮説を修正しながらの介入」が行われていると考えられる。初回面接の中では，導入部〈発言1から19〉と終わり直前〈発言119から123〉に頻度を多く認めた。

第二段階「介入」となる質問は，大きく2つの種類に分けられる。一つ目は，ThとClの「やりとり」の過程の中でClの困難さを確認するものである（上記の素材では質問を下線で示した）。Clの困難さの捉え方についてThが問いかけることで詳細を具体的に尋ねて細分化し，さらにClの考え方の背後にあると仮定される

— 221 —

特徴と少し焦点をずらした見方や行為を Th が質問することで変化を後押しする「やりとり」が存在していた。

二つ目は，Cl によってある程度困難さが描かれたところ〈発言 20 以降〉で，Cl の解決像（目標）を尋ねたり，効果測定やその目安となることを尋ねているものである（上記の素材では質問を波線で示した）。この解決像は，決まった構造や要素の枠組みが存在しているわけではなく，オンゴーイング・アセスメントの中の「やりとり」の中で要素が積み重ねられて構築されていく。専門職があくまで Cl という利用者の希望に添うことを大切にする姿勢を有し，心理療法というサービスを提供することに徹する姿勢をオンゴーイング・アセスメントの概念を通じてブリーフセラピーが体現していると理解できる。

ブリーフセラピーでは，仮説設定と介入，そして検証を繰り返しながら面接を展開している過程がオンゴーイング・アセスメントそのものであり，ケースフォーミュレーション（Bruch & Bond, 1998）ともいえよう。特にブリーフセラピーにおけるケースフォーミュレーションの特徴は，時間軸でいう未来に焦点を当てた解決像を個人別に仕立てて共有していき，セッションをまたがずに 1 回毎に検証して，区切りをつけていくところであろう。ブリーフセラピーが毎回の面接を初回面接のような心構えで臨む姿勢が求められているがゆえに本論では初回面接の逐語録を示した。これらの構造が短期化をもたらしていると考えられる。なお認知行動療法を含む多くの心理療法は，過去ならびに現在の要素を区分けして，現時点で示し，セッションをまたいで時に心理尺度などを用いて検証することをしていると考えられる。

## 2．オンゴーイング・アセスメントにおける応答は微分のようなところがある

「やりとり」をしている中での細分化は，微分をしていると枠組みを捉えることができる。

微分（differentiation）は，ある時点での「瞬間的な速度」や「変化の割合（傾き）」「瞬間の変化率」を表している。例えば，物理学で考えた場合に，「距離（移動した位置）」を微分すると「速度」となり，さらに微分をすると「加速度」となる。心理療法の場合に，現時点からクライエントが進む方向や解決までの「距離」を想定すると，その目的地に向かうまでの変化の割合を知る手がかりとしてケースフォーミュレーションが相当すると考えられる。ブリーフセラピーでは，解決後の状況と資源を丁寧に尋ねて描写することが特徴である。あらかじめケースフォーミュレーションの要素や枠組みは決まっておらず，面接者と利用者の間の「やりとり」で構成されていく。

## 3．事例が奏功した過程と仕組みとパズル・ピース・メソッド

本事例で事例が奏功した過程と仕組みを考える。Z は，事業を拡大しようと努力してきたが成果が出ず焦っていた。Z は，元来，目立つことを好み，人前に出ることを好んでいたが，夫婦で家業を営む中で家族に対して責任を強く感じ，研修会に参加して新たな事業展開を企画するが，実行に移そうとすると根拠を伴わないと感じていた「自信」と大きな責任感に圧倒されて実績が伴わず焦りが増していた。来談時には家族発達段階（Haley, 1973）において，中年期危機と子どもの自立や独立が同時に生じる時期と丁度重なった。息子が家を出て，夫婦二人の生活になり，Z が再度自分のやりたいことを見つめて，苦手だと思って避けていたこと（筆字）に取り組み，希望していたコンサルティングを受けずに Z の独自色の強い取り組みを整理して事業に適用（さらに新しい代替療法の習得に筆字を混ぜた取り組み）したら，今までできていないと思っていたことが，実は達成できていたことに少しずつ気づき，その達成できてきた環境を認識することつまり社会を認知的に新たに構成することができ，これまで観ていた世

界とは違う「世界にいる」ことに気づいたことで新しい認識の世界に移行し，根拠を伴った自信を獲得して終結に至った。

初回面接の中で出てきた「パズルのピースをはめ込む」という質問〈発言92, 121, 123〉の中での喩えは，解決志向モデルのミラクル・クエスチョンに類する質問である。これを筆者は「パズル・ピース・メソッド」と呼称している。パズル・ピース・メソッドは，最初に，理想の状況（解決像）をClに少し説明してもらう。続いて，「理想の絵のパズルが埋まってきているので，残りのピースを埋めていくのが良いのではないだろうか？」「理想の状態がある中でパズルのピースがあるみたいだけど，ピースをもう少し探してもらうと他の図面を繋ぐ図柄が出てくると思う。それはどのようなものなのか？」「理想の生活が続いているというパズルのピースを新しく探していく」「その理想の状況は，今の生活の中に当てはめると，他にどんなピースを当てはめられそうか」などThが尋ねて，Clの解決した状況（目標）を創出することに資する質問となる。

ブリーフセラピーでは，メタファーでの構造の同型性（Lakoff & Johnson, 1980: 多門, 2014）に注目して面接中に意図的にメタファーを用いることがある。本事例でパズルのピースをはめることを話題にしたのは，Clがピースを主体的に探してはめる行為と日常生活の中で主体的に理想像に向かう何かを探して実行することと同じ構造であることを想定した使い方であった。

## V 総括

提示した素材は，加工がほとんどなされていないために，Thの問いかけが適切になされておらず，外したと思われる箇所が散見している。同様に，Clの応答にも辻褄が合わない箇所も散見している。しかし，この「脱線」も含めて臨床現場での面接には，さまざまな方向性や展開の可能性が含まれていることが示された。

そんな中，ブリーフセラピーは，解決に向けた仮説設定と介入（質問），検証を繰り返す「オンゴーイング・アセスメント」が，ケースフォーミュレーションと同義語と考えられ，素材の中に示された「やりとり」を通じて，未来に焦点を当てた解決像を個人別に仕立てて共有していく過程が本論で示され，さらにはその過程に「微分」のような所があると考えられた。

## 文　献

Bertolino B & O'Hanlon（2002）Collaborative, Competency-based Counseling and Therapy. Allyn & Bacon.

Bruch M & Bond FW（1998）Beyond Diagnosis：Case Formulation Approaches in CBT. John Wiley & Sons.（下山晴彦編訳（2006）認知行動療法ケースフォーミュレーション入門．金剛出版）

Haley J（1973／1993）Uncommon Therapy：The psychiatric techniques of Milton H.Erickson, M.D Reissue edition. W.W. Norton & Company.（高石昇・宮田敬一監訳（2001）アンコモン・セラピー　ミルトン・エリクソンのひらいた世界．二瓶社）

Johnstone L & Dallos R（Eds.）（2014）Formulation in Psychology and Psychotherap-Making sense of people's problems 2nd ed.　Routledge.

長谷川明弘（2012）統合的な立場からブリーフセラピーを再定義する―試案・私案・思案（ブリーフセラピーの今後を考える―宮田敬一先生の本会に託した思いは，何か）．ブリーフセラピー・ネットワーカー，15；18-24.

長谷川明弘（2016）臨床心理学を学ぶ：計画を立てる―心理アセスメントに注目して．東洋英和女学院大学心理相談室紀要，Vol.19, pp.68-75.

長谷川明弘（2019）パワハラ・トラウマに対するブリーフセラピーの適用（岡本浩一・長谷川明弘（編）パワハラ・トラウマに対する短期集中療法―ブリーフセラピー・臨床動作法・NLPの理論と実際．春風社，69-111.）

Lakoff G & Johnson M（1980）Metaphaors We Live By. The University of Chikago Press.（渡部昇一ほか訳（1986）レトリックと人生．大修館書店）

宮田敬一編（1994）ブリーフセラピー入門．金剛出版．

多門靖容（2014）比喩論．風間書房．

# 発達障害のケースフォーミュレーション

Naoko Inada

稲田　尚子*

## I　はじめに

　発達障害には，主に自閉スペクトラム症（Autism Spectrum Disorder：ASD），注意欠如多動症（Attention Deficit ／ Hyperactivity Disorder：ADHD），限局性学習症（Specific Learning Disorder：SLD）などが含まれる。発達障害のケースフォーミュレーションにあたっては，心理学的・精神医学的なアプローチと応用行動分析学的なアプローチがあり，前者では，発達障害の包括的な診断アセスメントを実施し，後者ではかつ機能的行動アセスメント（Functional Behavior Assessment：FBA）を含む行動アセスメントを実施する。

　発達障害の包括的な診断アセスメントは，対象となる人の全体像を系統的に把握し，必要なサービスやライフステージに応じた支援を検討するために役立つ。発達障害の包括的な診断アセスメントでは，①発達障害，②知的水準とそのバランス，③併存する精神症状・疾患，④身体疾患，⑤心理社会的および環境的問題，⑥適応状態という6つの軸について評価を行う必要がある（Goodman et al., 2012）。

　応用行動分析学的な行動アセスメントは，①主訴を明確にする，②標的行動を選択し，定義する，③介入目標を設定する，④標的行動の機能分析を行う：仮説を立てる，⑤ケースフォーミュレーション：介入計画を立てる，⑥介入計画を実行する：仮説検証を行う，とされている（松見，2007）。行動アセスメントでは，「何がクライエントの問題か，またそれをどのようにして改善するかを突き止める」（Linehan, 1977）ことが求められる。一連のアセスメントのプロセスの中で，標的行動に対して，それを改善する介入計画に情報を与え，その中に組み込むべき資源，重要な他者，競合する随伴性，維持と般化の要因，潜在的強化子および弱化子などを見つけ出すのである（Snell & Brown, 2006）。標的行動が問題である場合には，機能的行動査定（Functional Behavior Assessment：FBA）とよばれる3段階の手続きを含めることが多い。この手続きでは，問題行動を制御している変数と考えられる先行事象と後続事象を同定し，系統的に操作する。これにより明らかにしようとするものは，個人の環境において行動が果たす役割（例えば，社会的注目による正の強化，課題の逃避による負の強化）である。

　筆者は，心理士であり，また認定応用行動分析士（Board Certified Behavior Analyst：BCBA）を目指している立場でもある。そのため，筆者自身は両方を組み合わせてケースフォーミュレーションすることが多い。発達障害の包括的な

*帝京大学文学部心理学科
　〒192-0395　東京都八王子市大塚359

診断アセスメントは，ほかに的確にまとめられたもの（黒田ら，2015）があるため，本稿ではCooperら（2007）による応用行動分析学的な行動アセスメントに基づくケースフォーミュレーションに焦点を当てて紹介し，論じていく。

## Ⅱ　応用行動分析学的な行動アセスメント

### 1．主訴を明確にする

　主訴を明確にするためには，以下の4つの方法がある。①行動インタビュー，②行動チェックリスト，③標準化検査，④直接観察，である。

### 1）行動インタビュー

　行動インタビューでは，対象となる本人および／または，その人に日常的に関わる人々（親，保護者，教師）に対して行う。この行動インタビューは，標的行動として選ぶ可能性がある行動の一覧を見つける最初の重要なステップとなる。従来的なインタビューと行動インタビューとの違いは，尋ねる質問の種類と求める情報のレベルにある。なぜ，という質問は使用せず，何，いつ，どこの質問を重視して，クライエントの実際の行動と，その行動に対する周囲の重要な人々の反応に焦点をあてる。インタビューで収集した情報を補うために，クライエントに質問紙やニーズアセスメント調査用紙に回答してもらうことがある。クライエントに特定の状況や行動をセルフモニタリングし，特定の出来事を書き留めるかテープレコーダーで記録するよう求めることもある。クライエント本人が収集したデータは，標的行動を選択し，定義するために役立てることができる。

　クライエント本人以外に，周囲の重要な人々に行動インタビューし，アセスメント情報を収集する。クライエントに個人的にインタビューすることができない場合，あるいはクライエントの生活に関わる重要な人々（例えば，親，教師）から情報を得なければならなくなることがあるからである。本人へのインタビューと同様，なぜという質問は避け，何，いつ，どうしてという質問を用いる。場合によっては，その人たちに介入の手伝いをしてくれる意思があるかどうか，また実際にできるかどうかを調べたりすることもできる。改善プログラムは，両親やきょうだいやその他の重要な他者の援助なしには成功できないことが少なくない。

### 2）行動チェックリスト

　行動チェックリストを用いる場合，ある特定の行動と，それぞれの行動が起こるべき条件についての記述が得られる。通常使われるのはリッカート尺度であり，盛り込まれるのは，行動の頻度，強度，持続時間に影響する可能性のある先行事象と結果事象についての情報である。優れた行動チェックリストから得られる情報は，より直接的で集中的なアセスメントをする価値のある行動を見つけるために役立つ。

### 3）標準化検査

　標準化検査は，集団基準に準拠した得点が得られるものが多い。しかしほとんどの標準化検査は，応用行動分析的な行動アセスメントに貢献することはないことに留意が必要である。なぜなら，その結果を指導や治療の対象となる標的行動に読み替えることができないからである。しかし目標基準準拠型とカリキュラムベース型のアセスメントには大きな価値があることが認識されている（Browder, 2001）。これらのアセスメントは，子どものパフォーマンスの直接的に測定しているものとみることができ，また，収集されるデータは子どもが遂行する日々の課題と特異的に関係しているからである（Overton, 2006）。

### 4）直接観察

　直接観察は，クライエントのどの行動を改善すべきかを決定するために最もよく使用される方法である。逸話的観察（anecdotal observation）ないしはABC記録（ABC recording）とも呼ばれている。懸念の対象となるすべての行動や，それらの行動の先行条件と結果を，それらがクライエントの日常環境において起こるままに記録した記述的な時系列に沿った報告を生み出す。ABC記録については，ABCナラテ

ィブ記録法とABC連続記録法があり，後述の
FBAのパートで後述する。

5）生態学的アセスメント

　クライエントの主訴を明確にするためには，
上記の1）〜4）の実施が基本であるが，それ
以外に生態学的アセスメントを行う。個人とそ
の人が生きて働く環境についての相当な量の情
報（例えば，生理的条件，環境の物理的側面，
他者との相互作用，過去の強化の歴史）を収集
することを要求する。しかし行動アセスメント
の目的を忘れてはならない。完全な生態学的査
定は，たいていの応用行動分析のプログラムで
は必要ではないし，正当化もされない。

6）直接アセスメントにおけるリアクティビティー
　効果

　さらに，直接アセスメントにおけるリアクテ
ィビティーがあることに留意する。リアクティ
ビティーとは，アセスメント手続きが被アセス
メント行動に及ぼす影響を意味する（Kazdin,
1977）。セルフモニタリングの手続きは通常，
アセスメントされる行動に影響を与えることが
明らかになっている（Kirby et al., 1991）。観
察者の存在が被観察者の行動を変化させること
は，研究によって示されているが，リアクティ
ビティー効果は通常一時的なものである（例え
ばHaynes & Horn, 1982）との報告がある。

## 2．標的行動を選択し，定義する

　標的行動の候補となる可能性のある行動の相
対的な社会的重要性と，ハビリテーションの価
値は，Cooperら（2007）によると，以下の点
を考慮すれば明らかになる。

• その行動は，その人の日常生活において強化
　されるか？
　　行動が妥当であると判断されるためには，
　標的行動が介入を終えた後の環境において，
　その人にとっての強化子を生み出すことが必
　要である。

• その行動は，有用なスキルを獲得するために
　必要な前提条件となる行動か？

• その行動は，その人がほかの重要な行動を学
　習し，使用できる環境へのアクセスを増大さ
　せるか？

• その行動は，行動カスプか基軸行動か？
　　行動カスプは，個人を新しい環境，強化子，
　随伴性，反応，刺激制御に導き，それらを経
　験させ，それゆえそれ自体の固有の変化をは
　るかに超えた突然の劇的な変化をもたらす行
　動をさす。基軸行動は，それを学習すれば，
　訓練していないほかの行動における類似の修
　正または共変化を生み出す行動のことである。

• その行動は，年齢相応か？

• 行動を減少させたり消去させたりすることを
　標的とするときは，それに置き換えるために
　必ず望ましい適応的行動を選択しなければな
　らない。

• その行動は，実際の問題や達成目標を代表す
　るか？　それとも間接的に関係するだけか？

• 人の言語行動を，対象である実際の行動と混
　同してはならない。しかし，状況によっては，
　クライエントの言語行動を標的行動として選
　ぶべきである。

• 個人の目標が具体的な行動でないならば，望
　ましい結果や状態をもたらすような標的行動
　を選択しなければならない。

　アセスメントの結果，標的行動として選ぶ可
能性のある行動やスキル領域が，しばしば複数
明らかになることがある。優先的順位づけは，
標的行動として選ぶ可能性のある行動を，次に
示す事柄に関わる重要な質問に照らして評定す
ることによって行うことができる。相対的危険
度，頻度，持続期間，強化の見込み，将来のス
キル発達と自立機能との関連性，ほかの人々か
らのマイナスの注目の減少，成功の可能性，お
よび費用である。

　行動改善の対象となる本人，親およびまたは
ほかの家族メンバー，スタッフ等が標的行動を
定義し優先順位を決める場に参加するようにす
れば，目標の不一致を減らすうえで役立つ。

標的行動のよい定義は，客観的で，明瞭で，完全でなければならない。そして何が標的行動の例であるか，何が例でないかを区別するものでなければならない。

標的行動の定義が妥当と言えるのは，クライエントもしくは家族が訴えた問題のすべての側面を，観察者が捉えることが可能になったときである。

## 3．介入目標を設定する

行動の改善が社会的妥当性をもつのは，それが当人の生活のいくつかの側面を重要な意味で変化させる場合である。

どの程度までの行動改善が必要とされているか，つまり介入目標の達成基準については，標的行動を修正する取り組みを始める前に確定しておくべきである。

## 4．標的行動の機能分析を行う

標的行動が選択し，定義され，介入目標が設定された後は，標的行動となった問題行動の行動機能アセスメント（Functional Behavior Assessment：FBA）を行う。現在我が国では，機能分析という用語が複数の方法の総称として使用されることが多いが，応用行動分析学領域では，FBA として概念が整理されている。FBA は，①間接的 FBA，②記述的 FBA，③実験的な機能分析（Functional Analysis：FA）の大きく 3 つに分けられる。実験的な FA は FBA の一部であり，実験的に因果関係を証明する方法とされる。

問題行動は，環境のほかの出来事と法則的に関係している。FBA により，特定の種類の環境事象と行動との間の関係について仮説が生成でき，介入と予防が可能となる。本稿では，FBA の 3 つの方法を概観し，とりわけ日本で実施されることが少ない実験的な FA について紹介する。

### 1）間接的 FBA

間接的 FBA の「間接的」は，行動の直接観察をしないことを意味する。行動インタビュー（例：機能査定面接［Functional Assessment Interview］，O'Neill et al., 1997）を実施したり，行動評定尺度（例：動機づけ査定尺度［Motivation Assessment Scale, MAS］，Durand & Crimmins, 1992；機能アセスメントスクリーニング検査［Functional Assessment Screening Test, FAST］，Iwata et al., 2013）を用いる。間接的 FBA は，問題行動の直接観察を必要としないため実施しやすいが，MAS の評定者間一致は低いことが複数報告されており（Ardorfer et al., 1994 など），情報提供者が正確にバイアスをかけずに思い出すことが難しい可能性がある。

### 2）記述的 FBA

記述的 FBA では，行動の直接観察を行う。ABCナラティブ記録法（ABC narrative recording）は，現在我が国で最も多く用いられている。対象となる行動が観察されたときのみ記録する。時間的負荷は比較的軽いが，主観的印象（イライラさせられたなど）を書かないよう，観察者には適切なトレーニングが必要である。ABC 連続記録法（ABC continuous recording）では，間接的 FBA および ABC ナラティブ記録法などで得られた事前情報をもとに，あらかじめ先行事象，問題行動，結果事象を記録するコードを決める。標的となる環境事象（先行事象と結果事象）は，問題行動の生起に関係なく，起これば必ず記録する。個人の日課を中断させることなく観察が可能であり，因果関係を表す場合がある。このほか，ある標的行動が特定の時間帯で頻繁に起こる程度を記録する散布図法（scatterplot）もある。

### 3）実験的な FA とその応用

実験的な FA は，問題行動を維持すると思われる環境上の出来事を実験デザイン内で組織的に操作し，問題行動の生起に関連する変数の因果関係を直接的に証明するものである。Iwata ら（1982／1994）による伝統的な手続きでは，4 つの機能条件（注目，逃避，有形物，遊び）

が用いられる。設定された部屋で，1セッショ
ンを10分とし，セッションごとにいずれか1
つの機能条件を提示する。これにより，因果関
係を明確にできる反面，望ましくない行動を一
時的に強めたり増加させるリスクがある。機能
条件が適切に統制できていない場合，機能が未
分化であると示されることになる。倫理面に十
分に配慮し，訓練された行動分析士のもとで実
施する。

　伝統的なFAは，問題行動を生起させる変数
について明確な因果関係をもたらすが，倫理的
な課題や限界がある。そのため臨床場面で実施
される場合，その必要性が十分に吟味され，保
護者と可能な限り子どもに書面と口頭でインフ
ォームドコンセントを行うことが求められる。
現在，日本で実験的なFAが実施されることが
ほとんどないことは上記のような理由があるか
らかもしれない。一方，このような課題に対応
するため，臨床場面で実施できる簡便かつ安全
な方法が検討されてきた。

　短期（brief）FAは，伝統的なFAでは各機
能条件を複数回繰り返し投入するのに対し，各
条件を投入するのはそれぞれ1セッションのみ
である。この短期FAと伝統的FAの結果の一
致率は66%であり，一定の妥当性が示されて
いる（Kahng & Iwata, 1999）。

　試行ベースFA（Trial Based FA：TBFA）
は，児童に対して教師が教室などの日常環境の
中で実施することを目的として開発された
（Bloom et al., 2011；Sigafoos & Saggers, 1995）。
20試行実施し，1試行は2つの条件（統制条
件とテスト条件）から構成され，各条件は2分
または問題行動が生起するまで持続する。問題
行動が生起するとその試行は打ち切り，次の試
行に進む。例えば有形物および注目条件は，学
校の自由遊びの場面で実施し，要求条件は教示
場面で実施する。要求および注目条件は必ず実
施するが，有形物条件はその機能が疑われる対
象にのみ実施する。標的行動が攻撃的行動であ
る場合，無視条件は実施しない。TBFAの結

果と標準的FAの結果は60%〜100%一致する
（Bloom et al., 2011；Bloom & Irvin, 2012）。
TBFAは行動が生起した率を視覚分析するが，
TBFAにおいて反応潜時を計測し，視覚分析
する方法としてTBLFA（Trial Based Latency
Functional Analysis）も開発されている（Neidert
et al., 2013）。

　統合的随伴性FA（Synthesized-Contingency
Functional Analysis, Hanley et al., 2014）は，
まず対象の保護者に対してオープンエンドの機
能的アセスメント面接（Open-ended Function-
al Assessment Interview, Hanley, 2009）（30
〜45分）および短時間の直接観察（15〜30
分）を実施し，問題行動に影響を与える可能性
のある要因を絞り込む。その後，選択した条件
を用いてFAを実施し，強化随伴性を調べる。
面接と観察は十分に情報提供的であり，適切に
組み合わせることで短時間に効率よくFAが実
施できる。

　FAは，FBAのプロセスとして必ず実施し
なければならないわけではない。FAは時間も
コストもかかるために，臨床現場では，緊急に
介入が必要な場合は間接的FBAおよび記述的
FBAに基づき，介入方針を定めることも少な
くない。他方，それらだけでは機能が特定でき
ない場合などは，FAの社会的妥当性を十分に
検討した上で実施することができ，近年開発さ
れた簡便な方法が利用できる。

## 5．ケースフォーミュレーション：介入計画を立てる

　行動の機能は，注目（社会的強化），要求，
逃避，自動強化の4つに大別される。FBAは，
以下の3つの方法によって効果的な介入を導く。
問題行動を予防するために修正できる先行変数
を同定する，修正できる強化随伴性を特定して，
問題行動によって強化子を入手できないように
する，代替行動を獲得させるための強化子を同
定する，である。

　機能的アセスメントに基づく支援では，先行

介入：望ましい行動を自発させやすい状況を設定する（先行事象操作），代替行動：問題行動と同等の機能を果たす代替行動を教える，後続介入：望ましい行動に随伴して問題行動を維持させていた結果を提示する（強化），問題行動で得られていた結果が起きないようにする（消去），およびその組み合わせが用いられるが，これらの支援は問題行動の低減および望ましい行動の増加に効果的であることが実証されてきた（Ervin et al., 2001；Hanley, Iwata & McCord, 2003；Lane, Umbreit & Beebe-Frankenberger, 1999）。

1）機能が注目の場合の介入例

行動の機能が注目であった場合の介入方法の例として，庭山と松見（2016）の研究を紹介する。紙幅の都合で，行動の操作定義等は割愛する。

自閉スペクトラム症のある小学校1年生の児童の離席行動に対して，記述的FBAを行ったところ，対象児の離席行動は教師の注目によって強化されていることが仮説として考えられた。そこで対象児の着席行動に対する教師の注目を増やすために，小型機器による5分間隔の振動をプロンプトとして教師に導入した。さらに，着席中の対象児への注目が増えていることについて，フィードバックも行った。教師には，対象児が離席し不適切な行動をしているときには，授業進行に支障がない限り注目しないよう教示した。その結果，教師の着席中の対象児への注目が増加し，これとともに対象児の離席率が減少し，授業参加率は増加した。プロンプトとフィードバックによって，FBAに基づく対象児への支援（着席中の注目）を教師が行う回数が増え，さらにこれによって対象児の離席行動は減少し，授業参加行動は増加することが示された。

この研究では，FBAに基づき，先行介入，後続介入が計画され，実施されたと考えられる。先行介入では，非随伴性強化（Non Contingent Reinforcement：NCR）が選択され，対象児に対して教師による注目が5分間隔で与えられ，

小型機器による5分間隔の振動は反応プロンプトとして導入された。NCRは，問題行動に対する介入方法の一つであり，問題行動を維持している強化子を，対象者の行動とは無関係に豊富に提供し，行動問題を減らしていく方法である。NCRでは，強化子を豊富に提供するため，問題行動を呈さずとも強化子を得ることができ，その結果，行動問題が減っていくと考えられている。さらに，後続介入として，消去が計画され，その行動を維持していた強化子を差し控えるため，不適切な離席行動については，できるかぎり注目を与えないようにした。加えて，介入の実行者である教師に対して，対象児への注目の頻度が上がっていることに対して研究者からフィードバックされるという，教師の行動を増やし維持する介入も計画されており，これらの介入パッケージが奏功したと考えられる。

2）機能が要求と回避の場合の介入例

行動の機能が要求と回避である場合の介入方法を検討した例として，田宮ら（2014）の研究を紹介する。自閉症スペクトラム障害のある諸学校1年生の男児が放課後等デイサービスにおける集団活動時の離席行動について，MASを用いた間接的FBAおよび記述的FBAを行ったところ，意思表示に対する要求と難しい課題からの回避の機能があることが仮説として考えられた。前者については，「手を挙げ，支援者に当てられてから席に座ったまま発言をする」という代替行動を分化強化し，また別の場面で挙手する，質問するといった適切な代替行動を教える機能的コミュニケーション訓練が計画された。後者に対しては課題の難易度を下げる，対象児の理解を促すよう視覚プロンプトを使用するなどが計画された。

この研究論文では，実際に介入は行わず，FBAに基づく介入方法が報告されているのみであるが，先行介入として，強化子を同じくする代替行動を指導した機能的コミュニケーション訓練の必要性が示されている。離席行動のもう一つの機能として，難しい課題からの逃避の

機能をもつ場合，課題の難易度を下げるなどの先行事象を操作する介入もあることが分かる。このように行動の機能は単一ではなく，複数ある場合もあるのである。

庭山と松見（2016）と田宮ら（2014）の報告では，対象児が呈する行動のトポグラフィーは，同じ「離席行動」であった。それにも関わらず，行動の機能は，対象児によって異なり，必然的にそれぞれ異なる介入が計画された。呈している行動のトポグラフィーに惑わされることなく，FBA によって行動の前後の関係を分析し，行動の機能の仮説を立て，それに基づいて介入を計画し，実行していくことの重要性を考える好例であろう。

### 3）機能が自動強化の場合の介入例

行動の機能が自動強化である場合の介入の例として，Heffarnan & Lyons（2016）の研究を紹介する。自閉症のある4歳の男児が重篤な爪噛み行動を示していた。FBA（具体的な内容の記述なし）の結果，行動の機能は自動強化であるという仮説が立てられ，他行動分化強化（Differential reinforcement of other behavior：DRO）を計画し，爪噛みの感覚的フィードバックと同じような感覚が得られる強化子（乾燥した米，パスタ，シリアル，レンズマメ）が使用された。DRO では，20秒間爪噛み行動がなく，他の行動をしていた場合に社会的称賛と強化子が30秒間与えられた。段階的にDRO に要する時間が延ばされ，最終的に1時間とした場合にも，爪噛み行動は見られなくなり，介入後のプローブ期にも爪噛み行動は見られなくなった。この研究は，後続介入として，代替行動を強化子として DRO と組み合わせて実施されている点が参考になる。

以上，FBA に基づく介入の研究例を，できるだけ分かりやすいように抜粋して紹介した。FBA で特定された先行事象，標的行動，後続事象，および行動の機能に着目した介入の例として，読者の方のご参考になれば幸いである。

### 6．介入計画を実行する：仮説検証を行う

介入の計画は，仮説段階であるため，それを実行し，毎回データを収集する。データが，行動改善につながっているかどうかをみるポイントは，データのレベル，変動性，トレンドである。①データが高いレベルにあるのか，あるいは低いレベルにあるのか，②データの変動性はあるのか，あるいはないのか，③行動が急激にあるいはゆるやかに，増加あるいは減少するトレンドにあるのか，という点から，介入の効果を判定し，行動の変化がみられないようであれば，それに影響している要因を検討し，必要な場合には介入計画を変更する。これは不断の作業として行われ，毎回のデータ収集により，タイムリーな介入やその変更が可能になる。

### Ⅲ　おわりに

本稿では，応用行動分析学的な行動アセスメントに基づくケースフォーミュレーションについて述べてきた。読者の方にとって，応用行動分析に関心を持っていただく一助となれば幸いである。

### 文　献

Bloom S et al.（2011）Classroom application of a trial-based functional analysis. Journal of Applied Behavior Analysis, 44；19-31.

Browder DM（2001）Curriculum and assessment for student with moderate and severe disabilities. Guilford Press.

John OC, Timothy EH & William LH（2006）Applied Behavior Analysis. Prentice Hall.（中野良顕訳（2013）応用行動分析学．明石書店）

Ervin RA, Radford PM & Bertsch K et al.（2001）A descriptive analysis and critique the empirieal literature on school-based functional assessment. School Psychoiogy Review, 3；193-210.

Goodman R & Scott S（2012）Child and Adolescent Psychiatry, 3rd Edition. Wiley-Blackwell.

Hanley GP, Iwata BA & McCord BE（2003）Functional analysis of problem behavior：A review. Journal of Applied BehaviorAnalysis, 36；

147-185.

Hanley GP, Jin CS & Vanselow NR et al.（2014）Producing meaningful improvements in problem behavior of children with autism via synthesized analyses and treatments. Journal of Applied Behavior Analysis, 47；16-36.

Haynes SN & Horn WF（1982）Reactivity in behavioral obseavation : A methodological and conceptual critique. Behavioral Assessment, 4；369-385.

Heffernan L & Lyons D（2016）Differential reinforcement of other behaviour for the reduction of severe nail biting. Behavior Analysis in Practice, 9；253-256.

Iwata BA, Dorsey MF & Slifer KJ et al.（1994）Toward a functional analysis of self-injury. Journal of Applied Behavior Analysis, 27；197-209.

Kahng S & Iwata BA（1999）Correspondence between outcomes of brief and extended functional analyses. Journal of Applied Behavior Analysis, 32；149-159.

Kazdin AE（1977）Artifact, bias, and complexitiy of assessment : The ABCs of reliability. Journal of Applied Behavior Analysis, 10；141-150.

Kirby KC, Fowler SA & Baer DM（1991）Reactivity in self-recording : Obtrusiveness of recording procedure and peer comments. Journal Applied Behavior Analysis, 24；487-498.

Kathleen LL, Margaret E & John U et al.（1999）Functional assessment research on students with or at risk for EBD：1990 to the present. Journal of Positive Behavior Interventions, 1；101-109.

Linehan M（1977）Issues in behavioral interviewing. In Cone JD & Hawkins RP（Eds.）Behavioral Assessment : New directions in cinical psychology, pp.30-51. Bruner/Mazel.

Neidert PL, Iwata BA & Dempsey CM et al（2013）Latency of response during the functional analysis of elopement. Journal of Applied Behavior Analysis. 46（1）；312-316. doi：10.1002/jaba.11.

松見淳子（2007）アセスメント，機能分析，そしてケースフォーミュレーションへ．下山晴彦（編）認知行動療法：理論から実践的活用まで．pp.51-59．金剛出版．

庭山和貴・松見淳子（2016）プロンプトによる教師の注目の増加が通常学級に在籍する一自閉症スペクトラム障害のある児童の授業参加に及ぼす効果．行動分析学研究, 31；55-62.

Snell ME & Brown FE（2006）Instruction of Students with Severe Disabilities（6th ed.）. Merrill Prentice Hall.

田宮めぐみ，米山直樹，松見淳子（2016）放課後等デイサービスで参加児童が集団活動中に示す離席行動に対する機能的アセスメント研究．関西学院大学心理科学研究, 42；19-24.

# 好評既刊

**Ψ金剛出版** 〒112-0005 東京都文京区水道1-5-16　Tel. 03-3815-6661　Fax. 03-3818-6848
e-mail eigyo@kongoshuppan.co.jp　URL http://kongoshuppan.co.jp/

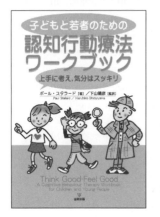

子どもと若者のための
## 認知行動療法ワークブック
上手に考え，気分はスッキリ

［著］ポール・スタラード　［監訳］下山晴彦

本書は，認知行動療法を子どもや若者に適用するために，発達段階に合わせて，彼らが理解しやすく，楽しんで課題に取り組めるように工夫をしたものです。まず，認知行動療法の基本的な考え方が，続くワークシートでは，実際に子どもや若者がそこに絵や文字を書き込むことで，自分の気持ち，認知，行動をつかみ，その関連性を理解し，感情や行動をコントロールする練習ができるようになっています。　　　　　　　　　　本体2,600円＋税

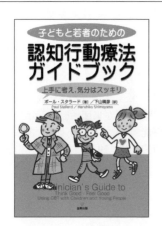

子どもと若者のための
## 認知行動療法ガイドブック
上手に考え，気分はスッキリ

［著］ポール・スタラード　［訳］下山晴彦

子どもは大人に比べ，言語能力も高くなく，自分のことを「問題がある」「病気だ」とは思わないことも多いので，言語を活用するCBTは不向きだとされてきました。しかし本書では，従来の認知行動療法的技法に加え，イメージやリラクゼーション，お話作りなどの技法を合わせ，子ども向きのCBTをパッケージング。実際の臨床場面で使用できる付属のワークシート，「親訓練プログラム」の詳しい解説などを加え，より包括的な援助ができるようになっています。　　　　　　　　　　　　　　　本体2,600円＋税

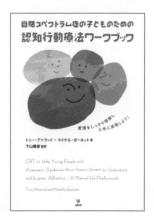

## 自閉スペクトラム症の子どものための認知行動療法ワークブック
愛情をしっかり理解し上手に表現しよう!

［著］トニー・アトウッド　マイケル・ガーネット
［監訳］下山晴彦

気持ちのキャッチボールが苦手な子も，大切な人に思いを伝えられない子も，子どもの愛情を感じられずに悩む親も，しっかり気持ちを伝え合うスキルを身につけよう！　科学的根拠＝エビデンスにもとづいて設計された5つのステップは，誰でもわかりやすく，自宅でも学校でもかんたんにチャレンジできるように工夫されている。　　　　　　　　　　　　　本体2,400円＋税

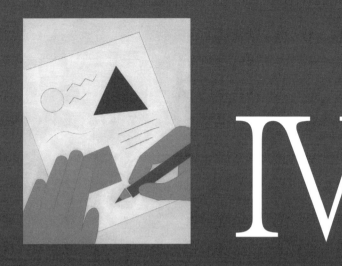

# IV

座談会
「ケースフォーミュレーションと
精神療法の進展」

# 「ケースフォーミュレーションと精神療法の進展」

Naoki Hayashi
Haruhiko Shimoyama
Emi Ito
Akihiro Hasegawa
Naotsugu Hirabayashi

司会：林　直樹[*1]，司会：下山　晴彦[*2]，
伊藤　絵美[*3]，長谷川　明弘[*4]，
平林　直次[*5]

## はじめに

**林（司会）：**今日は「精神療法のケースフォーミュレーション」についての座談会ということでお集まりいただき，ありがとうございます。今回，「精神療法誌」増刊号にこの座談会を掲載いたしますが，これは私たちの思い入れがあって企画させていただいています。

　ケースフォーミュレーションというと，一部の先生方にはよく知られていますけれども，一部の先生にはそうではないという状況がありますし，多様な考え方があって，それをどう捉えていいかがわからない。それこそ，ケースフォーミュレーションにフォーミュレーション，定式がないということがあります。しかし，少なくとも，これが私の問題意識なのですが，今までのやり方ではまずいのではないかと思っているのです。そういうことで，本当に形が定まらない結果になるかもしれな

いのですが，この議論についてはいろいろな場でいろいろな考え方を戦わせる，重ね合わせる，そういったプロセスがこれからも必要なのではないかと考えています。

　これから，私なりに考えたいくつかの重要テーマについて，皆さまにご意見をいただきたいと思っています。恐らく私の問題意識が偏っていると思いますので，ご参加の先生方に「こんな見方もある」ということを教えていただきたいと思っています。

## I　ケースフォーミュレーション事始め

**林：**まず，私から，ケースフォーミュレーション事始めということで，私の体験をお話しいたします。

　この会では，御参加の皆様に話し始めのときに簡単にご自身の背景・経歴も語っていただきたいと思います。私は精神科医で39年になります。だいたい閉鎖病棟が中心の，いわゆる精神科病院で臨床をやってきました。そして今は大学病院で6年になります。元々から偏った臨床経験しかなくて病院から大学病院に移ったときは，ちょっと大げさですけれども，違う種類の患者を違う環境で診ることで，生まれ変わったような気持ちになったという体験をして現在に至っています。

　それで，ケースフォーミュレーションとい

---

[*1] 帝京大学医学部附属病院メンタルヘルス科
　〒173-8606　東京都板橋区加賀2-11-1
[*2] 東京大学臨床心理学コース
　〒113-0033　東京都文京区本郷7-3-1
[*3] 洗足ストレスコーピング・サポートオフィス
　〒145-0062　東京都大田区北千束2-29-4
[*4] 東洋英和女学院大学大学院人間科学研究科
　〒106-8507　東京都港区六本木5-14-40
[*5] 国立精神・神経医療研究センター認知行動療法センター
　〒187-8551　東京都小平市小川東町4-1-1

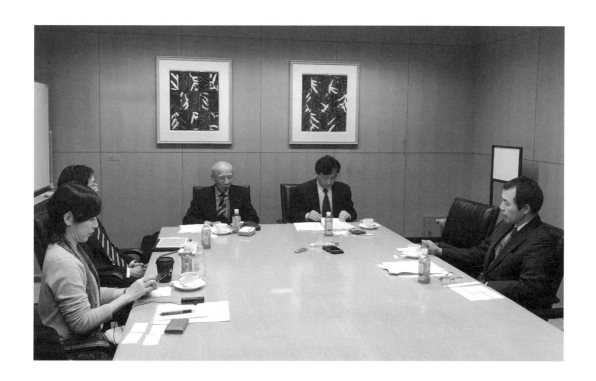

うことですが，実はここにおいでの下山先生に啓発・啓蒙されたという経緯があります。下山先生は2000年くらいのときに臨床心理の教科書をいくつか編集されたりお書きになっていて，それらの本のアセスメントのところでケースフォーミュレーションのことを必ずお書きになっているんです。それで頭にインプットされました。それから，次は，伊藤絵美先生の認知療法のご本でした。それによって眼が開いて，認知療法のケースフォーミュレーションはとてもシンプルなんだけれどわかりやすくて奥が深いということで，感動していたんです。

## II　ケースフォーミュレーションは症例検討会用か？

もう一つは，前は精神科病院にこもっているような職業人生を送っていたので，あまりよその症例検討会に顔を出していなかったんですね。学会等ではケース検討会があって，顔を出してはいたんですけれども，数としては少なかったと思います。

それで教育機関へ行ったわけで，自分がケース検討会をやらなくてはいけなくなったのです。そうすると，一体何の原理でケース検討会を構成していったらいいんだろうと考えさせられました。それは相当に厳しい体験でした。今までいろいろなことをやってきたのはただ単に思いつきで，プレゼンテーションの材料を一種の連想ゲームのように膨らませてやっていた，みたいな感じがしたんですね。

そうすると，ほかの症例検討会も似たようなもんだと思うようになり，やっぱりこれはまずいのではないか，もうちょっと系統的にな議論できるようにしないといけないと考えるようになりました。ケースフォーミュレーションは，症例検討会用であるという意見もあります。日常の臨床を組み立てるものだという意見ももちろんありますが。

ですから，症例検討会というのはケースフォーミュレーションを生かす，本当に好適なツールだと思うし，偏りを減らすことができ

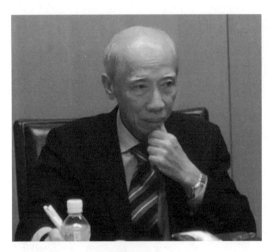
林直樹先生

ますので，これを使わない手はないだろうと思って取り入れたのでした。

それから，さまざまな場のニーズに合わせて自分でも症例検討会をやらなくてはならなくなり，自分のやり方を作って提示しないといけないし，ほかの人にもやってもらおうと注文をつけたりして，自分がいいかげんにやってきたことを棚上げにして，ケースフォーミュレーションを人に押しつけるようになったということです。それが二つ目ですね。

## Ⅲ　虐待との関係

それから三つ目は，やはり2000年くらいだと思いますけれど，有名なACE（Adverse Childhood Experiences）studyの結果が発表されて，生活歴とか不遇体験，Aversive experienceがものすごく強い影響を私たちの精神に与えているということが明らかになりました。

私は以前，今まで患者さんが，虐待の体験や親への恨みを語っていると，面接で「これはHere and Nowじゃないよね。だからちょっと話題変えなきゃいけない」と思って，話題を変える，変えないで患者さんと意見が食い違うことがあったわけですね。こちらはそれがトラウマになって，虐待のことを聞く

のに，苦手意識をずっと持っていたのですけれども，自分たちの集めた自殺関連行動を呈した患者のデータで，虐待にこんなに強い影響力があるのかということで，腰を抜かし，考えを180度あらためまして，積極的に聞くようになりました。虐待の訴えはまさしく被虐待者にとってのHere and Nowだったのです。ですから，ケース検討でも虐待をほとんど扱わなかったのが，やはり虐待のことを聞かなきゃどうしようもないだろうと，いままでとは正反対の大きな変更が私の頭の中で行われたんです。そうすると，やはり生活歴だとか，ライフイベントだとか，やはりそういった情報がないと，症例検討会はできないだろうと考えるに至ったのです。

そのような経緯で，私にとってケースフォーミュレーションがないと，臨床もそれからケース検討も——それが一つの私の仕事になっていますので——できないということになりました。下山先生と伊藤先生に感化されて，このように大きく変わったという経緯があります。

**下山（司会）**：ありがとうございます。

**林**：それでは，下山先生に，思いを語っていただければと思います。

## Ⅳ　なぜケースフォーミュレーションか？

**下山**：今の先生の話にすごく刺激を受けて，いろいろなことが思い浮かんだので，どうまとめられるかなと思いつつ，自分が過去になぜこのケースフォーミュレーションというものに注目したかということからお話しさせていただこうと思います。林先生は39年っておっしゃいましたね。

私は，現場に出たのが26, 7歳くらいなんですね。当時は博士論文なんて書かなくていいよ，どうせ書かないんだからみたいなことでだまされて，博士課程の2年で中退して現場に出ました。学生相談所にメインの仕事があり，あとは病院などに行っていました。そ

ういう意味ではずっと現場で，12年くらいやっていて，そこから大学に戻りました。

それがちょうど1995～1996年なんですね。12～13年現場で仕事をしていて，そして大学に戻って何を教えたらいいかと思ったときに，二つ課題だなと思ったんです。

一つは，現場でやっている時というのは，「このケース，どうするんだ」と常に感じていた。家族のことが絡んでいたり，教員とのトラブルが関わっていたりしていました。それで，その個人の中のメカニズムで問題を見ることができなかったので，多様な情報をどうまとめて，このケースをどうするか，どう理解するかが常にテーマだったんです。

それをどう教えるか。しかし，当時の教科書というのは，精神分析とはこういうものですよ，という心理療法の理論はたくさんありました。しかし，理論というのはある意味では抽象化された，よく言えば普遍的な，というものなので，起きている現実のケースと，そこに書かれていることとはすごく齟齬がある。かなり具体的な多様なものが現実であり，教科書に載っているものというのは，各心理療法の理論なので，どこにもないような抽象的なものが載っていた。これをどうつないだらいいのだろうと悩んだわけです。学生にいくら理論を教えたとしても，それは本を読めばわかることなのです。現実と理論の間をどうつないだらいいんだろうと思っていました。

それからもう一つは，東大は学生相談所と保健センターが同じ場所にありました。それで，医療と違う心理の独自理解の仕方ってなんだろうとも考えていました。医療の場合，やはり診断をすることがとても大事だと思うんです。薬を出す上でも，症状を見て診断をしていくというのが重要となります。われわれは，当然それはできないし，最終目標でもないので，では心理って何を大事にしたらいいんだろうと思っていたのです。

そんなこともあり，何を教えたらいいか本

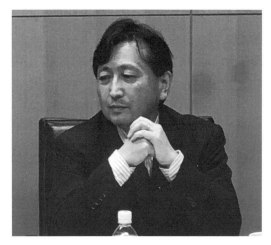

下山晴彦先生

当にわからなくて，海外ではどう教えるかと思って，いろいろと見に行きました。その一環でボストンにいたときに堀越先生にお会いしました。彼はハーバードのマクレーン病院にいて，いろいろと教わったんですけれども，当時は「CBTという時代」になってきた時期でした。それで外国に行ったときにCBTの本をいろいろと買い集めたんです。その中に，金剛出版から出版したブルックさんの本がありました。翻訳のタイトルは『認知行動療法ケースフォーミュレーション入門』（2006）なんですけど，原書のタイトルは『Beyond Diagnosis』，「診断を超えて」というものなんです。CBTのケースフォーミュレーションというタイトルです。

読むと，いかに具体的に情報を集めなければいけないか，組み立てなければいけないかというのが書かれていました。「これだ，自分が探していたのは」と思って，翻訳を，それこそ無理やりお願いをして，やらせていただきました。

そこで書かれていたケースフォーミュレーションのポイントは，抽象ではなくて具体なんだということでした。行動療法系はケースフォーミュレーションと言って，認知療法系はconceptualization，つまり概念化という言

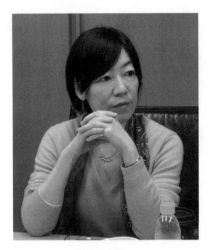

伊藤絵美先生

葉を使っていて，そこがどう違うんだという議論もされていて学びましたし，あとは診断とどう違うのかということも学びました。

　診断もどちらかというと抽象化，分類なわけですけれども，それを超えて現実にどう出ていくかというところでケースフォーミュレーションが大事だということが示されていました。

**林**：ありがとうございます。それでは，伊藤先生，よろしいでしょうか。

## V　クライエントが抱える問題の仕組みを知る

**伊藤**：はい。よろしくお願いいたします。伊藤と申します。職種としては臨床心理士でずっと仕事をしてきております。

　ケースフォーミュレーションに関して言いますと，ちょっと長くなっちゃうかもしれないんですが，もともと私は慶應の心理で基礎心理を勉強していて，大学院から臨床のほうに移ったんですけれども，もともと学んでいたのは認知心理学なんです。だから修士論文も博士論文も実はあまり臨床っぽくなくて，人間の問題解決に関する理論やモデルをずっと勉強してきて，そちらのほうの論文を書いていました。要はその認知心理学とか認知科学における問題解決研究というのが，人間はその問題を解決するシステムであると。それを，その問題解決のプロセスをモデル化して人工知能で実現するというのがテーマになっていて，私の心の中にずっとある，ニューウェルとサイモンという人が1972年に書いた，『Human Problem Solving』という認知科学の教科書があるんですが，そこに，「人間は問題解決のシステムである。その問題解決というのは，その問題の理解と解決策の探索の二つに分かれる。必ずその問題の理解が解決策の探索に先行する」と。要するに，問題を理解して初めて解決策の探索に行けるのだという，非常にシンプルな理論があるのですけれども，それに感動してしまって……。それから，その問題解決研究の中にエキスパート研究というものがあって，同じ領域の初心者とエキスパートの問題解決の違いを調べる研究で，初心者は解決策に走るけれども，エキスパートはその問題に対してすぐに解決しようとせずに，その問題の仕組みを理解しようとすると。なるほど，こういう問題のメカニズムなんだとわかったところで手を付ける，というもので，それも結構素晴らしいなと思って感動しました。

　なので，それを臨床に当てはめたいと思っていて。そうすると，まず，その人が抱えている問題の仕組みを理解するというのが──すみません，私は基礎心理学と臨床をつなげる辺りのこともずっとやってきているので──その認知科学の原理を使うと必ずそういうことになるであろうと。

　ということは，やはり，私はもともとずっと認知つながりで認知行動療法にいってしまったんですけれども，やはり認知行動療法をするにあたっても，認知を変えるとか，行動のレパートリーを増やすとか，その前に，まずそのクライエントさんが抱えている問題の仕組みを知るということが大事だと思うようになり，その流れでやはりアセスメントとかフォーミュレーションが大事だと思いました。

理論的にもそうだし，現場でも，要はペーペーの心理士がクライエントさんに，アドバイスなんかしようもなく，私はずっと精神科のクリニックに長いこといたんですけれども，やはりその方が持ってきた問題がどういうことなのかという整理であれば初心者でも一緒できました。

## VI わかったことをクライエントと共有すること

ケースフォーミュレーションでも私が特に大事だと思っているのが，こちらが勝手にフォーミュレーションするというよりは，やはりクライエントさんと共有することです。わかったことを外在化して，こういうことなのかしらということを患者さんと共有して，じゃあどうしましょうって言う。そういう持っていき方であれば，初心者でもなんとかやれるんだということが，現場に出てわかりました。

もう一つ，私の中で大きかったのが，北海道の浦河に「べてるの家」があるのですが，そこでやっている活動が，私の中でフォーミュレーションというところですごくつながるんですね。当事者研究で。そのべてるの家の方とも一緒に仕事をしたり，本を出したりもしたんですけれども，そのべてるの家でも，最初，SSTでスキルをつけてうまくなろう，みたいなところから始まるのですが，問題のメカニズムがわからないとスキルのつけようがない。最初はSSTだったものが当事者研究にフォーカスされていって，その方の抱えている問題のメカニズムを外在化して，本人と援助者が理解するところを取っかかりにするというところになりました。なので「やっぱりケースフォーミュレーションなんだな」と。なので，やっぱりそこの大事さが，どんどん私の中で大きくなっていったと思います。

さらに，そういう意味で，CBTの中ではさっき下山先生がおっしゃったとおり，ケー

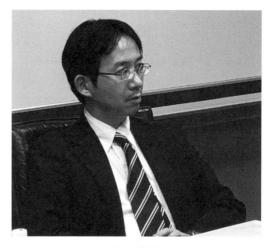

長谷川明弘先生

スフォーミュレーションとか，あるいは概念化という言葉で，それ抜きではケースは進まないというのが当然のようになっていて，そこに私も乗っかってずっとやってきたので，ケースフォーミュレーションに疑問を持ったことがありませんでした。特にさっき林先生がおっしゃっていた虐待の話でいくと，私もずっとCBTをやっていて，2008年に金剛出版から『スキーマ療法』の翻訳を出したのですが，CBTだとやはりHere and Nowの，認知療法でいくと自動思考を中心にフォーミュレーションしていく。それでも間に合わなければ過去の体験を見てスキーマを見ていきましょうという話だったんですが，スキーマ療法で対象とする境界性パーソナリティ障害——今だとたぶんコンプレックスPTSDという話になると思うんですが——そうなると，Here and Nowで見ていくだけではなくて，そこにぶら下がっているものがなんなんだろうと，やっぱり幼少期だったり，思春期の傷つき体験とか，それがいまにどういう影響を与えているんだろうみたいな深みを持った部分まで見ていく必要性があるということが，私もスキーマ療法を勉強することですごくよくわかってきて，そうなるとよりケースフォーミュレーションが重要だなと思います。

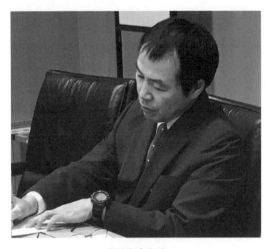

平林直次先生

　実際に2015年に，スキーマ療法の国際ライセンスを取るために何回かアメリカに研修に行ったのですが，スキーマ療法を提唱したジェフェリー・ヤング先生と1日ケースカンファをするみたいな日があって，ある1ケースを5時間かけてケース検討したのですが，5時間中4時間がケースフォーミュレーションだったんです。その方が生まれて，どんな家族がいて，どんな体験をしてきて，それがどんなスキーマに結実して，それが普段のその人の生活の中でどんなふうに活性化して，どんな体験になっているのかということを，5時間中4時間ということで，やっぱりケースフォーミュレーションは大事なんだ，と再確認しました。もちろんいまでもそれは続いています。

　なので，今日の座談会でちょっと楽しみにしているのは，あまりに私の中でケースフォーミュレーションが当たり前になっているのですが，逆にそれが当たり前じゃない臨床をなさっている方々もいらっしゃると思うので，ケースフォーミュレーションがない臨床があるとしたらそれはどういう臨床なんだろうということを聞いてみたいな，なんて思っています。

**林**：ありがとうございます。提起される問題が多すぎて，うまくまとめられるかどうかわかりませんが，豊かな問題提起をいただき，ありがたいことだと思います。

　それでは長谷川先生，お願いしてよろしいでしょうか。

**長谷川**：私はまず，この場にいる意味はなんなんだろうかと，いきなりなんですけれども。CBTの先生たちがいて，私のバックグラウンドはブリーフセラピーということに今回はなっていますけれども，催眠だとか，動作法をやってきています。ですので，今回，林先生からお声がけいただいて，どういうことが私に求められているかがわからないけど，とりあえず行ってみようと思って来ました。

　ただ，今に至る経緯をちょっとお話しします。まず，私は大学が愛知学院大学文学部心理学科で教育・発達心理学のゼミにいたんですね。子どもと家族のことをやりたいなと思っていた。でも，でも新潟大学大学院へ進学してブリーフセラピーや家族療法をやっている宮田敬一先生に習いました。当時は，家族療法というか，ブリーフセラピーというか，はざまだったんですね。大学院は障害児教育のコースになって，そこで動作法も覚えました。そして，学部のときに催眠を少し，大学の助手をされていた方に教えてもらって，催眠を覚えかけたところで宮田先生から，ミルトン・エリクソンの催眠のやり方っていうものはこんなものだよっていう紹介も受けて，家族療法，ブリーフセラピーを学ぶために新潟に行きました。その後，本当は博士課程にいこうと思ったんですけれど，宮田先生は当時博士課程で指導をしていなかったので，就職したのですが，それが認知症の専門病院でした。修士のころから5年間は，認知症を持った人とその介護をする家族の支援をしました。2000年前後に大学院にもう一回入り直すことにして，都立大学に進学をして，それで高齢者の研究をしてきました。

　ですから，臨床現場としては精神科で認知

症の方に会っていた。博士課程に入り直した
ときには心療内科の非常勤での臨床心理士と，
産業臨床の電話相談やEAPをやり，学位論
文は高齢者の「生きがい」でした。

その後，金沢工業大学で常勤の職を得て，
学生相談のカウンセラー，大学院の臨床心理
士養成の教員として10年間働いた後，関東
に移り，いまの東洋英和女学院大学に着任し
た。そういう流れです。

ちょうどそのころ（2000年前後）に下山
先生が雑誌「臨床心理学」でケースフォーミ
ュレーションを書いてくださったのをやはり
読みまして，「こういう考え方があるんだ」
というのと，自分が習ってきたブリーフセラ
ピーの文脈上，すごくしっくりきました。な
ので，CBTの話という流れとは違うんです
けど，こういうふうに共有するんだ，という
ことや同じ土俵でオープンに「こういうふう
に考えるんだけど」ということとか，そうい
ったようなことが「いいんだ，これで」とい
う感じがしっくりきたのだと思います。

あとは，ブリーフセラピーは，焦点を絞っ
て聞くことが多いので，CBTだと心理・社
会・生物の側面から多面的に聞いて，伊藤先
生がやっていらっしゃるようにクライエント
と一緒にという視点があると思うのですが，
やっぱり広く聞いたほうがいいんだろうなと
感じたということがあります。そういったこ
とが，ケースフォーミュレーションというも
のを，強く意識はしていなかったけれども，
どこかで気になっていたことだったんですね。

で，今回お声がけいただいて，じゃあブリ
ーフセラピーではこうなるけれど，動作法で
どうやるんだろうな，とか，催眠だったらど
うやるんだろうな，とか，そんなことを考え
ながら来ました。まだはっきりした答えは出
せないけれど，自分なりにやっていることを
まとめると結局，僕は結構オープンにクライ
エントと語るので，「計画的にこういうふう
に僕は考えているんだけど，どう？」と進め

ていくので，広く現場で使っているケースフ
ォーミュレーションというか，セラピストの
中のものを共有するとか，そういったところ
としてやっているものかなと。それをケース
フォーミュレーションと呼んでいいかどうか，
まだ私も迷いがあるんですけれども，そんな
ことを考えながら今日はやってまいりました。

**林：** まだ質問したいことがたくさんありますけ
れど，私が長谷川先生に期待しているのは，
ケースフォーミュレーションっていろいろな
使われ方をしますよね。それで，ブリーフセ
ラピーとか，催眠だと，なんていうかな，柔
道みたいに組み合うんじゃなくて，空手とか
居合抜きみたいな感じで，技をかけたら，何
か勝負がついていた的な，そういう，一種の
マジックみたいなイメージを私は抱いている
のです。しかし，恐らくそれにもロジックが
あるだろうと思っています。そういうものを
実は夢想していたんですが，そういうのもの
は，おありでしょう？

**長谷川：** これをそう呼んでいいのかどうか，ご
期待にお応えできるかわかりませんけれども。

**林：** はい，わかりました。いや，先生はいろ
いろな治療にご精通なさっているとうかがって
います。

**長谷川：** そうなんですか。そうおっしゃってい
ただいて光栄です。

**林：** はい。また，家族の話とかもお願いできた
らと思っております。

**長谷川：** わかりました。まだちょっともやもや
していますが，だんだんと話ができてくると
思います。お願いします。

## Ⅷ　医療観察法からの必要性

**林：** では，平林先生，お願いします。

**平林：** 私の背景は，精神科の医師で，30年ぐ
らい精神科に携わっています。ケースフォー
ミュレーションに関わる契機になったのは，
2003年に医療観察法が成立して，その準備
のための英国研修でした。英国の司法病棟で

— 241 —

は，多職種チームがケースフォーミュレーションの話をしていて，その中でも司法領域のサイコロジストの方達が重要性を強調していたのを覚えています。ただ，その重要性を正確には認識することなく帰国しました。

帰国してから医療観察法病棟に従事するようになり，ケースフォーミュレーションについて考えさせられる経験をしました。

ある時，女性患者さんが看護師さんに声をかけたところ，看護師さんが「後でね」と返事をしました。それだけなのにその患者さんが突然怒鳴ってドアを蹴っ飛ばしたのです。私にはそれは「なぜなんだろう」という疑問が浮かびました。病棟のスタッフは，「あの人はもともと暴力を振るう人ですから」などともっともらしく説明しますが，実は本当のところよく分かりませんでした。そこで本人から丁寧に話を聞いてみると，小さい頃にひどい虐待を受けた経験を持っていました。林先生や伊藤先生の話に通じるんですが，「後でね」と言われて，「誰も自分を大切にしてくれないんだ。そう思ったら生きている価値がないように思えて」すぐにドアを蹴ってタオルを首に巻きつけて「死んでやる」と叫んだんだと後からわかりました。

翌日のカンファレンスの時には，看護師さんから「あれはみんなの関心をひきたいだけですよ」と説明がありました。でも，私は何かちょっと違うんじゃないかと違和感を覚えていました。患者さんのことをしっかり理解して治療戦略を立てるためには，今ここでの情報だけではなく，縦断的な長い経過，生育歴，発達歴，教育歴，生活歴などをしっかりと聞いた上でケースフォーミュレーションを作ることが大切だと考えるようになりました。

次のきっかけは，施設内に認知行動療法センターができ，大野先生や堀越先生が病院のスタッフ向けに研修会を開いてくださりました。しかし，認知行動療法を実施する体制や臨床フィールドがないことから，認知行動療法は実践されず，堀越先生と一緒に認知行動療法を広める役割を担当することになりました。

実際に，認知行動療法の外来診療をしてみると，dual diagnosis 重複障害の人ばかりでした。うつ病，不安障害，適応障害などひとつの診断だけの方はほとんどいらっしゃいませんでした。リストカット，過量服薬，家族への暴力など逸脱行動があったり，薬物療法には抵抗性であったりして，他の医療機関から紹介されてきた人がほとんどでした。発達障害やパーソナリティ障害等の併存症を持つ人が多く含まれていました。

初診の診察の時には，1時間以上かけて，本日お集まりの先生方の本にも出てくるような図式化したケースフォーミュレーションを作って，患者さんと「小さい頃こういうことがあったから自信がなくって，注意されるとすぐに淋しさが思い出されたり，考えたくないから怒っちゃうのかなあ」などと話しながらケースフォーミュレーションもどきを協働作業的に作るようになりました。

そのことは非常に大きな診療スタイルの変化で，それまでは患者さんの症状をお聞きして症状を治す立場で，保護したり介入したりすることが中心でした。ケースフォーミュレーションを作りホームワークに取り組んでもらうことで，依存や退行ではなく，自律や成長が期待できることを体験しました。それがケースフォーミュレーションに関わることになったもう一つのきっかけです。

## IX　ケースフォーミュレーションを，どこで，どのように利用するか？

**林**：こんなところでよろしいですか。

**平林**：はい。

**林**：ちょっと付け加えますと，1997年くらいなんですけど，都立松沢病院の触法患者が集まってくる病棟で，カルテ調査をしたことがありました。触法患者さんは，司法精神医学

をやっている人には当たり前のことなのかもしれないのですが，本当にひどい生育歴ですね。本当にこれじゃあぐれるわな，という感じがします。

　虐待の話が多くなりましたね。ここで取り上げなければならないテーマは，さまざまなケースフォーミュレーションの利点や有用性です。

　今まで話が出ていた虐待，生育歴を組み込むことはケースフォーミュレーションの効用の一つですが，ほかのケースフォーミュレーションの利用するべき点ということで重要なポイントはありますでしょうか。あと，もう一つ出ていたのは教育場面での活用ですね。つまり，いろいろな情報を臨床の役に立つような情報に落とし込むような，そういったプロセスがこのケースフォーミュレーションにあるということだったと思います。それから，情報の整理ですね。ほかにポイントはあるでしょうか？

下山：あとは，平林先生がおっしゃっていた，教育にもなるというか，一緒に作っているというのが，治療と同時に教育になるという。

林：なるほど。治療自体でもあるということですね。

下山：それとも関連して，皆さんにご意見を伺いたいことがあります。ケースフォーミュレーションというのは，CBT であれば共有することが大前提になると思うんです。しかし，たとえば分析のフォーミュレーションとか，先ほどの催眠とかでいくと，共有というものが前提になるのか，という疑問です。セラピスト側でフォーミュレーションして，そこにこう，クライエントを導き入れていくというか，先ほどの空手の話でいくと，一気にやっちゃうとか，寝技に持ち込んじゃうというような，そういうあり方もあるのかな。どうなんでしょう。ケースフォーミュレーションって，必ずやっぱり外在化して共有することが前提になるものなんですかね。

林：家族ではどうですかね。

長谷川：家族ですか。家族も，恐らく同時にいる中でやりとりをしていって，そこでパターンを見るんですよね。だからそのパターンを見た中で，そのパターンを伝えるべきかどうか，判断はやっぱり，臨床の側が決めて，共有をするほうがいいならもちろん共有して，こういうようなことが起きていますよねっていう話をして，そこで行動のパターンを知るというような話をするだろうと思いますけど。だから，必ずしも伝えるものかというと，そこはたぶん学派による違いとなってくるかもしれませんね。

林：なるほど。

長谷川：ただ，教育といったように，「こういうことがあったよね」というのは，後でミラーの後ろの人に見せるということは出てくるかもしれませんけれど，その情報をどう使うかというところは，一概に共有ということにはつながらないです。

林：つまり，ケースフォーミュレーションを作る際には，まず治療者側で共有するということです。そうでないと何のためにやっているのかわからない。患者さん，クライエントと共有するかどうかについてはまたいろいろな考え方があるということですね。

長谷川：その情報をどう使うかということですか。

下山：ブリーフセラピーでは共有するんですか。

長谷川：ブリーフセラピーも，家族療法と区別がつかないところがあるので，どちらかというと考えていることを共有することが多いですね。「こういうふうに思うんだけど」と。

林：そうすると，いいか悪いかの話は別として，ケースフォーミュレーションを治療で使うという時には，ワンステップ置くということですね。伝えるか伝えないか考えるとか，伝えるんだったらこういう形で伝えるとかということですね。

長谷川：ええ。

— 243 —

伊藤：聞いていいですか。その場合，伝えると伝えないの判断ってどうされるんですか。

長谷川：たとえば，夫婦の間で問題があったときに「こういうことが起きていますよね」と言ったことで，お互いにさらに問題が拡大するような，情報を出すことによってそれを狙うことをしていいかどうかですね。

伊藤：それは，ケースフォーミュレーションを共有してしまうとかえって何かよろしくないことが起きるかもしれない，と？

長谷川：臨床的に悪いことが起こり得るなら，やっぱり伝えない方がいいと，伝えるタイミングを考えます。

伊藤：という予測をされる。なるほど。

長谷川：はい。そういうことですね。

林：じゃあ，そういった場合は，ケースフォーミュレーションに基づいて，ストレートに投げるのではなくて，絡め手からの介入をプランニングするという感じになるんですね。

長谷川：ええ。

林：家族療法のケースフォーミュレーションもたくさんあるじゃないですか。

長谷川：それはむしろたくさんあるかわからなくて。

林：ケースフォーミュレーションと呼ばないかもしれないけれどもそれに相当するものが家族療法にあると思います。しかし，考え方に相違が大きく議論のしようがない状態なのかな，などど考えているんです。

長谷川：たぶん，編集企画書の中に英語の文献が示されていて，systemic approach というのは家族療法を想定しているかもしれません。

林：ええ，そうなんです。

長谷川：それを入手して読むと，私はブリーフセラピーの文脈で読めると思ったんですね。あれも，解決努力とか，行動のパターンをずっと見たりとか，あと，スケーリングをしていくとか，いくつかたぶんそういう手法が，もう技法になっていて，技法をケースフォーミュレーションと呼ぶのかと思ったのですが。

林：そうだと思います。だから，精神分析的なものにしても，ミラノ派にしても，ケースフォーミュレーションはあるんですよね。それをオープンにできるかという問題ではないでしょうか。

## X　ケースフォーミュレーションの役割

下山：今のお話を伺っていて，ケースフォーミュレーションの役割といいますか，機能といいますか，そういうものとして各学派の治療機序をモデル化するということがあると思います。それぞれの領域で，ことばにせずに自明としてやっていたことをケースフォーミュレーションという形で，再定義する。そうすることによって，自分たちは各学派で引き継いでいけばよかったものを，「こういうふうにやっていますよ」と，まず同じ土俵に出していかなければいけないと思ったのはあります。

　それからもう一つは，先ほど議論になったように，患者さんと共有するかどうかというものも問われることになってきた。情報のまとめ方という点では精神分析もそれはいろいろあると思います。抑圧なんていう概念もたぶんフォーミュレーションの一つのあり方だと思うんです。次に，ではそのフォーミュレーションとして定式化したものを，クライエントさん，患者さんと共有するかというところでも，またいろいろな学派の違いが出てくるという。ケースフォーミュレーションには，やっていることを少しあぶり出すといいますか，そういった役目もあるのかなと思います。

林：そうですね。きっとね。

下山：イールズなんかはそういったことを考えて提案しているのかな，なんて，いま，お聞きしていて思いました。

林：ありがとうございます。だいたい，CBTはきっと開けっぴろげですよね。隠すってあまりやらないですよね。

伊藤：そうですね。

林：ヤングでもやらないですか。

伊藤：やらないですね。

林：みんな率直にやるんですね。でも，それが共有されなかったらどうするんですか。「いや，先生がそういうふうに図式を考えてくれたけど，私はそうは思いません」というのもありなんですよね，きっと。

伊藤：もちろん。それも聞きながら一緒につくっていく。やっぱり，一緒につくりますよね。なので，つくったものを見せるというよりかは，一緒につくっていくので「これはどう思う？」みたいな。

林：なるほど。

平林：私が勤務している病棟だと，まさにこんな感じに（テーブルを囲んで）席を設定して，もう少し近い距離ですが，医師，看護師，心理療法士，作業療法士，ソーシャルワーカーに加えて，患者さんが参加して話し合いを行います。ここにあるようなホワイトボードを使って患者さんと困難なことや逸脱行動について話し合います。例えば，原因や経過，考えたこと，感じたことなどをしっかりと聞きながら，ホワイトボードに整理していきます。言い換えればケースフォーミュレーションを作成することになります。患者さんは「そこは違うよ」「そうじゃないんだけど」など発言し，担当チームと共同作業としてケースフォーミュレーションを作ります。それから，心理療法士とはその時のことを整理するための面接をしましょうとか，作業療法士とは深呼吸やリラクゼーションなどの対処方法の練習をしましょうなど，治療を計画します。つまり多職種チームの各職種がどのように治療を進めるか治療計画を作成します。患者さんには，書いたものがそのまま印刷できるホワイトボードがありますから，印刷してお渡しします。外来では，患者さんにスマホで写真撮影してもらっています。このようにケースフォーミュレーションの作成過程も，できあがったケースフォーミュレーションも患者さ

んと共有します。それは，患者さんが理解して変わっていくためには不可欠だと思います。

下山：それが，CBTのケースフォーミュレーションが出た，ある種のインパクトでもあったんじゃないでしょうかね。それまではこちら側が判断しますよとなっていた。クライエントが何か言ったらそれは抵抗ですと分析家が一方的に解釈するという話になっていたわけですからね。

林：そのように言われてしまうと相手は納得できないこともありますよね。

下山：今の実践を聞くと，本当に最前線でやっておられるなと思いました。で，歴史と関わるところなんですけれどね。先ほど，金剛出版から出させていただいたブルックのケースフォーミュレーションの本の中に，そういう類いのことが書かれていましたよね。

　つまり，これのいいところ，新しいところは，みんなで納得するまで議論することだということでした。私はそのときに意外だったんですけれど，Social Constructionism，つまり社会構成主義と結びつく章がありました。その章のテーマは「CBTと社会構成主義」というもので，まさにセラピストとクライエントで作っていくのがCBTであるとなっていた。誰か権力を持っている人が作るのではなくて，クライエントさんも入って作っていくんだ，そこが新しいところなんだということでした。それが，実は情報を誰がどうまとめていくか，どう使っていくかということで，意味のあることなんだと改めて意識しました。

伊藤：そういう意味では，やはりケースフォーミュレーションのご利益ってさっき言った，やっぱり治療関係をつくるし，安心した関係の中で自分のことを語れるし，違うんだといっていることも全部こっちも取り入れていくし。なので，いま注目されているオープンダイアローグって，結構究極の共有するフォーミュレーションなのかな，なんて思っています。

平林：患者さんと共有した方がいいと思っています。身体疾患を例に挙げて考えるとわかりやすいと思います。専門家が患者さん抜きに治療方針を検討して治療方針を決めます。それから「あなたの治療は○○に決まりました」といくら丁寧に分かりやすく説明しても，患者さんは納得できないんじゃないかと思います。

それよりも患者さんは不安かもしれないけど，最初から情報をすべて共有してもらって患者さん自身の希望をお聞きして患者さんが中心となって治療方針を決めていくのが大切だと思います。

林：マックウィリアムズの本をいま思い出していたんですけれども，あれはほとんど共有しないですね。家族も扱っていないし。

つまり，虐待だとかが訴えられても，本人のファンタジーとか思いということで扱っている。だから，実際に虐待があったかどうかは確認されません。そういう精神分析の姿勢もケースフォーミュレーションのとらえ方の一つなのでしょう。

私，ちょっと頭が古いからなんだと思いますけれども，患者との情報共有について質問をしたいと思います。たとえば，このがんは5年生存率が2割しかありませんという時に，やっぱりそれを，全部つまびらかにするのはどうかなと思います。ここまでは言いましょうか，みたいな，そういうように段階的に，つまりその人がそういう現実を受け入れる能力が十分あるかどうかを見ながら，こちらが考えて，それで開示する情報の範囲を調節する，みたいなことはないですか。

平林：それはあると思う。ありだと思います。

林：それは，何ていうんですか，ちょっと隠すということになりますか？

平林：隠すというか，いきなり全情報が押し寄せてくると受け止めきれないと思うので，これも体の病気で例えれば，「まずはこういった検査をしましょう」，それから，「どうも疑わしいですね。また1カ月後にこの検査をやりましょう」とか，だんだん了解してもらっていく課程を大事にして説明していくと思うんです。

ケースフォーミュレーションも，先程お話をさせていただいたんですけど，今の見立てというか，今の情報から考えればこうなんだけれど，今後，進めていく中でどんどん修正されていくということはもちろん伝えて，プロセス自体がケースフォーミュレーションだというイメージでいいんじゃないかと思うんです。

林：なるほど。どう考えたらいいのかな。私の場合を顧みると，たとえば，すごい虐待歴があって，16歳からもう家出し，水商売でひどい目にあって，それでリストカットを百何十カ所やっているとかですね，そういう方が来たときに，「もう私は死ぬしかないから」なんて言っている時に，「いや，確かに望みが全然ないですね」とは言いません。そういうときは，私も強がって「まあ，能力を集めて，知恵を集めて，積み重ねていくといいんじゃないですか？」なんて，自分でもこう言うしかないと考えて，言うわけです。

だから，これはちょっと自分を偽っているといいますか，立場が立場で，本人に頑張ってもらわなければいけない立場だから，とにかく希望を持たなければいけないと自分に言い聞かせてやっているところがあります。

これはやっぱり，職業的なファサードをつくってやっているんだという——うそをついているというとちょっと語弊がありますけど——そういったことを私は日常的にやっているわけです。だから，全部つまびらかにしているという感覚が，私にはないんですね。それは「私にもわかりませんけれど，大丈夫だと思いますよ」という意味なのですが。

平林：確かにそのとおりのところもあるんですけれど，いま出たような方とか，そんなにすぐによくなるとは思えないです。それで，そ

の予後を伝える前に，はじめに情報を得たときに過去のことを一緒に振り返ってみると，重ければ重いほど，生き残ってこの場面に登場しているっていうことは，よくそこを耐えていらした，とお伝えしています。

**林**：そのとおりですね。

**平林**：つらい中で生きてきたなというところを，人間としてリスペクトしてあげるところからスタートすると，たいてい，患者さんは初対面でも泣いていらして，「友達だったらなんて声をかけてあげるの」なんて聞くと，「よく頑張ったね，つらかったね，って言うと思います」と言う方が，多いと思うんですね。

そこは，過去の出来事は事実なので変えようがないんだけど，本人はもうどうしようもない，価値のない生き方，人生だったんだって，今後もそうなんだって思っているんですけど，ちょっと見方を変えると，ここを生き延びている素晴らしい人なんじゃないの，という，認知をちょっと変えていくことをスタート点で使えば，重い人も意外にそのまま患者さんにはお伝えできるのかなと思っています。

## XI　ケースフォーミュレーションに必要なデータ

**下山**：今のことからちょっと触発されたんですけれども，ケースフォーミュレーションをこれからどう作っていくか，あるいはどうクライエントさんと共有し，治療に向けてケースフォーミュレーションをどう共有していくかということがあるとするならば，逆にどういうデータを取らなければいけないかということも重要になってくると思うんです。

それはなぜかというと，ケースフォーミュレーションの役割と関連しています。アセスメントで，あるいは問診で，情報を取りなさいといった時に，わりと漠然と取っていたりします。お医者さんでいえば診断をする情報を取っただけであったり，われわれ心理であ

れば，何か主訴だけ取ってしまったりというところで終わってしまう。この先，このデータをどう利用するか，しかもクライエントさんとの間でどう関係を作って利用するかというところが抜けてしまいがちだと思うんです。

そういった時に，先生たちが言われたようなケースフォーミュレーションをこれから作っていくんだ，しかも共有するんだって考えた時に，どういうデータを取らなければいけないかということが意識化されてくる。むしろ課題になる。ケースフォーミュレーションを作ることが課題としてあると，事実，何が起きたかということ，そしてその中でどう生き抜いてきたかというデータを取るということが，重要となる。逆にそれがアセスメントの訓練になると，そんな感じは私も院生のアセスメントの授業をやりつつ思っていました。ケースフォーミュレーションをこれから作るんだぞ，みたいなことを言っていると，情報の取り方がずいぶん無駄がなくなってくる。そういうことを連想しました。

**平林**：若手の医師に伝えていることですが，問題行動や患者さんが悩んでいることがある場合，例えばうつ状態が反復しているとか，対人場面でパニックアタックを起こしているとか，なぜそれが起きているか本当に理解できているかが重要で，それを可能にするだけの情報を集めることが一つの目安になると思います。そして仮説を作るところまで進めます。その上で，過剰にならない程度にお伝えします。そうすると次の治療戦略を一緒に立てやすいと思います。

**林**：平林先生のところだと，対人関係から生育歴から記入するフォーム，共通評価項目というものがあるじゃないですか。

それは一種のケースフォーミュレーションのフォームだと思うんです。それがあるからいろんな仮説ができるのですよね。

**平林**：網羅的ですが因果関係，時間的な関係が，増強している因子などそういう関係性に関し

ては一切とってないんですね。

　だから，その次に組み立て直すのが，やっぱりケースフォーミュレーションかなと思っています。

林：なるほど。でも，医療はそういうマンパワーがあって全部聴取できる環境があって，なおかつその治療の枠組みが提供されているという点では理想的なケースフォーミュレーションのフィールドなんですよね。

伊藤：臨床の場によって，そのケースフォーミュレーションに必要な情報量とか，フォームが違ってきますよね。

林：そうですよね。

伊藤：私が今やっているところも，基本，継続で来るのが前提になっていて，やはり重複診断の方が多いので，CBTの機関といえども長期にわたって通う前提で，結構じっくりと情報も取れるし，じっくりと進めることもできるんです。一方で，たとえば以前私が務めていた一般企業の中のEAP的な場面だと1人3回まで，みたいに面接の回数が決まっていて，そんな悠長に情報を取って，なんてやっていたら，あっという間に3回過ぎてしまう。

　ただ，逆にその会社の社員という，ある程度素性がわかっている人が来ているので，だいたい社内の相談だと，仕事関係とか，職場の人間関係とか，仕事とか職場という限られた中で，本当に何に困っていて，この3回で何をしてほしいのかというところの情報をピンポイントで取らないと介入できません。情報の取り方の幅が，臨床の場によってだいぶ違うのかなって思います。ブリーフセラピーとか，特にそうですよね。

長谷川：そうですね。今の話でいえば，ここに来て，誰が一番困っているかを聞いて，来ているクライエントならば，周りの人に本人も困っているのかどうかと聞いて，それでどうなりたいかと聞いて，それのために何があるといいかと聞くと，だいたいその人の動機が

高まっていって。

　あとはその都度たぶん補足したことを聞いていくうちに，回数もある程度少なく終わるという。そういうふうになります。

林：医療観察法の場は，ざっと全部見ておいてということをやるけれども，家族療法とか，ブリーフセラピーなんかは一種名人芸で，こことこことここのポイントを押さえて介入する技が決まるみたいにイメージを持っているんですけれど。

長谷川：そうおっしゃると，なんか。

林：紹介されているものからすごく切れ味のよいものと感じるのですが。

長谷川：それは名人がやっていたやり方をちょっと参考にして，という方法だと思うんですね。医療観察法の場合と対照的かもしれないですね。

長谷川：あとは今だと，もし催眠だったらどうするかという問題もあります。

下山：ああ，催眠ね。

長谷川：催眠現象というのが，そもそも心理的な現象としてあって，担当した事例で面接中にずっと観察していると，いやな話の時にずっと手を握っているんですね。

平林：なるほど。

長谷川：いやな話だと手を握って，いやな話じゃないときは手を開くんですよ。不思議だなと思って。で，こちらもいやな話をちょっと振ってみると，やっぱり手を握るから，「いやな話と記憶とがつながっているのかな」と仮説を立てて，この観察事象は催眠の現象で考えると，カタレプシーになる。だから，カタレプシーという催眠現象を引き出して，それを本人が手放すというか，そういったことにつながってくるといいのかなと思いました。

　主訴は閉所恐怖で，あとは乗りものに乗って気持ち悪くなったりとか，そういったような話の時にこう手を握って，出張の時に電車に乗れない，長距離に乗れないとか，そういう訴えで。それだと，ほかの雑談をすると手

を開く。

　何回かやっても，そういう可能性があるなということで，じゃあ，ちょっと催眠という希望だったので，催眠体験をしますかと言って，その場で，手をグッと固めて，曲がらないっていうふうにして，それを，動くほうの手で固めた手をなでてみると，固まった手の力がぬけて柔らかくなって，手放すというか。また，そういった意味合いのことを体験してもらいました。いまどんな感じですかと聞き，その時に，「いや，さっきね，私」とオープンに，「あなたがさっきこうやってたのが確認できた」と。

**林**：事後的に種明かしをするんですね。

**長谷川**：種明かしをして，そういうことの後で，どういう意味があるかわからないけど，ちょっと様子を見ていただけますか，といって帰していくんですね。だから，その催眠現象と，本人の主訴とをリンクさせていって，観察したことの中から仮説を立てて，それで介入してみて，とそういったことをやったんですね。

**林**：なるほど。ずいぶんやり方が違うというか，一種のドラマを治療者がつくっているみたいな感じですね。

**下山**：なるほど。

**林**：種明かしをするのが最後，とかそんな感じですよね。やっぱりずいぶん違いますよね。

**伊藤**：全然違います。

**林**：最初から共有すると面白くなくなっちゃうんですよ，きっと。

**長谷川**：興ざめしちゃったりして。

**林**：そうですね。はじめから種明かしをすると先生，よく観察してくださいましたね，で治療が途切れてしまう。

**下山**：先ほどの話にちょっと戻って，今の議論と重ねて考えると，確かに患者さんに説明をして一緒につくっていくというのは，社会構成的なものですけれど，もう一つ，そこにある特徴として，やはり患者さんの意識というものをすごく信じるというところもあるなと

思います。

　なぜかというといま原稿で臨床心理学の歴史みたいなものを書いているのですが，なぜCBTがはやってきたかといったら，個人主義の，自己コントロールが近代社会の中で求められてきたというのがあると思うんです。だから，一つはやはり自分で意識して，自分で自分をコントロールしましょうよという前提がある。そのための情報をしっかり伝えますよというものがあったんだろうなと思うのです。そのクライエントさんの意識を自由にする認知の修正ですよね。

　でも，今のお話は，ブリーフセラピーの場合，意識じゃないんですよね。まずドラマで動かしてしまう。体で動かして，後から意識で「あ，そうだったのか」となる。だから，そこはストラテジーが違うんだろうなと思った，といったら，ただそれだけの感想なんですけどね。

　ケースフォーミュレーションは，それぞれ違っているのだと思います。介入前に共有して，意識をみんなで確認しあいながら柔らかくしていくのか，なんか体で動いてもらって，後から気付かせるのかといった違いがある。たぶんミルトン・エリクソンは後者のやり方なんじゃないかなと。

　うん。たぶん頭の中にすごいフォーミュレーションがあって，で，動けよ，みたいな感じなんだろうなと。

**林**：「やったらわかるから」という感じなんだと思うんですよね。

### XⅡ　治療モード，学派による<br>ケースフォーミュレーションの違いを<br>どう考えるか？

**下山**：では，ここから治療モード，学派によるケースフォーミュレーションの違いという内容に入りませんか。

**林**：私たちのところでは，症例検討会でホワイトボードにケースフォーミュレーションを書

— 249 —

いて共有してそれを写真に撮って記録することを試しています。

**平林**：その検討会には患者さんも入るのですか？

**林**：入っていないです。

**平林**：私たちの症例検討会は，患者さんも参加します。

**下山**：そこは徹底していますよね。患者さんが入るというのは。それは入院病棟ですか。

**平林**：外来も入院もやりますね。

**下山**：外来もやるんですか。

**林**：イギリス的ですね。

**平林**：イギリスモデルです。はい。

**林**：そうなんですか。

**下山**：イギリスは本当にそうなんですよ。

**林**：いいですね。松沢病院でもある地域生活支援センターのスタッフの提案で，病棟内で患者さんも参加して，ケース検討が行われたことがありましたが。

**下山**：それってチームをつくるケースフォーミュレーションであり，カンファレンスですよね。ケースカンファレンス。たぶんこれがこれからとても重要になってくるんじゃないかなと思うんですけどね。

**林**：ええ，そうですね。

**下山**：そうなんですよね。しかもそこに患者さんが入るということは。

**林**：いいですよね。治療スタッフだけで共有するよりレベルがもっと上ですよね。

**下山**：逆に試されますね。

**林**：ええ。

**下山**：今の議論も踏まえて，治療モード，学派によるケースフォーミュレーションの違いというのをテーマにしていきたいと思います。いろいろと先生方も思うところがあると思います。いま，evidence-based になってきていますよね。当然，イギリスやアメリカではもう 1980 年くらいから evidence-based になってきていて，本格的に 2000 年くらいには世界で evidence-based practice になってきて

いると思います。それは，ある意味でそれまでの学派横並びの秩序を壊し，何々学派がいいんじゃなくて，役に立つのがいいんだと変化した。それで結果的には CBT が割と有効打となってきたわけですけれども。その CBT でも，マインドフルネスの認知療法が出てきたりとか，結局，認知行動療法がいいとなったら認知行動療法もまた多様なほうに広がって，統合的になってきているなと思うんですよね。

次に，ケースフォーミュレーションの，今日の議論なんかだと，それを本当に今度は内容的に，何々学派じゃなくて，このケースにおいて何が役に立つかという，学派を超えたものを作っていこうという，何か一つの動きなのかなと思いました。

ここでは学派によるケースフォーミュレーションの違いを議論しなきゃいけないのですが，実際には学派が段々なくなってきていると見ることもできると思います。ケースフォーミュレーションには「学派によるこういう情報の囲い込みみたいなものをそろそろやめようよ」というようなことを引き出してしまう，あるいはそれをプッシュしてしまう仕掛けなのかもしれないと思ったりしました。これは感想です。

先生方，どうぞ自由にお話しください。私が勝手にそう思っただけなので。学派による違いがあるよねという議論でもいいと思います。

**林**：これも感想的な話なんですけれども，ミルトン・エリクソンみたいな名人芸で，バーッとこう，ケースフォーミュレーションというものと意味が違うと思いますけれども，筋書きをつくるじゃないですか。筋書きをつくって，それに乗せて，「これで，はい，終わりです」ってやるわけですよね。

家族療法も似ていて，やっぱり情報量が多すぎるから，抽出する部分に限界がありますので，それこそ名人芸で選んでパッと集めて，

それでボンとやる，という感じじゃないですか。そういったものは，いくつかのパターンを抽出して，それをケースフォーミュレーションに発展させられないでしょうか。そのようなケースフォーミュレーションは，もうありますかね？

長谷川：たぶん Solution Focused Approach というのは，比較的初期のころはパターン化されていたんですね。でも，それがむしろパターン化じゃなくなってきたんです。

林：逆にね。

長谷川：だから，ビジター，カスタマー，コンプレイナントという型があって，クライエントが問題との関係性の中でどういう動機付けにあるかを見て，それによってセラピストがどういう対応をしたらいいか，どういう宿題を出したらいいかとか，その変化をどう引き出したらいいか，次回どう聞くか，流れがあったんですよね。

　だから，本当にケースフォーミュレーションと呼ぶのか，治療の手段と呼ぶのか，ちょっとこれは何と呼ぶのが適切か迷います。

林：なるほど。治療そのものなのですね。

長谷川：それでもう，目標に対してどういうふうにセラピストが関わり，クライエントのパターン決めが出てくるというのができていたんですよね。

林：なるほど。どうしてそれが薄らいでしまったのですか？

長谷川：どうしてなんでしょうね。やり方が普及して，ある程度自由にやるようになっていったのかなと思ったりしますが。だから，初期のころはそういう学び方をしているけれど，今はそれを強調しなくなってきている。

林：どんどん話がずれるかもしれないですけど，もし，もうちょっと高度な抽象化が可能になって，それこそケースフォーミュレーションのケースフォーミュレーションみたいなものができたら，もっと学びやすくなったり，普及しやすくなるんじゃないですかね。

長谷川：そうかもしれません。なので私はあまりブリーフセラピーということを強調することが本当にいいのかなと思っているんですよ。ベテランがやっていることをまとめたものだと思うので。CBT も，ブリーフセラピーにしても，提唱者っていなくて，フロイトとかユングとかじゃなくて，誰もがいろんなことを言っている。そういった，同じ土俵でというのも，天才じゃなくて，一般の人たちが学びやすい仕組みをつくるというふうに，たぶん，アプローチそのものが変わってきているんですよね。

　そういう感じで出てきたものが，このケースフォーミュレーションなり，CBT なり，ブリーフセラピーも，そういう，ミルトン・エリクソンじゃなくて，一般の人ができるようなものにしていった，広く社会の要請で求められてきて，こういうやり方をすると一定の成果が出ますよ，それがエビデンスという話とも相まって出てきていることかな，なんて思っていましたね。ちょっと話がずれてしまいました。

林：いえ，大丈夫です。だから，部外者にとっては，遠目に見てはじめて発見されるような構成が出てくるとうれしいなという願望があるんです。しかし，系統的に全部集めるようなやり方はできませんものね。

長谷川：そうですね。

林：情報量が多すぎて，バリエーションがすごく大きいですよね。

下山：マニュアルがあるわけでもないんですよね。

長谷川：マニュアルっぽいものが，ないですよね。当初，カードを作っていたそうです。これ，私が94，5年のころの，ミルウォーキー派という人たちの所へ留学してきた人が，カードのようなものを配っていて，その流れであればいいよというようなことを聞いたんですよね。

林：そういうやり方があるということですね。

— 251 —

長谷川：あったらしいんですね。で，それが1994，1995年のころの文献には載っているんですね。

林：そういうのがあったら，このミニカンファレンスにはこのカードが当てはまる，とかでやれますね。

下山：なるほど。

私はCBTでしか考えていなかったので，そうじゃないケースフォーミュレーションをどう位置付けたらいいか考えていました。やっぱりCBTは図式があって，環境から刺激があって，認知があり，感情があり，生理的な身体的なものがあり，行動がある。で，また結果としては環境に戻っていくという，あの図式が大前提にあって，そのフォーマットの中でいろいろなバリエーションを考えていくというのがあると思うんですよね。カードではないけれども。だから，ベースにはそこがあって，あとは自由にみんなで情報を集めてやりましょうと。しかも，過去からどのようにそれが積み上がってきたかも入れていきましょうという，それがコア・ビリーフとかスキーマとかの話で入り込んできているんだと思うんです。だから，ほかの学派は，そこはどうしているのか。たとえばこのケースにはこのカードだ，みたいな，そういうので問題の成り立ちを組み立てる何かがあるのかもしれないなと思ったりします。精神分析というのは，それをそれこそ教育分析の中で外には漏れないようにと伝承していっているとも言える。でも，CBTのケースフォーミュレーションの定義からいうと，それはケースフォーミュレーションではないですよね，だって外には見えないから，ということにもなるのかな。そんなことをいま，連想したりしましたけれども，先生方，いかがでしょう。

伊藤：すみません，そもそもケースフォーミュレーションの定義って何かなと……。

林：ほんとですよね。

伊藤：私が大学院にいたころ，慶應だったので分析の人が多くて，よく皆さん「見立て」という言葉を使う。見立てという言葉と，たとえばCBTで私が使っているケースフォーミュレーションというのはどのくらい重なるんだろう，とか。定義ってあるんですか？

下山：私は，ケースフォーミュレーションは，問題の成り立ちについての，簡潔な表現といったものと考えています。その表現を共有するかというのは，CBTなら共有するけれど他の学派は必ずしもそうでないとなると思います。

伊藤：やっぱり理解。

下山：理解ということが最低限。そうすると，たぶんいろいろな学派でも問題は理解はしていると思います。

伊藤：理解しないということはあり得ないです。

下山：あり得ないですよね。

伊藤：はい。

下山：それを，情報整理として簡潔に示したものをつくるかどうかというのは，各学派に共通したものではないと思います。さらにそれをクライエントさんたちと共有して作っていくというのは，CBTの特徴だと思います。

林：それが，王道ですね。ほかの精神療法のケースフォーミュレーションというのも，だいたいそういったことを踏襲している。

あと，ちょっと調べてがくぜんとしたのですが，私が大いに気に入っている，『モリソン先生の精神科診断講座』という本があるんです——アメリカで，ベストセラーです。私も翻訳した先生から送ってもらって読んだら，本当にいいんですね。それにケースフォーミュレーションについての記述があるんですけど，それはわずか2行ぐらいのものなのです。この人はこういう目に遭って精神的変調をきたしたという程度の記述です。そういうのもケースフォーミュレーションと呼んでいます。

それから，ケースフォーミュレーションを扱っているのは，それも医学書院から翻訳が出ている，支持的精神療法についての，大野

裕先生などが翻訳した書籍（支持的精神療法入門，医学書院，2015）ですけれど，CBTのイメージとは相当違います。4種類の学派に基づいたケースフォーミュレーションの中から読者が選べるようになっているんです。それと対照的に重厚壮大なものは，医療観察法で行われている共通評価項目をベースにしたケースフォーミュレーションでしょう。

**平林**：まあ，あれだけ情報があればですね。それはケースフォーミュレーションになりますよね。

**林**：その他方には，2行か3行で済んでいるものもある，ということなんです。

**伊藤**：なるほど。

**林**：だから，事実上，定義なんかないのではないでしょうか。ですから，ミルトン・エリクソンの説明もケースフォーミュレーションと言えるのかもしれません。

**長谷川**：伊藤先生のお話を伺って，ブリーフセラピーはオンゴーイング・アセスメントというものがケースフォーミュレーションなのかなって。

**林**：そうだと思います。

**下山**：それのレパートリーがバーッとあるんでしょう，きっと。

**長谷川**：常にどうなりたいかを聞くということで，毎回毎回，そのセッション中にも聞くし，次のセッションでも聞く。「どうなりたい？どうなっていきたい？」って，聞くのはセラピストごとに違うでしょうけれど，どうなっていきたいかということを聞いて，問題の仕組みということは，それほどやらない。興味や関心はあるけれども，原因よりも，どうなっていくかという未来の方向に向けた，未来像の構造を聞くというか。そういったところはありますよね。

　ただ，問題を聞かないわけにいかないので，まったく聞かないというのはちょっとまたおかしいんですけど，比較的，「ああ，そういうことであなたは来たのね。ところで，どう

なりたいの」という感じ。

**下山**：で，「どうなりたいの」はうまくいかないわけですよね。

**長谷川**：ええ。

**下山**：それについては何か情報は取っていくということですか？

**長谷川**：取っていきます。「これまでどうやってきたの？」とか，「悪くならなかったの？」「やってきたの？」という，そういった過去の乗り越え方を聞いて，その人の，たぶん資源とか，いくつかを聞いて。それを聞くことによって，「あ，意外にやれてこれたかも」というような感じで変わってくると，やっぱりどうなりたいかを聞くタイミングだったりするので，そういったいくつかの流れはありますよね。

　だから，まったく問題は聞かないというふうに理屈上は言っているけれど，それは大間違いで，やっぱり「どうなってきたの？　どうやってあなたはここまでやってきたの？」という，サバイバル・クエスチョンとか，コーピング・クエスチョンというものをいくつか使って，その上でいまどういう状況で，その後どうなっていきたいか。だから，ブリーフセラピーでケースフォーミュレーションというのは，オンゴーイング・アセスメントということになるでしょうね。今回はこれで論文にしています。

**伊藤**：小さくやっていく。小さくフォーミュレーションして，小さく介入して，また小さくフォーミュレーションして，みたいな。CBTだと，バーンとフォーミュレーションで，と規模が大きい。

**林**：そうですね。スキーマ療法では，かなり深掘りしますものね。

**伊藤**：お作法が違うのでしょうか。

**長谷川**：やっぱり，最初に出た定式化というのと，概念化の「化」というところ，「概念結果」じゃなくて，概念化していくその動き自体や，目的に向かって動いていく過程のこと

を，ケースフォーミュレーションは指していると考えたほうがいいのかもしれないなと思いました。

**林：**そう考えると，しっかり図式を作ってしまうことにマイナス面もあるかもしれません。一度作ってしまうと，1カ月後に情勢が変わっていたりするのが把握しづらくなるかもしれないということです。

**伊藤：**つくっているからこそ，変化したのがわかるというのもあるかなと。

**林：**なるほど。

**伊藤：**なので，暫定の仮説ですよね，フォーミュレーションは。

**林：**なるほどね。

**伊藤：**そうすると，さっきのオンゴーイング・アセスメントと。

**長谷川：**そうですね。

**下山：**近いですよね。だから，アセスメントというのだと情報を集めましょうということです。特に心理の場合には。診断だと，情報を集めて診断を決めていくわけですけれども，心理のアセスメントになると，情報をいろいろ集めるとなる。たとえば，テストやりましょう，面接しましょう，になってしまう。でも，その情報をどういうふうにまとめるかが次のテーマになる。それで問題理解につなげるかというところがケースフォーミュレーションとなる。データを取るだけではなくて，問題の理解あるいは再構成に，意識して，それを形にしましょうというのは，たぶんケースフォーミュレーションだろうと思います。

CBTのケースフォーミュレーションは，さらにそれを戦略的に使うということかと思います。いろいろな共有をして，チームをつくり，そのチームというのはクライエントさんとのチームでもある，そういったCBTの戦略がそこに入っているのかもしれないですね。CBTのケースフォーミュレーションは，それが広がりすぎてはいるんだけど，原点は本当に情報をどう再構成して問題を理解する

かということなのかな，と思いました。

**林：**そのようにとにかくしらみつぶし的にしっかりやっていくというのは，教育的にはすごくいいと思うんですね。オンゴーイング・ケースフォーミュレーションというのは，それこそ高等技術でしょう。達人の域に達するとそういうのがポンポンできるという感じがします。

**下山：**ケースフォーミュレーションと関連して「見立て」という日本語があります。これは日本の伝統的芸能では，何かを何かに見立てるという意味で使いますよね。

**林：**この棒きれを松に見立てる。

**下山：**そうそう。そういう意味合いがあったようなんです。で，私は見立ては土居先生の本に出ているので，精神分析の用語と思っていました。しかし，実際は日本文化と密接に関わる用語のようです。

**林：**でも，conceptualizationでもフォーミュレーションでも，やはり，何か見えるものですね。見立てもそうですけれども，見えるものにしてくれるっていう希望がありますよね。

**下山：**なるほど。

**林：**さっきのオンゴーイング・アセスメントとか，フォーミュレーションを，何百も集めると何か系統がわかってくるのではないですか。そのようにして，部外者にも奥義の種明かしをしてもらえないでしょうか。家族療法もそうだと思うんですけれど，部外者には知らないうちによくなっていくみたいなところがありませんか。

**下山：**ケースフォーミュレーションは，あんまりそういうのを許さないというか。

**長谷川：**ええ。僕は本当に初めて読んだ時に，「あ，やっぱり同じ土俵でいいんだ」という驚きでした。

**林：**患者さんが「先生，違うよ」と言っていいんだという世界ですね。

## Ⅷ　ケースフォーミュレーションの限界

**下山**：今までの議論で，CBTのケースフォーミュレーションには，彼らの戦略が入ってということはあります。しかし，問題についての成り立ちを形にしていくというか，言葉にしていくというか，そういうことであれば，いろいろな学派がやっていることだと思うんです。その辺を考慮しながら，ケースフォーミュレーションの限界ということについて語っていただきましょう。

**林**：実はこの企画を進める時に，家族療法の先生とケースワークの先生に相談したのですが，反応が消極的でしたね。私の説明がよくなかったかもしれません。しかし，ケースワーカーはそもそも多職種，他機関で情報共有や協働することを助けるのが仕事なので，ケースフォーミュレーションはあると考えていたのですが。

**下山**：面白い議論ですけど，そこを詰めていくと……。

**林**：それと恐らく名人と言われている人たちはケースフォーミュレーションのことを好きでないと思います。それこそ，権威が損なわれると感じるのではないでしょうか。名人はやはり，ほかの人を黙らせるから名人でいられる。情報があったら，他の人もいろいろな意見が出せるようになりますから。

**下山**：本当にそうです。

**林**：別の見方もありますよ，実はこっちのが正しかったです，というのがたくさんあるはずです。

**下山**：ケースフォーミュレーションという枠組みは，たとえるならばプロレスのリングのようなものだと思います。その枠内でしっかり試合をしましょうということであり，そこに戦略がある。限界は当然，今のような，ある意味では戦略がそこに隠れているので，それが限界なのかと思います。

**林**：嫌いな人たちがいるということですよね。

**下山**：それは本当にそう思いますね。

**林**：恐らく，アレルギーを感じる人たちがいるんだと思いますね。

**伊藤**：型にはめる感じがしていやだ，みたいなことは聞きますね。

**下山**：なるほど。実はそうじゃないですけどね。

**伊藤**：うん，実はそうじゃないんです。

**下山**：僕はそこでね，これは司会の特権で問題提起をさせていただくと，ケースフォーミュレーションというのは，基本的にCBTが一番そのことを意図的に言っているという話がありましたけれども，逆にCBTの持つケースフォーミュレーション，しかも枠にはめてしまう，単に刺激・反応・結果に入れてしまうとか，これは認知の偏りだよねというところでおさまってしまうケースフォーミュレーションもあり，もしかしたらそれがCBTの名の下にどんどん広まってしまうのかもしれない。

　そうすると，先ほど先生がおっしゃられたような，型にはめられるという批判もまんざらはずれているわけではないと。ケースフォーミュレーションは，本来ならば自由に，事実に基づいていろんな可能性を見ていくわけですけれども，ある狭いCBTの枠組みの中に収めるのっていうのは，ケースフォーミュレーションと言いながら，かなり情報や問題理解を偏らせてしまう。そういう危険もあるのかなと思います。CBTをどう理解してどう使いこなすかということを注意しておかないと，中途半端な枠組みで終わってしまう。診断に合わせた悪循環を見つけて終わり，みたいなことになりかねないなというふうに思ったりもします。いかがでしょうか。

**長谷川**：いまお聞きしまして，誰のためのものかというところですよね。教育で，学生のためなのか。現場で，クライエント，患者のためなのか。それとも自分が理解するためなのか。どこでこのケースフォーミュレーションを使うかによって，提供できる枠組みが変わ

— 255 —

るんじゃないかなと思いますね。学派の話からずれてしまいましたけれど。

下山：だから，CBT をやっていたとしても，いまおっしゃったようなメンタリティーというか，誰のためかを考えなくて，結局 CBT のためとか自分のためになったら，本質的なケースフォーミュレーションじゃないかもしれないなと思います。でも，そうなる危険性も実は高かったりするというような，皮肉なこともあるかもしれないとは思うんですが，いかがでしょうかね。

平林：共通の基盤としてそのモデルがあったとしても，そこは標準化して，学生の方とか，最初の形を引き上げつつ，いわゆる名人とか天才の人たちを引き下げるんではなくて，その自由度を許して，標準化と自由度の高さで，両方を，いわばアドバンスド・バージョンみたいなものがあるようなイメージでいけば，そんなに型にはめすぎないんじゃないでしょうか。

堀越先生が，「はじめは型を習いましょう，そのうちに自分の自由なパターンでやったらどうですか」というのをよくおっしゃっていたと思うんですけれど。

林：天才とか名人が嫌うのは，型にはめられるからということではないでしょうか。あとは，ケースフォーミュレーションに手間，時間がかかるという問題もあると思います。

平林：ケースフォーミュレーションには人件費がかかります。

林：そうですね。医療経済。

平林：誰が治療を受けるんだろう。誰が費用を負担するかは大きいな課題だと思います。

伊藤：コスト。

平林：コストですよね。

下山：イギリスの IAPT（Improving Access Psychological Therapies）というシステムがあります。あれは軽い人には定式で，それこそ本当に型にはまった CBT を準専門家のセラピストが担当する。重症になってくると，

専門の臨床心理職がケースフォーミュレーションを活用した介入をしたり，さらにお医者さんが協力するという，段階を追った対応をしている。そういったステップを決めていくことも必要なのかもしれませんよね。で，ケースフォーミュレーションをどう使いこなすかというような，使う場の違いも考えていかないといけないと思っています。

林：なるほど。そういう解決策もあるということですね。

下山：かもしれない。

伊藤：そうすると，コンピューターを使った，ウェブを使った，アプリを使った CBT みたいな。

下山：そうそう，ウェブも，まさに。じゃあ，その辺で，私は伊藤先生にお聞きしたいところがあって，いま，先生はスキーマ療法などをやっておりますよね。マインドフルネスを含めて。で，先生の本をいま読んで，ちょっといろいろ勉強していたりするんですけれども，一方で概念化という一番シンプルなものがあります。先生がよく使われる，あれです。なので，あのレベルで，今の現在の偏りを見ていくということも重要だと思うんですけれども，それで済まないレベルがあると思うんです。だからそれを，いま，先生は組み込もうとして，フォーミュレーションに厚みを持たせるというか，深みを持たせようとされているんだろうなと思うんです。その辺りの先生のどう分化していくのかというか，ケースフォーミュレーションをどういうふうにご自身で密度を変えているのかとか，その辺を教えていただきたい。

もう一つは，同じことですけれど，どういうものを救おうとしているのか。深掘りすることで何を組み込もうとしているのかを教えていただければと思います。

伊藤：私たちの場合だと，やはりクライアントさんがここで何を解決したいのかによると思うんですね。いま，すごくハッとする質問だ

ったんですけど，うちも臨床心理士が結構，20何人いて，初心者からわりとベテランまでいます。初心者の人たちも，いま，私たちがスキーマ療法をやるものだから，概念がいっぱい入っちゃっているんですね。

それで，たとえば虐待もされて，いろんな傷つき体験も持っていて，一方で主訴がパニック障害という場合に，来て，インテークで情報を取ると，いっぱい入ってきてしまう。そこで特に初心者のセラピストだと，これはスキーマ療法をやらなきゃいけない，という感じになるんですけれど，クライエントさんはそのパニック障害を治しに来ているのであって，別に生きづらさとか，トラウマの問題を解消しに来ているわけではないのです。そうなるとやはりそのクライエントさんが，私にもいろいろトラウマはあるけれども，もしパニック障害をCBTで治してほしいんだということであれば，その見えちゃったいろいろな情報を使って，すごく深いフォーミュレーションをするよりは，かえってその本人がいっているパニックのところをCBTのモデルでHere and Nowのところで見ていって，できることをして，いったんそれが解消したところでまたどうするという感じのことをした方がいいんです。

そういう意味で，そのクライエントさんがここで何を求めているのかというすり合わせ次第で，あえて深いところも見えてしまうんだけど，ここでとどめるのか，それとも一緒に掘っていくのかというところを決めるのが大事かなと思います。

なので，スキーマ療法のその概念を手に入れちゃったがゆえの，逆にいろいろ見えてしまうからやらなきゃいけない，というふうに思ってしまうところは，ある意味，気を付けなきゃいけないところかなと思っています。

**林**：見え過ぎてしまうと，いろいろな対策を講じなければいけないという話になっていますものね。

## ⅩⅣ わが国における発展の可能性

**下山**：この議論では，ケースフォーミュレーションの限界や学派によっての違いという議論になっています。しかし，今後，もし建設的に考えるなら，学派の違いというよりも，クライエントさんの要望とか，障害に合わせたケースフォーミュレーションとか，そういったケースフォーミュレーションのバリエーションを考えていかなきゃいけないかもしれません。

**伊藤**：それがあるといいですよね。CBTでも，モデルが結構たくさん，認知療法系のモデルもあれば，三項随伴性の行動分析系のモデルもあれば，今はACTの六角形のモデルとか，いろいろあるので，理想を言うとたぶんクライエントさんが解決したい問題とか，臨床の現場に合わせて，メタ的にモデルをこちらが選択できるといいのかな。その場合，そのCBTのモデルだけじゃなくて，それこそブリーフだったりとか，ほかの……。

**長谷川**：今の話で私もちょっと連想したのが，あくまでサービス提供のための手段だという話で，それを，これまでは多分情報が限られていて，専門家だけが考えていたものが，それを患者，クライエントと一緒にサービス提供の一環でケースフォーミュレーションをやっていくようになり，理想的にはいろいろなメニューがそろっていて，そのメニューを，これだけある中でお互いにどれ食べる？ みたいな話ができるようになったらいいだろうとか，そういった方向にケースフォーミュレーションというものが進んでいくのか，理想論であるのか，ちょっとまだわからないです。そういったようなことをいまちょっと連想しましたね。

**下山**：しかも，サービスというので相手の人がどう選ぶかだけじゃなくて，データの出所が，今までは来た人が語るだけだったのが，チーム医療だと，まさにその場でケースワーカー

の人から「あそこの家族，こうだよ」といった情報が出てくる。入院であれば，患者さんの情報がもっとわかりますよね。そういう情報が広がってきているというのもあるのかなと思います。そこを前提としたケースフォーミュレーションになっていく。そこで，チームって当然出てくるわけですけれども。そういうことも含めたサービスですかね。

**長谷川**：そうですね。そういったことの中で求められてきたものなんだろうなと思いました。

**下山**：そうすると，こちら側がケースフォーミュレーションをどうするかというよりも，時代が，あるいはサービスのあり方が，メンタルヘルスは変わってきていて，情報をどうするのかと，そこで逆に問われているということなんですかね。

**長谷川**：そんな気がしますね。

**下山**：林先生，いかがですかね。

**林**：最近知ったのですが，青年期の広い精神疾患に対応するためにさまざまな介入・治療を組み合わせて実施するプログラムが開発されています。Chorpita と Weisz の MATCH-ADTC 療法というプログラムです（Modular Approach to Therapy for Children with Anxiety, Depression, Trauma, or Conduct Problems, 2009）。そこでは，若年患者の呈する症状とそれに対応する多数の治療モジュールが準備されています。実際には，うつ状態に行動活性化，パニック症状に呼吸法・リラクゼーションといった組み合わせが提示されています。このようなプログラムに対してランダム化比較試験（RCT）をするのです。
　今は多重診断の時代じゃないですか。それこそ，平林先生のおっしゃっていた複雑困難事例でも山のようにいろいろな診断がつきます。そういうのは本来 RCT ができないじゃないですか。

**下山**：そもそも省きますものね。

**林**：そう。そのような複雑なケースを治療するために，プログラムを多重化しているんです。

それで適用できる患者を多くして，こういう人はこっちの治療だ，こういう人はあっちの治療，というふうにして，パッケージにして，それを RCT にのせるんですよ。

**伊藤**：パッケージそのものの RCT。

**林**：そうそう。だから広い範囲の患者に使えるんですよ。成績，悪くないみたいです。もう診断が治療を導くものではなくなっていますから，他の方法を考えるしかないということなのでしょう。

**下山**：それこそ問題をどう理解するかで，診断も一つの理解の仕方だったわけですけど，そこに影響が出てきますよね。

**林**：ええ。もう診断をあまり問題にしないで，青少年の精神障害というものを広く扱ってしまおうという方法です。

**下山**：なるほど。

**林**：スキーマ療法の RCT は，タイプを集めているんですか？　BPD を集めているものもありますね。

**伊藤**：そうです。もともとはボーダーライン，BPD で。

**林**：オランダの研究はそうですよね。

**伊藤**：はい。

**林**：そうじゃないのもある。だって，あれ，どのパーソナリティ障害にもできますよね。

**伊藤**：そうです。診断横断的で，いま，BPD 以外のパーソナリティ障害に対する RCT が少し出てきていて，いま，実は私たちがやっているのは慢性うつの臨床研究なんです。慢性うつも診断では全然なくて。

**林**：そうですよね。パーソナリティ障害にがっちり入り込みます。

**伊藤**：結局，パーソナリティ障害に戻ってきたりとか，複雑性 PTSD の人だったりとか。一応慢性うつとしていますけれど，ほぼ診断じゃないです。

**林**：ええ，そうですよね。診断はずいぶん違いますよね。

**伊藤**：そうですね。

下山：でも，そこにはケースフォーミュレーションは入り込むわけでしょう？

伊藤：入り込みます。

林：入り込まなきゃ RCT にならない。

伊藤：だから診断とはもう全然別の切り口のケースフォーミュレーションになりますかね。

平林：操作的診断だから，例えば A 基準 3 項目を 2 週間満たした場合，うつ病エピソード，それを反復すれば反復性うつ病と診断します。対人場面で緊張感が強くなりパニックアタックを起こして繰り返せば，パニック障害と診断されることもあります。やはり現在主流の操作的診断は状態像に近い面があります。さらに解離状態を示せば解離性障害と診断されることもあります。また，過量服薬や自傷行為を繰り返してパーソナリティ障害と診断が変更されることもあります。その頃には，医療機関を転々として，気分障害，パニック障害，解離性障害，適応障害，パーソナリティ障害と診断が複数つけられていることもあります。どの診断が正しいのかと診断基準を厳密に当てはめようとしても病態が断片化されてしまいます。この複数の診断を一つにまとめて見立てるのがケースフォーミュレーションだと思います。はじめに下山先生がおっしゃっていた beyond diagnosis まさに診断の上にケースフォーミュレーションがあって，高い個別性を理解するために有効だろうと思います。また，複数の診断を聞いて，「私はうつ病ですか？　パーソナリティ障害ですか？」などと混乱して受診する方もいます。自己理解を助け回復するためにはケースフォーミュレーションを作成し共有することはきわめて有効です。

下山：いま編集されている精神療法 第 45 巻 4 号——特集：ネオ力動精神医学を提唱する〜DSM に物足りなさを感じているあなたへ〜（2019 年 8 月刊行予定）と関連して考えたのですが，DSM って本当にいいですか，DSM はちょっと限界があるんじゃないですか，と

いうような議論が出てきている。でも，なかなかそれを乗り越えられないわけですよね。そうするとケースフォーミュレーションって重要になってきますよね。まさに今日の議論ってそういうところですよね。

林：もちろん。ケースフォーミュレーションは，一応，診断殺しなんですよ。診断より大事だというコンセプトですよね。診断は当てにならん，狭いところしか見ていない，と。

下山：先生が言うならいいんですけど，われわれ心理職はそれを言っちゃいけない。

林：そんなことありません。皆で議論しましょうよ。私は，DSM は診断について誰でも議論に参加できるようにする，いわば診断の民主化のための重要なツールだと考えています。

平林：最初に伊藤先生がケースフォーミュレーションのない，患者さんを理解しない治療ってあるんですかってお話されていましたよね。でも意外に，一つだけしか診断がつかない人だと，たとえばうつ病っていうふうに DSM を使って診断して，あとはもうアルゴリズムがあるんで，第一選択の薬は，第二選択の薬は，と変えていけばいいわけで，必ずしもケースフォーミュレーションは要らないんですよ。だけど，恐らく心理療法，精神療法を受ける方，特に複雑な要因を持っている方たちは，ケースフォーミュレーションなしでは治療できないと思うんです。

　医療機関によっては，場合によっては複雑なケースを前提としないで，いわゆるエビデンスに基づいて治療していると思います。そこからはみ出す個別性の高い複雑な方たちというのはどうしても心理療法が必要で，きちんとケースフォーミュレーションしなきゃいけないんだと思っています。

　だから，複雑なケースのケースフォーミュレーションができるための教育なり，やり方をつくっていかなければいけないと思います。

林：そうですね。

下山：最後に一つ，文化の問題ですね。つまり，

CBTもケースフォーミュレーションも，ある意味ではどちらかというとイギリスが中心じゃないかと思うんです。アメリカもそうですよね。スキーマ療法はアメリカですものね。そこで，日本の文化の中でケースフォーミュレーションってどういうふうに位置付けていったらいいのか。それはCBTをどう位置付けるかということにもつながると思うんですけれど，何か日本の文化の中ではすごくいろいろなものを我慢する中で，たくさんのものが無意識の中にたまっていたりする。そういう日本人の心性を含めたケースフォーミュレーションをどうするのか，といったことも，この先，考えなきゃいけないのかなと思ったりもするんです。何かその辺のご示唆をいただけたらなと思います。

　これはちょっと余談になりますけれど，なぜそういうところに関心があるかというと，もともとケースフォーミュレーションが面白いなと思った原点というのは，私は仏教とかに関心があったんです。仏教で，縁起ってありますよね。いろいろな問題は関係の中で起きてくるというのが，基本的に当たり前といえば当たり前ですけれど。ケースフォーミュレーションは悪循環を見ていくので，そこに当てはめられるなと思ったんです。

　日本人のこのぐちゃぐちゃした関係って，非常に複雑だと思うんですよね。それをすくい取っていくケースフォーミュレーションというのも，あるのかもしれないなと思ったりするんですけれど，実際にどのようなものを作るのかは難しい。真の意味で日本文化に適したケースフォーミュレーションとはどういうものだろうと考えたりします。

**平林**：認知行動療法を希望して外来にお見えになる方の多くが，いろんなところを受診されて，薬でよくならなかったという方は割と多くて，ネットで調べたら認知行動療法があって，最後，私の治療ってこれしかないんじゃないでしょうかとおっしゃってくる方は多い

です。それまでの受診の様子を聞いていると，本当に日本文化的で，個人を確立して医療を求めていくというよりは，まさに医療機関に行って，お任せ型で診断していただいて薬を出してもらう，日本的な人が比較的多いように思うんです。日本の文化になじんでいて，軽症というか，複雑でない方たちは，多くの人はそこでよくなっていらっしゃるんじゃないかと思うんです。

　受け身がちにお任せ型で医療を受けてもよくならない人がいます。お任せ型でずっと転々としていても，やっぱりよくならないことに気付いて，主体的にネットで情報を収集して病院にお見えになる方がいます。日本の文化とは離れて，海外から来た治療法になじみやすい素地ができてきているのかなというイメージがあるんです。

　だから，日本の文化の方へ欧米から来たものを変化させていく流れもありだとは思うんですけど，ケースフォーミュレーションは欧米的なままでもよいかと思っています。

**下山**：日本の文化にはそういった我慢したりとか，人に頼ったりする人たちがいる。そこを立て直すためにCBTを受けるとか，ケースフォーミュレーションをしっかりやって，自分で考えるということでしょうね。なるほど。

**伊藤**：私もCBTをやっていて感じるのは，最初はクライエントさんも，言わなくてもわかってほしいとか，先生のほうで決めてほしい，みたいなことを言ってくるんだけど，「いえ，ここではそういうことはしなくって，あなたにも参加してもらう必要があるんだ」となります。毎回毎回フィードバックも求めますし，むしろ言わなくてもわかってほしい，みたいな気持ちで来た中で，よく，モチベーションが高いとCBTがうまくいく，みたいな言われ方をするんですが，たぶん逆で，CBTをやる中で，自分のことをちゃんと自分で考えないといけないんだというモチベーションが高まってきて，今までとやっぱり違う主体的

な自分との関わり方をつくっていくものなのかなという実感がすごくあるので，おっしゃっていることはすごくわかります。

**平林**：自己決定していくことを繰り返していく中で，失敗したら責任は取る，成功したら自信につなげる。自己決定したり，自分を大切にする行動が取れていくというところで，だんだん回復していくように思うんですね。

**長谷川**：今の話だとちょっとまたずれちゃう部分で，ある意味，催眠を最後の手段としてくる人，いるんですよね。

でも，希望が催眠だけで来ても，こちらは適切かどうかわからないから，もう少しいろいろな方法を考えて，ブリーフセラピーか催眠か動作法か，どれがいいかわからないからもっと教えてと言って，やり取りしていくうちに，「私からあなたを見ると催眠がいいかもしれない」というときはやっぱり催眠。だけども「あなたがやっぱりやるものだよ」と。決してこちらがやるものではなくて，という話もするし，動作法だと，今回あまり話題にしなかったんですけど，やっぱり自分で「からだ」を動かすことで「こころ」を変えていく方法で，自分が関与するものだよというようなことの主体を関わらせるためにこちらも仮説を立てて，こういうような動き方って，実はこういうことがあるって，身体の使い方から日頃の日常生活の特徴を想定して，体験の仕方がこうかなということを伝えるようなことをすると，「そうかもしれません。でも，ちょっとわからないから」と言って，今度，自分で動かすこと自体がやっぱり関与してくるし，そうやって引き出していく方法です。ブリーフセラピーも動作法も催眠もここで一緒に眺めるようなことになってくるというのが，複雑にというか，内面にこもっていたものがここで眺められるというところに，ケースフォーミュレーションが出てくるんだろうと思うんですよね。

**林**：はいその通りです。

**平林**：それは確かに，体験する人から観察する人に変化して，自分を見る人は多いですよね。

**下山**：微妙な主体が育つところですよね。これはだけど，日本でやらなければいけないことですよね。そんな感じがしますね。微妙なところですよね。

林先生，最後にお願いします。

**林**：文化のことで思うのですけれども，ケースフォーミュレーション，特に CBT のケースフォーミュレーションがそうなんですけれど，因果関係というか，そういったものがきついと思っているんです。

それこそ縁起の話が出てきましたけれども，私は東洋人なので，逆の因果関係があってもいいし，本当は因果関係の流れはこうなんだけれど，ここを治せばこっちが変わるんじゃなくて，こっちが治ると逆も治る，ということは，縁起の関係でしょっちゅうあるので，「ちょっとこれは理屈に合わないんだけどこうやってみない？」というのがうまくいったりすることもあると思っているんですね。だから，一応ケースフォーミュレーションを私もつくるんですけれど，矢印は作らなくてもよいのではないかなと考えています。

**下山**：なるほど。

**林**：奇抜ですが，このようにしてみて変化をみてみるというのはいかがですかといった提案に乗ってもらうこともあります。

### おわりに

**林**：この座談会でのお話をまとめるのはとても難しいです。しかしさまざまな領域の治療活動でケースフォーミュレーションが一定の役割をはたすだろうということは確認できたと思います。次の課題はどのようにそれを開花させるか，ですかね。

**下山**：今回の座談会に出席できて，改めてケースフォーミュレーションの意義を考える，たくさんの視点を与えていただきました。大袈裟に言えば，ケースフォーミュレーションは，

日本のメンタルヘルス活動を発展させる上で，思っていた以上に重要な役割を担っていることに気づきました。

**伊藤**：普段の臨床で自明のこととして扱っているケースフォーミュレーションを，その弊害も含めて多角的に振り返れて意義深かったです。

**長谷川**：とても刺激を受けました。専門家主導となりがちな臨床活動の転換点となったキーワードが「ケースフォーミュレーション」であると思いました。プロバイダーとユーザーが同じ土俵でより有効で有益なサービスを模索する「合い言葉」になっていくのだろうと期待が膨らみました。

**平林**：本日はあらためてケースフォーミュレーションについて学ぶ良い機会になりました。先生方のご意見を明日からの診療に活かしていきたいと思います。ありがとうございました。

# 好評既刊

Ψ 金剛出版　〒112-0005　東京都文京区水道1-5-16　Tel. 03-3815-6661　Fax. 03-3818-6848
e-mail eigyo@kongoshuppan.co.jp　URL http://kongoshuppan.co.jp/

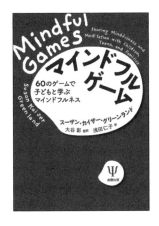

## マインドフル・ゲーム
### 60のゲームで 子どもと学ぶ マインドフルネス

［著］スーザン・カイザー・グリーンランド
［監訳］大谷彰　［訳］浅田仁子

静まり返った空間での瞑想でもなく，長期間のリトリート（合宿）でもなく，ゲームを楽しみながらマインドフルネスが身につく!?——これまでには見られなかったゲームという画期的な手段を使って，判断をせず，ありのままを見つめ，自分にも他人にも思いやりをもって生きていくマインドフルネスを身につけよう！　親・養育者・教師が子どもといっしょに楽しく学んでいける，わかりやすくて，楽しくて，遊びながらもみるみる身につく，あたらしいマインドフルネス実践ガイド。　　　　　　　　　　　本体3,000円＋税

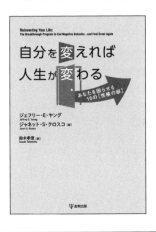

## 自分を変えれば人生が変わる
### あなたを困らせる10の［性格の癖］

［著］ジェフリー・E・ヤング　ジャネット・S・クロスコ　［訳］鈴木孝信

「自分の自信のなさがバレたら誰も自分のことを受け入れてくれない」—このような人生を通じて繰り返されるスキーマ（思考・行動・感情のパターン）を本書では［性格の癖］と呼んでいます。［性格の癖］は，子どもの頃に見捨てられたり，過保護に育てられたりといった経験から作られていきますが，それは大人になってからも持ち続け，自信を持てなくなったり人生を楽しむことができなくなったり，心の病気に影響を与えることにもなります。あなたを困らせている［性格の癖］に向き合って，自分自身の人生を取り戻しましょう！　　　　　　　　　　　　　　　　　　本体3,200円＋税

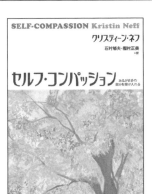

## セルフ・コンパッション
### あるがままの自分を受け入れる

［著］クリスティーン・ネフ　［訳］石村郁夫　樫村正美

本書はセルフ・コンパッションの実証的研究の先駆者である著者が，自身の体験を交えながらいままでの学術研究の知見をわかりやすくまとめた本である。主要な部分にはエクササイズを含むという工夫が満載。セルフ・コンパッションの概念から，著者がそこへと至る過程，セルフ・コンパッションの構成要素，セルフ・コンパッションと自尊心の違い，セルフ・コンパッションの活用方法を紹介する。あるがままの自分を受け入れるコツをわかりやすく具体的に紹介した本書には，いまの社会を生きる人の心を癒やす貴重なヒントがたくさん含まれている。　　　　　　　　　　本体3,800円＋税

| 編集委員 | | | | |
|---|---|---|---|---|
| 大野　裕 | 北西憲二 | 齊藤万比古 | 下山晴彦 | 中村伸一 |
| 林　直樹 | 原田誠一 | 平島奈津子 | 福山和女 | 妙木浩之 |
| 山中康裕 | | | | |

| 編集同人 | | | | | |
|---|---|---|---|---|---|
| 青木　省三 | 飯森眞喜雄 | 市川　潤 | 一丸藤太郎 | 伊藤　哲寛 | 伊藤　良子 |
| 岩崎　徹也 | 植木　啓文 | 牛島　定信 | 大森　健一 | 笠原　嘉 | 加藤　敏 |
| 亀口　憲治 | 北山　修 | 衣笠　隆幸 | 木村　敏 | 久保　千春 | 久保木富房 |
| 小谷　英文 | 小林　和 | 近藤　喬一 | 斎藤久美子 | 坂口　信貴 | 坂野　雄二 |
| 鈴木　純一 | 洲脇　寛 | 高橋　徹 | 高江洲義英 | 滝川　一廣 | 滝口　俊子 |
| 鑪　幹八郎 | 田畑　治 | 堤　啓 | 徳田　良仁 | 中井　久夫 | 中久喜雅文 |
| 中村　敬 | 楢林理一郎 | 西園　昌久 | 西村　良二 | 野田　文隆 | 馬場　謙一 |
| 東山　紘久 | 平木　典子 | 弘中　正美 | 広瀬　徹也 | 前田　ケイ | 松浪　克文 |
| 村瀬嘉代子 | 村田　豊久 | 村山　正治 | 山内　俊雄 | 山上　敏子 | 山﨑　晃資 |
| 吉松　和哉 | 渡辺　久子 | | | | |

(五十音順)

## 編集室から

　ここに精神療法誌増刊号「ケースフォーミュレーションと精神療法の展開」をお届けします。ようやくこれで一区切りという高揚感に包まれて，いささか大時代的な夢想を抱きました。それをここに記します。

　精神分析の創始者 Freud S は，精神療法を広く治療として認められる存在としたという大きな功績を成し遂げましたが，その成功の一つの鍵は，取り上げる領域や自分の使う方法を限定したことだったと思います。しかし，そのような制約の下でも彼は，卓越した能力を発揮して幾つかの重要な山の登頂に成功し，そこに精神分析の旗をうち立てたのでした。しかし厳しい制約を課したことによる悪影響も少なくありませんでした。多くの弟子たちが離反し，対立が深まりました。他の多くの人たちは，別の峰の登頂を目指しました。そのお陰で現在は，精

神療法の領野の多くの山々に，色とりどりの旗が立つことになったのでした。次の問題は，その山々からの展望を治療に役立たせるためにはどのようにすればよいかということになります。編集子は，ケースフォーミュレーションこそ，多くの山々からの眺めを統合するツールとなるのではないかと考えています。患者さんの体験をさまざまな山の頂から眺めるとどのように見えるかを検討すれば，私たちは重要な発見を手にすることができると思うのです。

　ケースフォーミュレーションは，もともと一般用語だったものが，時代の要請を受けて特定の意味を帯びるようになった用語です。おそらく，その意味はこれからも変わっていくでしょう。編集子は，その変化が精神療法の進歩，発展に貢献するものであってほしいと願っています。

(N.H.)

---

**精神療法** 増刊第 6 号 2019
2019 年 6 月 5 日発行

発行所　株式会社 **金剛出版**
発行人　立石正信
〒 112-0005　東京都文京区水道 1-5-16　升本ビル
Tel. 03-3815-6661　Fax. 03-3818-6848
振替口座　00120-6-34848
e-mail　kongo@kongoshuppan.co.jp
URL　http://kongoshuppan.co.jp/

**定価(本体 2,800 円＋税) 年間購読料 14,800 円＋税 (増刊含／送料不要)**
購読ご希望の方は電話・葉書にてお申し込み下さい。
全国の書店からも注文できます。

表紙レイアウト　臼井新太郎装釘室／表紙装画　須貝美和／印刷・製本　音羽印刷